輸血学テキスト

順天堂大学医学部教授 ● 大坂顯通 編著

Textbook of
Transfusion
Medicine

中外医学社

■執筆者（執筆順）

大坂　顯通	順天堂大学医学部輸血・幹細胞制御学教授
室井　一男	自治医科大学附属病院輸血・細胞移植部教授
安村　　敏	富山大学附属病院輸血・細胞治療部診療教授
稲田　英一	順天堂大学医学部麻酔科学・ペインクリニック講座主任教授
梶原　道子	東京医科歯科大学医学部附属病院輸血部部長・講師

まえがき

　本書は，医師・看護師・臨床検査技師など，医療系の職種を目指す学生さんを対象に企画された輸血学テキストです．従来，輸血医療に関する著書は数多くありますが，輸血学という地味な医療分野において，学生さんにとって馴染みやすく，読みやすい教科書は少なかったように思います．今回，中外医学社から，学生さんを対象とした輸血療法に関するテキストを発刊してはどうかとのお話がありました．そこで，日本輸血・細胞治療学会の評議員であり，各医療施設において，実際に学生さんに輸血学の講義をしている先生方に協力していただき，輸血学のテキストをつくることにしました．本書の特筆すべき点として，キーワード集を充実させたことです．試験前など，知識を整理する上で活用していただければ幸いです．本書は，まず，イントロダクションを読んで輸血療法の概観をつかんでから，その後，章を追って読み進めていただければと思います．また，最終的に知識を整理する上で，日本輸血・細胞治療学会のホームページ（http://www.jstmct.or.jp/jstmct/）のトップ画面に掲載されているe-ラーニング（輸血医学自己学習システム）をごらんになってみてください（次頁）．基礎編（BASIC）と臨床応用編（CLINICAL）で構成されており，それぞれ設問形式になっています．ぜひチャレンジしていただければと思います．

　順天堂大学医学部において，私が医学生に輸血学の講義を行うチャンスは，3年生を対象とした3コマ（1コマ90分），および5年生のBSL（ベッドサイドラーニング）において，臨床検査医学をラウンドする時の輸血学実習（ABO血液型，Rh血液型検査，不規則抗体スクリーニング，交差適合試験）と復習をかねたクルズス（1コマ90分程度）のみです．5年生へのクルズスは，数多くの知識を詰め込むというよりも，医師として，あるいは科学者として，将来進むべき道へのガイダンスというニュアンスで学生さんと向き合っています．また，看護学生については，医療看護学部の4年生を対象とした1コマ（90分）のみで，しかも選択性です．これらの限られた時間枠において，輸血学のすべての知識を網羅することは不可能ですが，年々増えていく膨大な医学知識を吸収しなければならない学生さんの立場と，他の教科とのバランスを考えると仕方がないところだと思います．したがって，講義内容を補完する意味でも，輸血学テキストの充実が求められるところです．今回，学生さん向けの輸血学テキストをつくるにあたって，最新の知識を盛り込むだけではなく，学生さんが理解しやすい内容を心がけたつもりです．

　輸血という治療法が，現代の医療において，未だに存在感を示している理由を考察することは，学生諸君にとっても意味があることだと思います．輸血療法とは，文字通り，血液を輸注する治療法です．血液は，血漿という液体の中に血球が浮遊している流動性の液体臓器と考えることができます．外傷などで大量に失血した場合，輸液や昇圧剤など薬物療法を行うだけでは患者を救命することはできず，失った血液成分を補充する以外には有効な手段がないのです．輸血療法は補充療法にすぎませんが，現時点では他に代替物が存在しないのです．輸血療法が名脇役たる所以は，この一点に尽きるのではないでしょうか．主役を演じることはできませんが，ほとんどの映画やドラマに出演する引っ

i

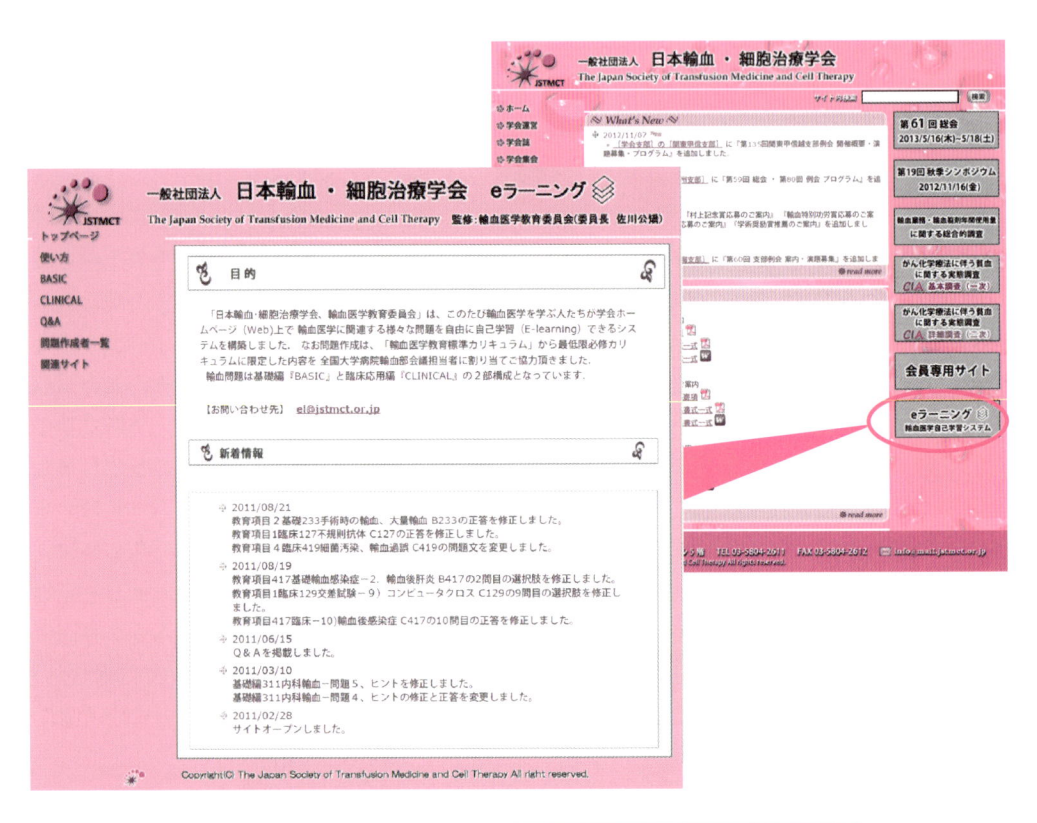

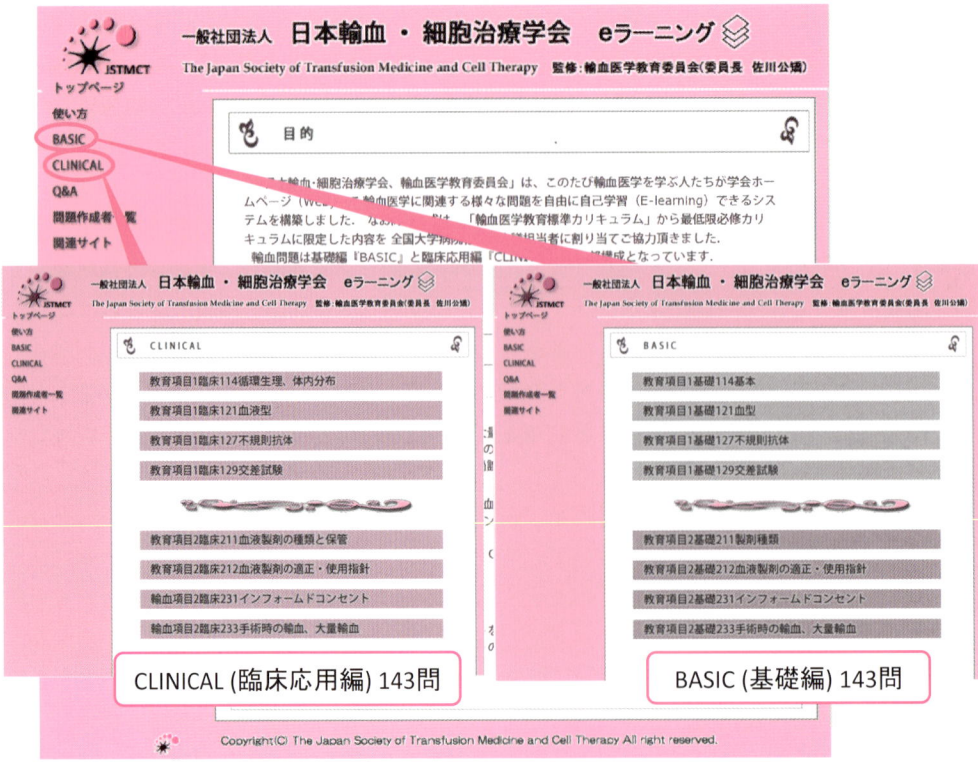

e-ラーニング

ii　まえがき

張りだこの役者なのです．

　輸血療法は，全血輸血から成分輸血へと進歩をとげ，同種血輸血だけではなく自己血輸血も輸血の選択肢として日常診療に繁用されています．さらに，造血幹細胞移植だけではなく，今や，細胞治療や再生医療をも包含する多様な医療へと変貌しつつあります．2012年秋，あるニュースが日本中を駆け巡りました．京都大学の山中伸弥博士が，iPS細胞（induced pluripotent stem cell，人工多能性幹細胞）を樹立した功績により，ノーベル医学生理学賞を受賞したというニュースです．iPS細胞は，ヒトの皮膚の細胞に4つの遺伝子（*Oct3/4*，*Sox2*，*c-Myc*，*Klf4*）を導入して作られた細胞で，多能性幹細胞としての性質を有しています．この細胞の驚くべき点は，幹細胞から分化した体細胞が再び幹細胞に戻りうること（細胞の再プログラミング）を示したことです．iPS細胞の出現により，漠然とした感のあった再生医療が，より現実のものとして私たちの前に姿を現したのです．iPS細胞は，これに先立つES細胞（embryonic stem cell，胚性幹細胞）の研究なしには発見されませんでした．今回のノーベル医学生理学賞が，山中教授と英ケンブリッジ大のジョン・ガードン教授の両氏に授与されたことからも，その功績がわかります．一方，従来の輸血療法は，今後も補助療法としての地位を失うことはないでしょう．いわゆる，人工血液の実用化には，まだまだ遠い道程が残されているからです．

　輸血療法はリスクを伴う治療法ですが，患者さんに安全な輸血療法を提供することは，医療関係者の責務です．輸血療法の安全性は，輸血用血液製剤の安全性（Blood safety）だけではなく，輸血療法を行う過程における安全性（Transfusion safety）も確保する必要があります．Blood safetyは，日本赤十字社血液センターが主たる役割を担っていますが，Transfusion safetyを確保する役割は，輸血療法を行う医療機関，すなわち，われわれ医療関係者に委ねられているのです．したがって，輸血療法を安全に行うためには，医師だけではなく，看護師やコメディカルを含めすべての医療関係者が，輸血療法に精通している必要があります．今回，本書の企画を出版社の方からいただいた時に，まず頭に浮かんだことは，普段の講義においてカバーしきれない内容をつめたテキストを作りたいということでした．学生さんが本書を手に取り，講義で足らなかったと思う箇所を本書で埋めてくれれば，私たち著者にとってこれ以上の喜びはありません．これから輸血医療を学ぼうとする若人が，輸血学の面白さを実感し，興味を持って輸血医療のフィールドに参画してくれることを願ってやみません．

　本書の発刊にあたり，BSL輸血学実習を担当してくれている順天堂医院輸血室のスタッフ，本書の執筆にご協力いただいた共著者の先生方，そして企画の段階から完成に至るまでご尽力いただいた中外医学社企画部の小川孝志氏に深謝いたします．また，挫折しそうになった時に励ましてくれた家族と辛抱強く原稿を待っていただいた小川氏なしに，本書は完成しませんでした．改めて感謝の意を表したいと思います．

　　2013年早春

　　　　　　　　　　　　　　　　　　　　　　　　　　　　　　　　　　　　　大坂顯通

目次

1章 ▶ イントロダクション 【大坂顯通】 1

- A．輸血療法について勉強を始める前に …………………………………………… 2
- B．輸血の歴史 …………………………………………………………………………… 2
  - 1．古来の血液に対する考え方 …………………………………………………… 2
  - 2．輸血の歴史 ………………………………………………………………………… 3
- C．輸血用血液製剤の製造過程と医療機関への供給体制 ………………………… 6
  - 1．輸血用血液製剤の製造過程 …………………………………………………… 6
  - 2．輸血用血液製剤の供給体制 …………………………………………………… 6
- D．輸血療法の基本的な考え方 ………………………………………………………… 7
  - 1．輸血療法とは …………………………………………………………………… 7
  - 2．輸血療法の目的 ………………………………………………………………… 7
  - 3．補充療法である ………………………………………………………………… 7
  - 4．同種移植と相同の治療法である ……………………………………………… 7
  - 5．リスクとのバランスを考慮する ……………………………………………… 7
  - 6．説明と同意（インフォームドコンセント） ………………………………… 7
- E．輸血のリスク ………………………………………………………………………… 7
  - 1．輸血用血液製剤そのものに由来するリスク（blood safety） …………… 8
  - 2．輸血療法を行う過程において発生するリスク（transfusion safety） … 9

2章 ▶ 輸血療法の実際 11

1．輸血療法の概要 【大坂顯通】 12

- A．輸血の適応 …………………………………………………………………………… 12
  - 1．患者にとって輸血療法が有効である ………………………………………… 13
  - 2．輸血療法以外に代替療法がない ……………………………………………… 13
  - 3．輸血療法の副作用・合併症のリスクよりも輸血を行う利点が上回る …… 13
- B．輸血用血液製剤の選択 ……………………………………………………………… 13
- C．輸血量の決定 ………………………………………………………………………… 13
- D．輸血同意書の取得 …………………………………………………………………… 14
  - 1．輸血の必要性 …………………………………………………………………… 14
  - 2．輸血に伴うリスク ……………………………………………………………… 14
  - 3．輸血の選択肢 …………………………………………………………………… 15
- E．輸血関連検査の依頼 ………………………………………………………………… 15
  - 1．患者検体の採血 ………………………………………………………………… 15
  - 2．血液型の確認 …………………………………………………………………… 15
  - 3．不規則抗体スクリーニング …………………………………………………… 15
  - 4．交差適合試験 …………………………………………………………………… 16

F．輸血の申込み ……………………………………………………………………… 16
　　G．輸血の実施 ………………………………………………………………………… 16
　　　1．輸血の準備 …………………………………………………………………… 16
　　　2．ベッドサイドにおける患者の確認と輸血の実施 ………………………… 16
　　　3．電子機器による確認と照合 ………………………………………………… 17
　　H．輸血副作用の確認 ………………………………………………………………… 17
　　　1．ベッドサイドにおける患者の観察 ………………………………………… 17
　　　2．患者検体の保存 ……………………………………………………………… 18

2．同種血輸血と自己血輸血 ……………………………………………【室井一男】19
　　A．同種血輸血 ………………………………………………………………………… 19
　　　1．赤血球濃厚液 ………………………………………………………………… 20
　　　2．血小板濃厚液 ………………………………………………………………… 21
　　　3．新鮮凍結血漿 ………………………………………………………………… 21
　　B．自己血輸血 ………………………………………………………………………… 21

3．内科的輸血療法 ………………………………………………【安村　敏，大坂顯通】23
　　A．血液製剤別の輸血療法 …………………………………………………………… 23
　　　1．内科的輸血療法の考え方 …………………………………………………… 23
　　　2．赤血球輸血 …………………………………………………………………… 23
　　　3．血小板輸血 …………………………………………………………………… 24
　　　4．新鮮凍結血漿 ………………………………………………………………… 25
　　　5．血漿分画製剤 ………………………………………………………………… 25
　　B．病態別の輸血療法 ………………………………………………………………… 25
　　　1．代替療法がある疾患における輸血療法 …………………………………… 25
　　　2．難治性貧血における輸血療法 ……………………………………………… 27
　　　3．がん化学療法および造血幹細胞移植における輸血療法 ………………… 29
　　　4．肝硬変におけるアルブミン製剤の輸注 …………………………………… 29
　　　5．劇症肝炎における血漿交換療法 …………………………………………… 30
　　　6．播種性血管内凝固症候群における輸血療法 ……………………………… 31
　　　7．血栓性血小板減少性紫斑病および溶血性尿毒症症候群における輸血療法 …… 32
　　　8．血友病における凝固因子の輸注 …………………………………………… 33
　　　9．消化管出血に対する輸血療法 ……………………………………………… 33

4．外科的輸血療法（手術と輸血） ………………………………………【稲田英一】34
　　A．術前輸血準備 ……………………………………………………………………… 34
　　　1．赤血球製剤 …………………………………………………………………… 34
　　　2．新鮮凍結血漿 ………………………………………………………………… 35
　　　3．血小板濃厚液 ………………………………………………………………… 36
　　　4．術前輸血準備に関係する問題 ……………………………………………… 36
　　B．術中輸血 …………………………………………………………………………… 37
　　　1．輸血・輸液計画 ……………………………………………………………… 37
　　　2．輸血までにかかる時間の把握 ……………………………………………… 38

		3．術中輸血開始のトリガーと投与量	38
		4．自己血輸血	41
		5．輸血用血液製剤の照合	41
		6．低体温の防止	41
	C．術中輸血の難しさ		42

5．緊急時の輸血（危機的大量出血に対する輸血） 【稲田英一】 44
- A．危機的出血の発生状況 44
- B．緊急輸血に関する指針やガイドライン 45
- C．危機的出血により起こる問題点 45
- D．危機的出血に対する対応の基本的な考え方 46
    1. 循環血液量の回復・維持 46
    2. 最低ヘモグロビン値の維持 47
    3. 凝固能の維持 47
    4. 血小板輸血 48
    5. 赤血球製剤の選択 49
- E．「危機的出血への対応ガイドライン」における役割分担 50
    1. コマンダーの選任と「非常事態宣言」 51
    2. 役割の分担 51
    3. 異型適合血と周術期の問題点 52

6．小児輸血療法 【梶原道子】 54
- A．輸血療法についての基本的な考え方 54
- B．小児の輸血検査 54
    1. 血液型検査 54
    2. 不規則抗体スクリーニング 55
    3. 交差適合試験 55
- C．各血液製剤の使い方 55
    1. 赤血球濃厚液の投与について 55
    2. 新鮮凍結血漿の投与について 56
    3. 血小板濃厚液の投与について 57
- D．小児の輸血に用いる器材 57
    1. 留置針 57
    2. 輸血セット 57
    3. 輸血に用いることのできる輸液ポンプ 57
    4. 輸血の加温器 57
- E．製剤の分割について 58
    1. 赤血球濃厚液 58
    2. 血小板濃厚液 58
- F．母児間血液型不適合による新生児溶血性疾患とその治療 58
    1. 新生児溶血性疾患とは 58
    2. 新生児溶血性疾患のメカニズム 58
    3. 新生児溶血性疾患の治療と予防 59

G．小児と輸血副作用 ……………………………………………………………… 60
　　　　1．輸血後感染症 ………………………………………………………………… 60
　　　　2．高カリウム血症 ……………………………………………………………… 61
　　H．小児の自己血輸血 ………………………………………………………………… 61
　　I．小児輸血のリスクマネージメント ……………………………………………… 61
　　J．インフォームドコンセントと輸血拒否の問題 ………………………………… 61

3章 ▶ 輸血関連検査　　【大坂顯通】 63

　　A．血液型検査 ………………………………………………………………………… 64
　　　　1．ABO血液型 ………………………………………………………………… 64
　　　　2．Rh血液型 …………………………………………………………………… 69
　　　　3．その他の血液型 ……………………………………………………………… 71
　　B．不規則抗体スクリーニング検査 ………………………………………………… 74
　　C．交差適合試験 ……………………………………………………………………… 75
　　〔特別編〕輸血の極意 ………………………………………………………………… 76

4章 ▶ 輸血用血液製剤　　77

1．赤血球輸血製剤 ……………………………………………………【稲田英一】 78
　　A．赤血球輸血製剤の目的 …………………………………………………………… 78
　　B．どれくらいの貧血が代償できる限界か ………………………………………… 78
　　C．どの程度までヘモグロビン値を回復させたらよいのか ……………………… 79
　　D．赤血球製剤 ………………………………………………………………………… 79
　　　　1．赤血球濃厚液-LR「日赤」………………………………………………… 80
　　　　2．全血製剤 ……………………………………………………………………… 80
　　　　3．洗浄赤血球-LR「日赤」（洗浄人赤血球浮遊液）………………………… 80
　　　　4．解凍赤血球-LR「日赤」（解凍人赤血球濃厚液）………………………… 80
　　　　5．合成血-LR「日赤」………………………………………………………… 80
　　E．自己血 ……………………………………………………………………………… 81
　　　　1．自己血貯血 …………………………………………………………………… 81
　　　　2．自己血回収血 ………………………………………………………………… 81
　　　　3．術後血液回収 ………………………………………………………………… 81
　　F．赤血球輸血のタイミングートリガーと目標値 ………………………………… 81

2．血小板製剤 …………………………………………………………【安村　敏】 82
　　A．止血における血小板の役割 ……………………………………………………… 82
　　B．血小板濃厚液製剤と一般的な注意について …………………………………… 83
　　C．血小板の外観検査―"スワーリング（swirling）"…………………………… 83
　　D．血小板輸血の適応 ………………………………………………………………… 84
　　　　1．危機的な出血の予防 ………………………………………………………… 85
　　　　2．手術患者 ……………………………………………………………………… 86
　　　　3．例外的使用 …………………………………………………………………… 86

　　　　4．推奨されない血小板輸血 ………………………………………………………… 86
　E．一般的な使用と血小板増加 …………………………………………………………… 86
　F．血小板不応状態 ………………………………………………………………………… 87
　　　1．非免疫性の要因 …………………………………………………………………… 87
　　　2．免疫性の要因 ……………………………………………………………………… 87
　G．その他に使用時に注意すること ……………………………………………………… 88

3．新鮮凍結血漿 ……………………………………………………………【安村　敏】89
　A．凝固系について ………………………………………………………………………… 89
　B．新鮮凍結血漿（FFP）の使用に必要な凝固検査 …………………………………… 90
　C．新鮮凍結血漿（FFP）とは …………………………………………………………… 91
　D．FFP の適応 ……………………………………………………………………………… 92
　　　1．肝不全 ……………………………………………………………………………… 92
　　　2．大量出血 …………………………………………………………………………… 92
　　　3．播種性血管内凝固症候群（DIC）……………………………………………… 93
　　　4．血栓性血小板減少性紫斑病（TTP）…………………………………………… 93
　　　5．濃縮製剤が供給されていない血液凝固因子欠乏症
　　　　　（血液凝固第 V・第 XI 因子欠乏症）………………………………………… 93
　E．FFP の使用 ……………………………………………………………………………… 93
　F．使用時の注意 …………………………………………………………………………… 94
　G．不適切な使用 …………………………………………………………………………… 94

4．自己血製剤 ………………………………………………………………【室井一男】95

5．その他の血液製剤 ………………………………………………………………………… 97
　a．顆粒球製剤 ……………………………………………………………【大坂顯通】97
　　A．顆粒球輸血とは ……………………………………………………………………… 97
　　B．顆粒球輸血の目的と適応 …………………………………………………………… 97
　　C．顆粒球製剤の調製 …………………………………………………………………… 98
　　　　1．ドナーの選択 …………………………………………………………………… 98
　　　　2．ドナーの前処置 ………………………………………………………………… 98
　　　　3．顆粒球採取 ……………………………………………………………………… 99
　　　　4．顆粒球製剤の調製 …………………………………………………………… 100
　　D．顆粒球製剤の投与 ………………………………………………………………… 100
　　　　1．患者の前処置と顆粒球製剤の投与 ………………………………………… 100
　　　　2．顆粒球輸血の効果判定と中止 ……………………………………………… 101
　　E．顆粒球輸血の注意点 ……………………………………………………………… 101
　b．アフェレーシスによる院内採血 ………………………………………【室井一男】102

6．血漿分画製剤：血漿蛋白の役割 ………………………………………【安村　敏】104
　A．血漿分画製剤とは …………………………………………………………………… 104
　B．国内自給はどこまで進んでいるのか？ …………………………………………… 104
　C．アルブミン製剤 ……………………………………………………………………… 106

- 1．アルブミンについて ……………………………………………… 106
- 2．アルブミン製剤の種類とその使用 ……………………………… 106
- D．免疫グロブリン製剤 ………………………………………………………… 109
  - 1．「重症感染症」の患者に対する免疫グロブリン製剤の使用 …… 109
  - 2．IVIG 製剤のその他の使用 ……………………………………… 109
  - 3．特殊免疫グロブリン製剤について ……………………………… 110
- E．凝固因子製剤 ………………………………………………………………… 111
  - 1．血友病患者に対する使用 ………………………………………… 111
  - 2．血液凝固因子製剤による治療 …………………………………… 111
- F．大量出血に有効な凝固因子製剤 …………………………………………… 113
  - 1．フィブリノゲン製剤 ……………………………………………… 113
  - 2．活性型第 VII 因子製剤（rFVIIa） ……………………………… 113
- G．抗凝固因子製剤 ……………………………………………………………… 113
  - 1．アンチトロンビン製剤 …………………………………………… 113
  - 2．活性化プロテイン C 製剤，遺伝子組換えトロンボモジュリン製剤 … 114
- H．ハプトグロビン製剤 ………………………………………………………… 114
- I．フィブリノゲン接着剤 ……………………………………………………… 114

5 章 ▶ 輸血の副作用・合併症とその対策　115

1．輸血感染症 …………………………………………………………【安村　敏】116
- A．感染対策で安全になった日本の輸血用血液製剤 ………………………… 116
- B．B 型肝炎ウイルス（HBV）………………………………………………… 117
  - 1．ウイルスの構造と増殖様式 ……………………………………… 118
  - 2．B 型肝炎の自然史 ………………………………………………… 118
  - 3．治療 ………………………………………………………………… 118
- C．C 型肝炎ウイルス（HCV）………………………………………………… 119
  - 1．ウイルスの構造と増殖様式 ……………………………………… 119
  - 2．C 型肝炎の自然史 ………………………………………………… 119
  - 3．治療 ………………………………………………………………… 119
- D．ヒト免疫不全ウイルス（HIV）…………………………………………… 120
  - 1．ウイルスの構造と増殖様式 ……………………………………… 120
  - 2．HIV 感染の自然史 ………………………………………………… 121
  - 3．治療 ………………………………………………………………… 121
- E．ヒト T リンパ向性ウイルス I 型（HTLV-I）……………………………… 122
- F．その他のウイルス感染症 …………………………………………………… 123
  - 1．サイトメガロウイルス（CMV）………………………………… 123
  - 2．パルボウイルス B19 ……………………………………………… 123
  - 3．E 型肝炎ウイルス（HEV）……………………………………… 123
  - 4．ウエストナイルウイルス ………………………………………… 124
  - 5．その他 ……………………………………………………………… 125
- G．その他の病原体 ……………………………………………………………… 125
  - 1．細菌 ………………………………………………………………… 125

         2．梅毒 ……………………………………………………………………………… 125
         3．プリオン病 ……………………………………………………………………… 125

2．溶血性副作用・非溶血性副作用 ………………………………………………【大坂顯通】127
    A．溶血性副作用 …………………………………………………………………………… 127
         1．急性溶血反応（acute hemolytic transfusion reaction）…………………………… 127
         2．遅発性溶血反応（delayed hemolytic transfusion reaction：DHTR）…………… 129
    B．非溶血性副作用 ………………………………………………………………………… 130
         1．発熱性非溶血性輸血副作用（febrile non-hemolytic transfusion reaction：FNHTR）
            ……………………………………………………………………………………… 131
         2．アレルギー反応・アナフィラキシー反応 …………………………………………… 131
         3．輸血後移植片対宿主病（post-transfusion graft-versus-host disease：PT-GVHD）
            ……………………………………………………………………………………… 132
         4．輸血関連急性肺障害（transfusion-related acute lung injury：TRALI）………… 134
         5．輸血随伴循環過負荷（transfusion-associated circulatory overload：TACO）…… 137

3．その他の輸血合併症 ……………………………………………………………【稲田英一】138
    A．クエン酸中毒 …………………………………………………………………………… 138
    B．高カリウム血症 ………………………………………………………………………… 138
    C．空気塞栓 ………………………………………………………………………………… 139
    D．感染，敗血症（transfusion-associated sepsis：TAS）……………………………… 139
    E．免疫修飾（immunomodulation）……………………………………………………… 140

6 章 ▶ 細胞療法   141

1．造血幹細胞移植 …………………………………………………………………【室井一男】142
    A．自家移植と同種移植 …………………………………………………………………… 142
         1．造血幹細胞移植の原理 ………………………………………………………… 142
         2．自家造血幹細胞移植 …………………………………………………………… 142
         3．同種造血幹細胞移植 …………………………………………………………… 143
         4．ミニ移植 ………………………………………………………………………… 145
    B．骨髄移植 ………………………………………………………………………………… 146
    C．末梢血幹細胞移植 ……………………………………………………………………… 147
    D．臍帯血移植 ……………………………………………………………………………… 148

2．血管新生療法 ……………………………………………………………………【室井一男】150
    A．血管新生 ………………………………………………………………………………… 150
    B．血管新生療法 …………………………………………………………………………… 150

3．ドナーリンパ球輸注療法 ………………………………………………………【室井一男】154

7章 ▶ 輸血に関する法規と医療関係者の責務 　【大坂顯通】155

- A．血液法 ………………………………………………………………… 156
  - 1．血液新法施行以前の輸血に関連する法規など ……………… 156
  - 2．血液新法 ……………………………………………………… 157
- B．輸血療法を行う上で重要な指針 …………………………………… 158
  - 1．輸血療法の実施に関する指針 ………………………………… 158
  - 2．血液製剤の使用指針 ………………………………………… 159
- C．診療報酬と輸血管理料 ……………………………………………… 159
- D．輸血療法委員会の役割 ……………………………………………… 160
  - 1．輸血療法委員会 ……………………………………………… 160
  - 2．合同輸血療法委員会 ………………………………………… 161

■輸血学実習 【大坂顯通】162

■輸血に関するキーワード集 【大坂顯通】169

■索引 193

1章

イントロダクション

A 輸血療法について勉強を始める前に

輸血用血液製剤の原料である「血液」について，理解を深めておくことが重要である．血液は，細胞成分（血球）と液体成分（血漿）で構成されており，血漿という液体の中に血球が浮遊した「流動性の液体臓器」と考えることができる．心臓のポンプ機能により，血液は身体中に張りめぐらされた血管およびリンパ管の中を循環している．したがって，心臓の機能が低下するか，梗塞や血栓により動静脈という血管が閉塞するか，あるいは貧血など血液の構成成分が変化することにより，身体に大きな負担がかかるであろうことは容易に想像がつくのである．

学生諸君は，以下の事項について，生理学，血液学，臨床検査医学，外科学，産婦人科学などのテキストを適宜参照しながら，本書を読み進めていただきたい．特に，最初の3項目については，輸血療法を学ぶ前に，改めて知識を確認していただきたい．本書を手に取った学生諸君の中には，これらの事項は，輸血学と直接関係ないのではないかと考える方もいると思われる．しかし，後述するように，輸血療法は，不足した血液成分やその機能を補う補助療法であり，対象となる疾患を知らずしてその治療法は学べないのである．以下の項目は，すべての領域を網羅しているわけではないので，本書を読み進める途中で，疑問がわいた項目についても他のテキストを参照していただきたい．

①血球（赤血球，白血球，血小板）の形態・寿命・機能
②血漿の構成要素（アルブミン，グロブリン，凝固因子など）とその機能
③造血（血球産生）の仕組み：造血幹細胞の分化増殖，造血因子，サイトカイン
④血球の増減に由来する疾患とその治療法：赤血球増多症（多血症），貧血（再生不良性貧血，骨髄異形成症候群など），白血球減少症，血小板減少症など
⑤血漿構成成分の増減に由来する疾患とその治療法：低アルブミン血症（肝硬変，ネフローゼ症候群など），高ガンマグロブリン血症（多発性骨髄腫，マクログロブリン血症など），低ガンマグロブリン血症（原発性無ガンマグロブリン血症など），凝固因子欠乏症（血友病など），凝固異常症（播種性血管内凝固症候群など）
⑥消化管出血の原因とその対策
⑦手術療法における出血と止血
⑧人工心肺装置を使用した心臓血管外科手術
⑨産婦人科領域における出血とその対策

以下の項目は，別項と重複する部分もあるが，イントロダクションを読むことで輸血療法を俯瞰できるようにしたつもりである．

B 輸血の歴史

1 古来の血液に対する考え方

古来，血液は神聖なものであり，血液の中に生命の根源があり，霊魂が宿っていると考えら

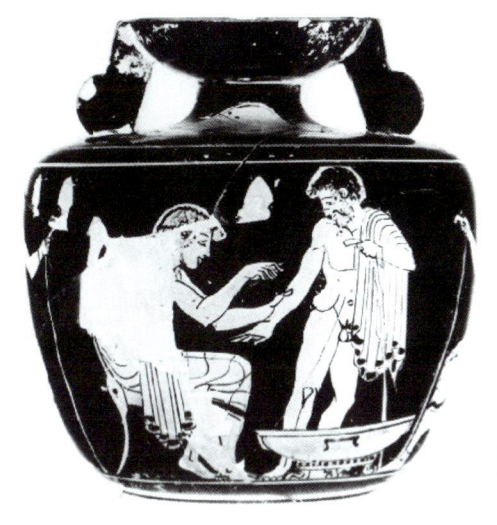

図1 壺に描かれた瀉血の光景（紀元前5世紀頃）

れ，血液に対して特別な関心が払われていた．血液によって生命力や若さが得られるという考えから，古代エジプトでは若返りの妙薬として血液を飲んだり，病気回復のために血液を入浴に用いたりしていた（血液浴）．1492年ローマ法王イノセントⅧ世が危篤状態に陥ったとき，3人の青年の血が死に至るまで絞り取られ，法王はそれを飲まされたという．また，古代ローマでは，闘技場で勇敢な戦士が倒れると，観衆が戦士に殺到してその血を啜ったとされ，勇気を受け継げると信じられていたようである．純潔な乙女の血を飲むと不治の病が治るという信仰がドラキュラ伝説を生んだともいわれており，現代においても疲労回復や強壮を目的として，ヘビやスッポンの生き血を飲む人をみかけることがある．人類が血液に対してある種の特別な感覚をもつことに関しては，科学が進歩した現在でもそれほど変わっていないのかもしれない．

一方，病は悪い血によりもたらされるという考えも古くから存在し，病を治すために悪い血を捨て去る「瀉血（しゃけつ）」という行為が行われてきた．紀元前5世紀頃の壺には，瀉血の光景が描かれている（図1）．若き医師らしい人物が，病人の右腕の静脈を鋭利なもので切開し，流れ出た血液を大きな受け皿に捨てようとしている．一説によると，瀉血により流された血液の量は，戦で流された血液の量よりも多かったという．瀉血は，現在においても治療法として残っており，赤血球が増加する疾患である多血症において行われることがある．

2 輸血の歴史

輸血の歴史を紐解く前に，まず，英国人医師ハーヴェイ（W. Harvey）が提唱した「血液循環説（1628）」に触れる必要がある．血液循環説とは，血液は心臓から出て動脈経由で身体の各部を経て，静脈経由で再び心臓へ戻るという説であり，現代医学では事実として知られる．古代ギリシアのガレノスは，現在とは異なる内容の生理学理論を纏め上げ，肝臓で発生した血液は各部まで移動しそこで消費されるため，循環することはないとした．ハーヴェイは，腕を固く縛る実験により血液が循環することを立証した．後に，血液循環説は，血液を補う治療である輸血療法の科学的論拠となった．

1666年にロウアー（R. Lower）は，失血させたイヌの静脈に別のイヌの動脈をつないで輸血

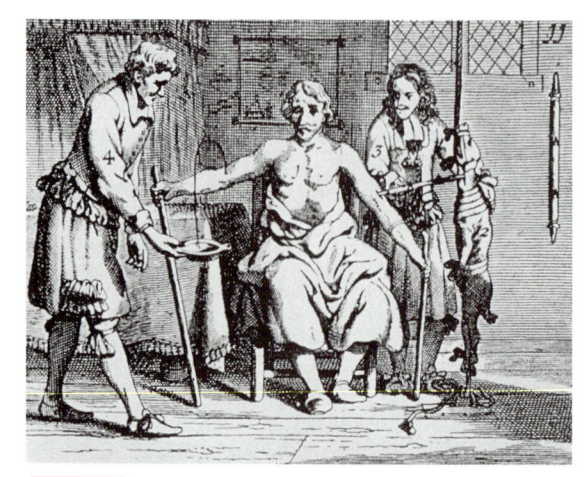

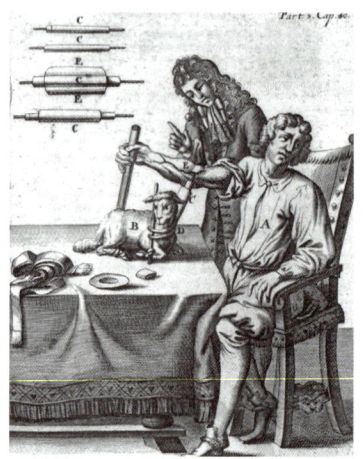

図2 異種輸血のエッチング（左：1635年，右：1705年）

　実験を行い，回復させることに成功した．後述するデニが，人間にヒツジの血液を輸血した結果を医学雑誌に発表したことを受け，ロウアーらは1667年に人間に数百mLのヒツジの血液を輸血し，被験者は生き延びたという．

　1667年に国王ルイ14世の侍医を務めたデニ（J. B. Denys）は，15歳の少年に12オンス（約400 mL）のヒツジの血液を輸血し，次にある労働者にもヒツジの血液を輸血した．2人の被験者は生き延びたとされているが，輸血量が少なく，副作用に体が耐えられたためだと考えられる．計4名の患者にヒツジあるいは仔ウシの血液を輸血し（異種輸血），2人が死亡した．4人目の患者の死をめぐって，患者の妻がデニを殺人者として告発したが，患者の死因が夫の財産を狙った妻の砒素による毒殺であることが判明し，裁判の結果，デニは無罪となった．しかし，1670年にパリ法院，英国国会，法王庁が相次いで輸血禁止令を出すに至り，輸血が封印された時代が訪れた．以降，19世紀に至るまでの150年以上，輸血に関する記述は認められないとされている．図2は，当時出版された書籍に描かれた異種輸血のエッチングである．

　本格的な輸血の歴史は，ロンドンの産科医ブランデル（J. Blundell）（図3左）が，人間から人間への最初の輸血（同種輸血）を行ったことに始まった．1818年ブランデルは，がん患者に対して人血を輸血したが，これは失敗に終わったという．1828年（年号に関して諸説あり）ブランデルは，出産時に致命的な弛緩性出血を呈した産婦10人に人間の血液を輸血して4人を救命したとされている．これはランドシュタイナー（K. Landsteiner）によってABO血液型が発見される70年以上も前の試みであった．その成功率は，ABO血液型を無視して輸血したと仮定した成功率と同程度の割合である．図3右は，1828年にLancet誌に掲載されたブランデルによる輸血の光景である．横たわっている産婦の横に立つ供血者が肘動脈を切開し，ほとばしる血液を容器に受け管を介して輸血を行っている．

　輸血という治療法が確立するためには，ブランデルが実践した枕元輸血（患者と供血者が病室のベッドの枕元で寄り添う）ではなく，輸血場所を限定せず，時間的余裕を持った輸血を供給する方法が必要であった．「抗凝固薬」の発見と可搬性を持たせる「保存血」の概念である．血液を体外に採り出すと凝固因子の働きによりその血液は固まってしまうので（血液凝固），保

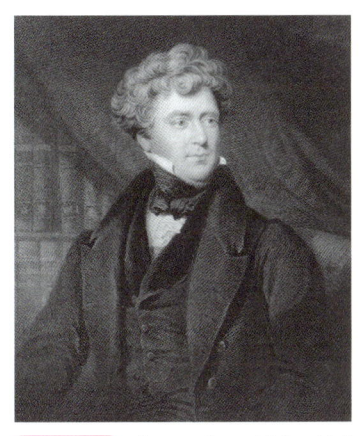

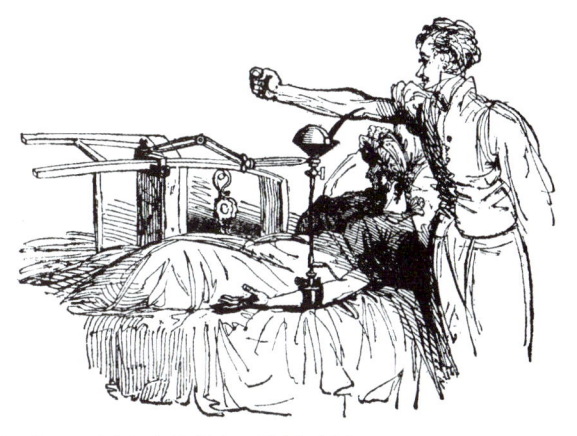

図3 ブランデルの肖像（左）とブランデルによる輸血の光景（右）

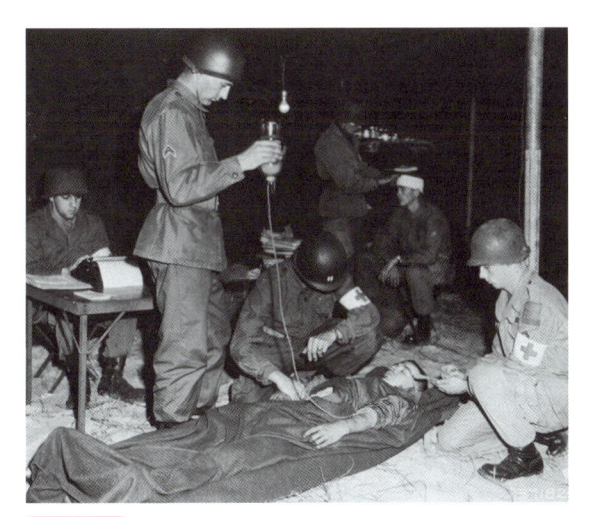

図4 野戦病院における輸血

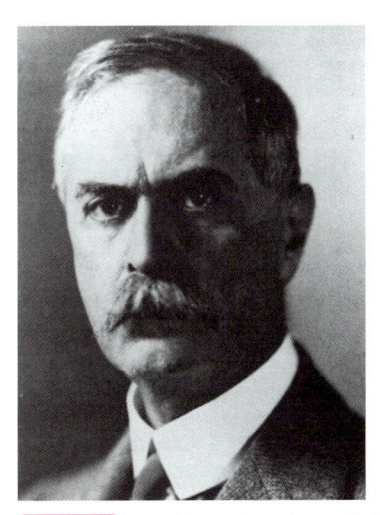

図5 ランドシュタイナーの肖像

存血を製造するためには，まず採血する血液の凝固を阻止する必要があった．1914年から1915年にかけて，複数のグループが各々独立して，クエン酸ナトリウム（Na）が輸血用血液の抗凝固剤として有用であることを報告した．クエン酸Naは，凝固因子の活性化カスケードにおいて重要であるカルシウムイオンをキレート（取り除く）することで血液凝固を阻止する．クエン酸Naは毒性が少なく，肝臓における分解が迅速で，耐熱性があるため加熱消毒が容易であり，しかも製造コストが安いことから，現在でも輸血用血液製剤の抗凝固剤として使用されている．第二次世界大戦では，多くの死傷者が出たことから輸血の必要性が高まり，400 mLのガラス壜に採られた保存血が前線の野戦病院へ送られた（図4）．生命を救うための輸血療法が，戦争を契機に確立していったというのは皮肉なことである．その後，血液を保存する容器は，ガラス壜からプラスチック袋に替わっていった．

1900年オーストリアのランドシュタイナー（K. Landsteiner）（図5）は，ヒト血清の他人の赤血球に対する凝集反応の有無により，3つの型（A型，B型，C型）が存在することを発見し，

翌年の1901年に論文として発表した．1902年他の研究者により第4の型であるAB型が発見され，C型の名称はO型に変更された．C型をO型に変更した理由は，数字の「0（ゼロ）」ではなく，ドイツ語の「ohne」（ないという意味）の頭文字である「O（オー）」とされている．1910年モス（Moss）らが，従来の輸血副作用はこの血液型適合の有無によることを発表したことにより，ABO血液型の重要性が明らかとなった．現在，赤血球の血液型は，30種類の血液型抗原システム（blood group）と327抗原が同定されているが（International Society of Blood Transfusion; ISBT, 2010），その中でABO血液型は最初に発見された血液型であり，輸血を行う上で最も重要な抗原系である．1930年ランドシュタイナーは，ABO血液型発見の功績によりノーベル医学生理学賞を受賞した．

C 輸血用血液製剤の製造過程と医療機関への供給体制

輸血用血液製剤がどのように製造されて医療機関へ供給されるのか概説する．

1 輸血用血液製剤の製造過程

日本赤十字社血液センターは，献血方法別の採血基準に合致し，問診および検診で合格した献血希望者から採血を行う．献血方法には，全血採血（400 mL，200 mL）と成分採血（血小板，血漿）がある．後述する感染症関連検査が陰性の血液を原料として，種々の成分血液製剤が製造される．成分血液製剤の詳細は別項で述べられる．採取された血液は，製品保存に入る前に，フィルターを用いて白血球除去を行う（保存前白血球除去）．白血球除去といっても，1バッグあたり1×10^6個未満の残存白血球数とする基準があるように，白血球が完全に取り除かれるのではない．しかし，バッグ中の白血球数を減少させることで，輸血による発熱反応や同種抗体産生を抑制することが可能である．一部の血小板成分採血においては，成分採血装置そのものが白血球を低減化するシステムを備えており，フィルターを通す必要がない．

遡って，わが国において，無償献血制度による血液事業が確立したのは1964年の閣議決定以降である．それ以前は売血制度であり，輸血を受けた患者の半数が肝炎を発症するような時代であった．歴史的背景として，1964年に米国駐日ライシャワー大使が暴漢に襲われ大腿部を刺される事件が起きた．手術で一命を取り留めたものの，売血血液を輸血され，しばらくして肝炎を発症する事態となった．これを契機として，売血による血液事業が問題となり，無償献血制度へ移行することになったのである．

2 輸血用血液製剤の供給体制

製造された輸血用血液製剤は，医療機関からの発注を受けて供給される．供給体制は地域事情により異なるが，日本赤十字社血液センターが製剤の供給を直接行う直配体制と供給のみを業者（東京都であれば献血供給事業団）が行う配送業務委託があり，24時間365日の供給を行っている．医療機関の発注から供給までの時間は，地域により異なるようであり，各都道府県の血液センターの再編に伴い温度差は否めない状況である．医師は，自施設を管轄する赤十字血液センターの状況を把握して，余裕を持った輸血のオーダーを心がける必要がある．

D 輸血療法の基本的な考え方

1 輸血療法とは
　輸血療法は，他人（同種血）あるいは自分（自己血）の血液成分（血球，血漿）を輸注する治療法であり，生きた細胞を使って治療する「細胞治療」である．

2 輸血療法の目的
　輸血療法は，血液成分の一部が失われるか，あるいはその機能が低下した場合に，それによって生じる症状や異常所見を改善するために行われる．検査所見において異常値が認められた場合に，その値を正常値に復するためにのみ輸血を行うことは誤った考え方である．

3 補充療法である
　輸血療法は，血液成分の欠乏あるいは機能不全に基づく臨床上問題となる症状を認めたとき，その成分を補充して症状の軽減を図る補充療法である．したがって，単独では根本的治療となりえないことから，原則として，輸血療法のみで治療を継続することはありえない．補充療法として，輸血を行う目標値と有効性の評価が必要である．

4 同種移植と相同の治療法である
　一般的な同種血輸血の場合には，他人の組織の一部である血液を輸血することになるので，単なる点滴治療ではなく，同種移植の一つと考えるべきである．したがって，同種移植において発生しうる移植片対宿主病（graft versus host disease: GVHD）などのリスクについても留意する必要がある．

5 リスクとのバランスを考慮する
　輸血療法は，後述する感染性および免疫学的副作用・合併症が生じるリスクがあるので，輸血用血液製剤が本質的に内包する危険性を認識し，リスクを上回る効果が期待されると判断された場合にのみ行う．

6 説明と同意（インフォームドコンセント）
　輸血の適応（必要性と効果），輸血のリスク，輸血の選択肢（同種血・自己血）などについて，患者あるいはその家族に理解しやすい言葉でよく説明し，文書にて同意を得る．保険診療上，輸血同意書の取得が必要である．詳細は別項で解説される．

E 輸血のリスク

　輸血のリスクは，輸血用血液製剤そのものに由来するリスク（輸血感染症，免疫学的副作用・合併症：blood safety）と輸血療法を行う過程において発生するリスク（ヒューマンエラーなど：transfusion safety）に大別される（表1）．Blood safety は transfusion safety に包含される．以下，

表1　輸血のリスク

1. 輸血用血液製剤そのものに由来するリスク
 (1) 輸血感染症
    - 輸血後肝炎（HBV，HCV）
    - 他のウイルス感染症（HIV，HTLV-Ⅰ，CMV，パルボウイルスB19）
    - 梅毒，細菌，マラリアなど
 (2) 免疫学的副作用・合併症
    1) 溶血性副作用
       - 急性（即時型）溶血反応，遅発性溶血反応
    2) 非溶血性副作用
       - 非溶血性発熱反応
       - アレルギー性副作用，アナフィラキシー反応
       - 輸血後移植片対宿主病（PT-GVHD）
       - 輸血関連急性肺障害（TRALI）
       - 同種抗体産生，血小板輸血不応状態

2. 輸血療法を行う過程において発生するリスク
    - 過誤輸血
    - クエン酸中毒
    - 高カリウム血症
    - 敗血症
    - 肺水腫
    - 空気塞栓

簡単に概説するが，詳細については「5章　輸血の副作用・合併症とその対策」で述べられる．

1 輸血用血液製剤そのものに由来するリスク（blood safety）

a. 輸血感染症

　供血者の循環血液中に感染因子が存在すれば，そのほとんどは輸血により伝播する可能性がある．したがって，輸血感染症を防止するためには供血者（献血ドナー）が感染因子を保有していないことが条件となる．

　日本赤十字社血液センターから供給される輸血用血液製剤は，献血ドナーの感染症関連検査として，B型肝炎ウイルス（HBV: HBs抗原，HBs抗体，HBc抗体），C型肝炎ウイルス（HCV: HCV抗体），ヒト免疫不全ウイルス1型および2型（HIV-1，HIV-2: HIV-1/2抗体），ヒトTリンパ向性ウイルス1型（HTLV-Ⅰ抗体），ヒトパルボウイルスB19（B19抗原），梅毒（TP抗体）の血清学的スクリーニング検査が行われている．血清学的検査のウインドウ期（感染初期で検査により感染が確認できない期間）における輸血を介した感染症のリスクを減少させるため，1999年より血清学的検査で陰性と判断された検体を対象として，HBV/HCV/HIV-1について核酸増幅検査（NAT）が行われている（別項参照）．NAT陰性が確認された検体のみが，輸血用血液製剤あるいは血漿分画製剤の原料として使用される．

　しかし，NATの導入によりウインドウ期の感染リスクは減少したがゼロではなく，輸血感染症のリスクは依然として存在する．特に，HBVなど増殖速度が遅く血中ウイルス量が低濃度

のウイルスでは，NAT のプールサイズ（現在は 20 本プール）により希釈されて偽陰性となり，検査をすり抜けて輸血が行われる危険性がある．日本赤十字社血液センターが行う遡及調査については，別項で解説される．

b．免疫学的副作用・合併症

免疫学的副作用は，溶血性副作用と非溶血性副作用に大別される．溶血性副作用は，患者の循環血液中に存在する赤血球に対する抗体によって起こる．輸血後 24 時間以内に発生する急性（即時型）溶血反応と輸血後 24 時間以降に発生する遅発性溶血反応に分けられる．

非溶血性副作用は，輸血用血液製剤中に残存している白血球（リンパ球）あるいは同種抗体によるものと考えられるが，原因が不明なことも多い．非溶血性発熱反応，アレルギー性副作用，アナフィラキシー反応，輸血後移植片対宿主病（PT-GVHD），輸血関連急性肺障害（TRALI），輸血随伴循環過負荷（TACO）などがある．TRALI と TACO の鑑別は難しい場合があるが，TACO を医原性と捉えるのであれば，次項のヒューマンエラーに基づくリスクに入れるのが適当かもしれない．

2 輸血療法を行う過程において発生するリスク（transfusion safety）

輸血療法の過程で発生するリスクの中で最も重篤になりうるのは，ABO 血液型不適合輸血に代表される「過誤輸血」である．過誤輸血の原因のほとんどはヒューマンエラーであり，とりわけ患者あるいは血液バッグの取り違えが多い．ヒューマンエラーは，患者検体の採血から，輸血部門における輸血検査および輸血用血液製剤の出庫，ベッドサイドで患者に輸血を実施するまでのすべての過程において発生する可能性がある（表 2）．輸血療法におけるヒューマンエラーは過誤輸血に直結することから，取り違えを防止する対策をとる必要がある．詳細は別項で述べられる．他のリスクとしては，クエン酸中毒，高カリウム血症，空気塞栓，敗血症，肺水腫などがあり，詳細は別項で解説される．

表 2　ABO 血液型不適合輸血の原因となるヒューマンエラー

1. 検査用検体の採血
   - 患者誤認による採血
2. 輸血の申込
   - 依頼伝票への血液型誤記
3. 輸血検査時
   - 患者検体の取り違え
   - 検査結果の判定ミス
   - 検査結果報告書の記載・転記ミス
4. 血液製剤の出庫時
   - 血液バッグを取り違えて出庫する
   - 血液バッグを取り違えて持ち出す（血液製剤用保冷庫を手術室や病棟など輸血部門以外に設置して血液製剤を保管している場合）
5. 輸血実施時
   - 患者を取り違えて輸血する
   - 血液バッグを取り違えて輸血する

【大坂顯通】

2章

輸血療法の実際

1 輸血療法の概要

　輸血療法の流れ（カスケード）を概説する（図6）．輸血療法を行う場合は，まず，当該患者に対して，輸血が必要であるか否か（輸血の適応），輸血用血液製剤は何を使用するのか，輸血量はどれくらい必要かを決定し，患者から輸血を行うことの同意を得る．輸血部門へ輸血の申込みを行う場合は，あらかじめ，患者の血液型検査と不規則抗体スクリーニングを行っておく必要がある．輸血の申込みが完了し，輸血用血液製剤が届いたら，ベッドサイドにおいて，「届いた血液製剤が当該患者に準備されたもの」であることを十分に確認した後に輸血を開始する．輸血の開始直後，輸血実施中，輸血終了後に，患者に副作用がないことを確認して，輸血を終了とする．

　以下，実際に輸血を行う手順について，順を追って説明する．

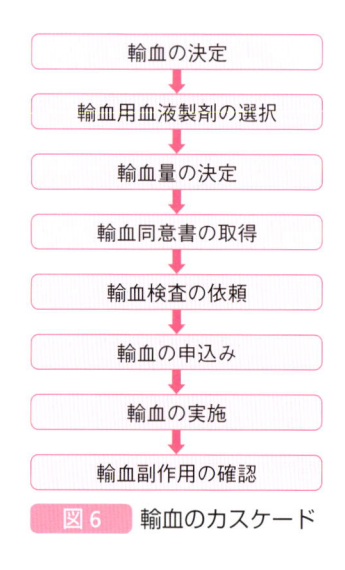

```
輸血の決定
  ↓
輸血用血液製剤の選択
  ↓
輸血量の決定
  ↓
輸血同意書の取得
  ↓
輸血検査の依頼
  ↓
輸血の申込み
  ↓
輸血の実施
  ↓
輸血副作用の確認
```

図6 輸血のカスケード

A 輸血の適応

　医療行為は，医師，看護師，コメディカルなど，複数の職種の医療スタッフが，チームとして1人の患者に関与するが，輸血療法におけるステップの多くは，医師にのみ課せられた重要なミッションである．輸血療法は，最初のステップである輸血の決定（適応の是非）に始まるが，ミスが起きやすいポイントの1つである．仮に，輸血を行った患者に重篤な副作用・合併症が生じた場合には，遡って，輸血の適応の是非が問われることもある．

　輸血療法は，不足した血液成分（血球・血漿）を補充する治療法であるが，あくまでも生じた臨床症状を改善するために行うものであり，血液検査上の異常値を正常域へ戻すためにのみ行うものではない．また，患者の病態が急性ないし慢性の判断も重要である．同じヘモグロビン（Hb）値であっても，手術に伴う出血や吐血など急性の状態と，消化管出血でも慢性の持続的な出血とでは患者の病態と輸血療法の適応は異なる．

　患者にとって輸血療法が有効である，輸血療法以外に代替療法がない，輸血療法の副作用・合併症のリスクよりも輸血を行う利点が上回ることなどを考慮して，輸血療法を行う決定をする．輸血療法の決定は，医師に課せられた大きな判断である．

1　患者にとって輸血療法が有効である

　これまでの実証から，患者の救命や症状の改善に対して，輸血療法がきわめて有効であると考えられる場合は適応となる．

2　輸血療法以外に代替療法がない

　鉄剤投与により貧血が改善する鉄欠乏性貧血，ビタミン B_{12} の投与により貧血が改善する悪性貧血，維持輸液により循環血液量が確保されるような病態など，輸血療法以外の治療が選択できる場合には適応がない．あくまでも，輸血療法以外に病状の改善が認められない場合に適応がある．

3　輸血療法の副作用・合併症のリスクよりも輸血を行う利点が上回る

　別項で述べられるように，輸血療法は種々の副作用・合併症が発生しうるリスクを伴う治療法であるが，このようなリスクを考慮しても輸血療法が患者に必要な治療法であることが考えられる場合は適応となる．

B　輸血用血液製剤の選択

　医師は，輸血を行う決定をした場合，まず，患者の臨床症状がどの血液成分の不足に起因するものであるかを判断する必要がある．輸血用血液製剤には，各々に特定の使用目的がある．以前は，急性出血により失われた循環血液量の補充を主な目的として全血輸血が行われたが，現在では，各血液成分の機能補充を期待した「成分輸血」が主体である．成分輸血は，患者に不足している血液成分（血球，血漿）のみを輸注する輸血療法の基本的な考え方である．

　赤血球製剤は，貧血の改善を目的に使用される．血小板製剤は，血小板数の減少や機能異常による重篤な出血あるいは出血が予想される病態に対して，血小板成分を補充することにより止血を図り，出血を防止する目的で使用される．新鮮凍結血漿は，凝固因子の不足ないし欠乏による出血傾向の是正を目的として使用される．アルブミン製剤に関して，5％（等張）アルブミン製剤は循環血漿量の維持，20％ないし25％（高張）アルブミン製剤は浮腫など血管外過剰水分の是正を目的として使用される．各血液成分製剤の適正使用を熟知して，輸血の適応を決定すべきである．輸血用血液製剤ごとの詳しい使用法については，別項で解説される．

C　輸血量の決定

　医師は，輸血すべき血液製剤を選択した後，実際に投与する輸血量を決定する．血液検査と臨床症状から患者の状態を把握し，患者の現在値（検査値）と改善させうる目標値を設定し，循環血液量を勘案して輸血量を決定する．本項では，赤血球濃厚液を投与した場合の予測上昇 Hb 値の計算方法を示すが，血小板製剤に関しては4章-2を参照していただきたい．

$$予測上昇 Hb 値（g/dL）＝投与 Hb 量（g）／循環血液量（dL）$$

たとえば，400 mL 由来の赤血球濃厚液1バッグ（56〜60 g の Hb 量を含有）を体重 60 kg の患者に投与すると，循環血液量を 70 mL/kg とした場合，計算式 $58/70×60×10^{-2}=1.4$ より，Hb 値は約 1.4 増加することが見込まれる．

輸血療法はリスクを伴う治療法であることから，必要最小限の輸血量を選択することが重要であり，過剰に投与することは避けるべきである．したがって，患者ごとに輸血の目標値を設定することが重要である．心不全を有する患者の場合，水分の過負荷は禁物であり，新鮮凍結血漿や血小板製剤など血漿を含む血液製剤の投与量には注意が必要である．

D 輸血同意書の取得

医師は，輸血を行うことを決定した後，患者あるいは患者家族（患者本人が意思決定をできない場合）に対して，理解しやすい言葉でよく説明し，文書にて同意を得る必要がある（輸血同意書の取得）．輸血療法における説明と同意（インフォームドコンセント）は診療報酬の対象となっており，義務化されている．あくまでも輸血を行う前に，説明して同意を得ることが重要である．説明に必要な項目を表3に示す．すべてに漏れなく説明することは困難であり，重要な事項，頻度が高い事項，患者が関心を抱いている事項などに絞って説明し，最後に質問の機会を設け，十分に理解されたことを確認することが重要である．

1 輸血の必要性

輸血の必要性（輸血の適応）と効果について説明する．輸血療法は，根本的な治療ではなく補助療法であるが，現在の患者の症状を改善するために必要であること，他に代替療法がないこと，使用する血液製剤の種類と輸血量について説明する．手術療法において輸血を行う（手術用準備血を用意する）場合は，予想される出血量についても説明する．

2 輸血に伴うリスク

輸血のリスクについて説明する．輸血のリスクは，輸血用血液製剤が本来持っているリスク（輸血感染症，免疫学的副作用・合併症）と輸血療法を行う過程において発生するリスクに大別される．詳細は他項で述べられる．

表3 インフォームドコンセントの際に必要な説明項目

1. 輸血療法の必要性
2. 使用する血液製剤の種類と使用量
3. 輸血に伴うリスク
4. 医薬品副作用被害救済制度・生物由来製品感染等被害救済制度と給付の条件
5. 自己血輸血の選択肢
6. 感染症検査と検体保管
7. 投与記録の保管と遡及調査時の使用
8. その他，輸血療法の注意点

3 輸血の選択肢

　輸血の選択肢について説明する．輸血療法は，献血ドナーの血液から製造された輸血用血液製剤を輸注する「同種血輸血」と患者自身の血液を輸注する「自己血輸血」に大別される．詳細は他項で述べられる．

E　輸血関連検査の依頼

1 患者検体の採血

　輸血療法を行う場合には，血液型検査や交差適合試験などの輸血関連検査を行う必要がある．輸血検査のための患者検体を採血する場合は，患者誤認に注意し，当該患者であることの確認（患者を取り違えない）を厳重に行う必要がある．後述する日本輸血・細胞治療学会が実施した全国調査において，ABO血液型不適合輸血（過誤輸血）の原因として2番目に多かったのが「検査検体の採血間違い」であった．

　初診の患者で緊急に輸血を行う場合，輸血部門において患者の過去の検査履歴と照合ができないため，同じ検体で血液型検査と交差適合試験を同時に依頼することは非常に危険である．患者取り違えによる検体の採血は過誤輸血に直結する．また，複数の患者から採血する場合でも，1人分ずつ確実に行うことが重要である．

2 血液型の確認

　患者に輸血療法が必要であると判断した場合，まず，患者の血液型検査〔ABO血液型とRh（D）血液型〕を行うことが必須である．「輸血療法の実施に関する指針（平成24年3月一部改正）」によれば，ABO血液型検査は，「同一患者からの異なる時点での2検体で，二重チェックを行う必要がある」と明記されている．いいかえれば，患者のABO血液型は1回の検査結果では確定できず，異なるタイミングで採血された2つの検体を用いて検査を行い，結果が一致した場合に患者のABO血液型が確定されることになる．したがって，輸血を急ぐあまり，1回の採血で血液型検査と交差適合試験を同時に依頼することは，患者のABO血液型が確定しないままに，交差適合試験を行って輸血することになり，非常に危険な行為といえる．新たに患者が入院した場合，まず，入院中に観血的処置が必要になるか否かを判断し，必要と考えられる場合には血液型検査を実施しておく慎重さが望ましい．

3 不規則抗体スクリーニング

　赤血球製剤を輸血する場合，患者の血液型を検査するだけではなく，「不規則抗体スクリーニング」検査を行って患者血清中に不規則抗体が存在するか否かを確認しておく必要がある．不規則抗体とは，ABO血液型以外の血液型の赤血球抗原に対する抗体をいう．輸血や妊娠などの免疫感作によって産生される免疫抗体でIgGクラスが主体であり，胎盤通過性がある．輸血歴がない患者でも，高齢の女性では妊娠により感作されて不規則抗体が存在することがある．

　不規則抗体を保有する患者の場合には，抗体の同定検査を行って抗体が反応する抗原を同定する．その抗体が臨床的に副作用を起こし得る可能性がある場合には（37℃で反応する抗体），

該当する抗原を含まない輸血用血液製剤を選択して交差適合試験を行う必要がある．したがって，Rh(D)陰性や複合型の不規則抗体など，適合血の入手が困難な症例の場合には，手術前日に手術用準備血を申し込んでも適合血が得られず，手術日を延期せざるを得ない事態も生じる可能性がある．

4　交差適合試験

交差適合試験は，患者と供血者との適合性を確認する最終的な検査であり，実際に患者に輸血した状況を試験管内でシミュレーションする検査である．したがって，交差適合試験の結果判定を誤ったり，患者を取り違えて検査を行った場合には，過誤輸血に直結する．また，「交差適合試験用検体は，血液型検査用の検体とは異なる時期に採血されたものである」ことが原則である．前述したように，1回の採血で血液型検査と交差適合試験を同時に申し込むことは非常に危険である．

F　輸血の申込み

患者の血液型が確定したら，必要な製剤種類と単位数を輸血部門に申込む．患者が必要とする血液成分のみを必要最低限で申込むのが原則である．輸血の申込みに際し，依頼伝票への血液型誤記あるいはオーダリング端末での血液型入力ミスが起こると，過誤輸血が発生するリスクは高くなる．カルテやオーダリング端末で患者血液型を必ず参照してから申込みを行うことを習慣づける必要がある．

また，輸血後移植片対宿主病（別項参照）を防止する目的で，新鮮凍結血漿を除くすべての輸血用血液製剤に対して放射線照射を行うか，あるいは放射線照射製剤を使用する．緊急に輸血を行う場合でも未照射製剤を使用することは非常に危険である．

G　輸血の実施

1　輸血の準備

輸血実施部署において，看護師は，届いた輸血用血液製剤が当該患者に準備されたものであるかの受け入れ時確認を行う．「輸血療法の実施に関する指針」において，「輸血の準備及び実施は，原則として1回に1患者ごとに行う．複数の患者への輸血用血液を一度にまとめて準備し，そのまま患者から患者へと続けて輸血することは，取り違いによる事故の原因となりやすいので行うべきではない．確認する場合は，上記チェック項目（本書では表4）の各項目を2人で交互に声を出し合って読み合わせをし，その旨を記録する．」と明記されている．

2　ベッドサイドにおける患者の確認と輸血の実施

日本輸血・細胞治療学会が実施した「ABO血液型不適合輸血」に関する全国調査において，「患者あるいは血液バッグの取り違え」がABO血液型不適合輸血の最大の原因であり，ベッドサイドにおける患者と血液製剤との確認が最も重要であることが明らかとなった．患者あるいは血液バッグの取り違えを引き起こす原因は，ほとんどの場合がヒューマンエラーに基づくも

表4 照合時のチェック項目

輸血用血液の受け渡し時，輸血準備時および輸血実施時に，以下の項目について，交差試験適合票の記載事項と輸血用血液バッグの本体および添付伝票とを照合し，該当患者に相違ないことを必ず複数の者により確認する．
1. 患者氏名（同姓同名に注意）
2. 血液型
3. 血液製造番号
4. 有効期限
5. 交差適合試験の検査結果
6. 放射線照射の有無

のと考えられる．

　輸血の実施時は，医師と看護師など「2人による読み合わせ確認（ダブルチェック）」を行うことが原則である．2人によるダブルチェックは，一見，1人で行う確認よりも安全なように思われるが，ともすると，2人がお互いに依存し合って確認作業の責任感が希薄になってしまう可能性を秘めている．したがって，2人による読み合わせ確認を行う場合は，1人が主体となって確認作業を行い，他方のスタッフは「second checker」としての役割を果たすことが推奨される．Second checker としての役割は，医師・看護師以外の医療スタッフだけではなく，患者が医療に参加するという観点から，患者本人（意識清明で，正常な応答が可能な場合）にまでその役割を拡大することが可能であると思われる．

　また，過誤輸血以外の重篤な急性輸血副作用を見逃さないために，輸血開始前に，患者の体温，血圧，脈拍，経皮酸素飽和度（SpO$_2$）を測定することも必要である．

3 電子機器による確認と照合

　近年，多くの医療施設において，バーコードを利用したコンピュータ照合システムが導入されている．「輸血療法の実施に関する指針」において，「確認，照合を確実にするために，患者のリストバンドと製剤を携帯端末（PDA）などの電子機器を用いた機械的照合を併用することが望ましい．」と明記されている．詳細は，別項で述べられる．

H 輸血副作用の確認

1 ベッドサイドにおける患者の観察

　医師あるいは看護師は，輸血開始後5分間はベッドサイドで患者の状態を観察する必要がある．仮に，患者あるいは血液バッグを取り違えたことにより即時型溶血反応（過誤輸血）が発生した場合，意識のある患者では，輸血開始直後から血管痛，不快感，胸痛，腹痛などの症状がみられる．早期に発見すれば誤って輸血された血液量は少なく，救命できる可能性が高くなる．また，看護師は，輸血開始15分後，輸血中，輸血終了時にも患者の状態を観察する必要がある．即時型溶血反応がないことを確認した後にも，発熱や蕁麻疹などのアレルギー症状がみられることがあるので，適宜患者の状態を観察して早期発見に努めることが重要である．輸血終了後，空バッグは輸血部門に返却し，急性の輸血副作用の有無について報告する．

2 患者検体の保存

　日本赤十字社血液センターから供給される輸血用血液製剤は，ドナーの感染症関連検査として，B型肝炎ウイルス（HBV），C型肝炎ウイルス（HCV），ヒト免疫不全ウイルス1型および2型（HIV-1, HIV-2），ヒトTリンパ向性ウイルス1型（HTLV-Ⅰ），ヒトパルボウイルスB19，梅毒の血清学的スクリーニング検査が行われている．また，1999年より血清学的検査で陰性と判断された検体を対象として，HBV, HCV, HIVについて核酸増幅検査（NAT）が行われている（別項参照）．NAT陰性が確認された検体のみが，輸血用血液製剤あるいは血漿分画製剤の原料として使用される．

　しかし，NATを含めた感染症スクリーニング検査を実施してもウイルス感染のウインドウ期は存在するため，ウインドウ期に献血された検体は感染症検査が陰性と判断される可能性がある．頻度は非常に低いが，検査感度以下の濃度の病原体が含まれた血液製剤が患者に投与されるリスクが残っている．リスクが残存している輸血感染症を早期に発見して治療に結びつけ，日本赤十字社血液センターが行う遡及調査を通じて被害の拡散を防ぐために，医療機関においては，輸血療法を行うすべての患者について，輸血前後における感染症検査を実施することが求められており，輸血部門においては，輸血前後の患者検体の保存を行う必要がある．

【大坂顯通】

2 同種血輸血と自己血輸血

A 同種血輸血

　同種血輸血に用いられる血液製剤には，赤血球濃厚液，血小板濃厚液，新鮮凍結血漿がある（表 5）．献血ドナーから採血された血液を遠心し赤血球と血漿に分離し，赤血球に保存液を加えたのが赤血球濃厚液である（図 7）．分離された血漿は，凍結され新鮮凍結血漿となる（図 7）．献血ドナーから，成分採血によって得られるのが血小板濃厚液と新鮮凍結血漿である（図 8）．穿刺針で皮膚を穿刺時，皮膚の常在菌の採血バッグへの混入を防ぐため，最初の約 20 mL の血液は小バッグに採血し廃棄される（初流血の除去）（図 7, 8）．混入する白血球を減らすため，採血された血液は白血球除去フィルターを通し回収される（図 7, 8）．血液製剤に混入する白

表 5　血液製剤の種類

	赤血球濃厚液	血小板濃厚液	新鮮凍結血漿
保存温度	2～6℃	20～24℃/振盪	－20℃以下
有効期間	採血後 21 日間	採血後 4 日以内	採血後 1 年間
目的	組織への酸素補給	血小板低下時の止血または出血予防	凝固因子の補充
対象となる主な病態	外傷，手術，抗癌剤投与，造血幹細胞移植，再生不良性貧血	抗癌剤投与，造血幹細胞移植，大量出血，DIC	重症肝障害，DIC，大量出血，TTP

DIC：播種性血管内凝固症候群，TTP：血栓性血小板減少性紫斑病

```
献血ドナーから採血
      ↓
   初流血の除去
      ↓
フィルターによる白血球の除去
      ↓
    遠心分離
   ↙   ↓   ↘
赤血球濃厚液  新鮮凍結血漿  血漿分画製剤用原料血漿
```

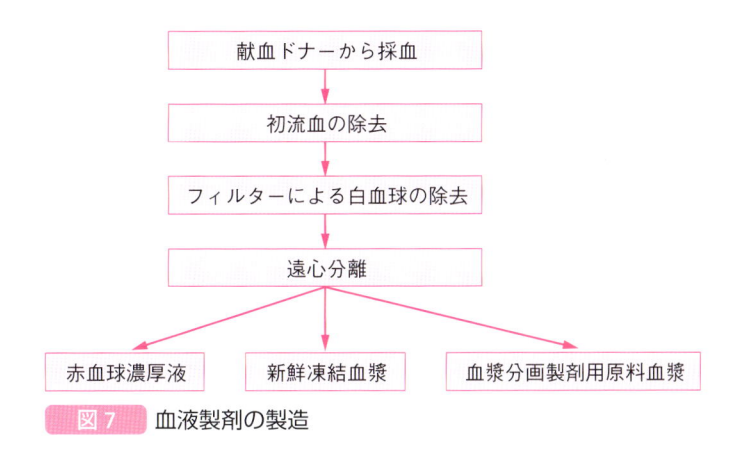

図 7　血液製剤の製造

```
献血ドナーから成分採血
    ↓
  初流血の除去
    ↓
フィルターなどによる白血球の除去
  ↓        ↓        ↓
赤血球濃厚液  新鮮凍結血漿  血漿分画製剤用原料血漿
```

図8 成分採血からの血液製剤の製造

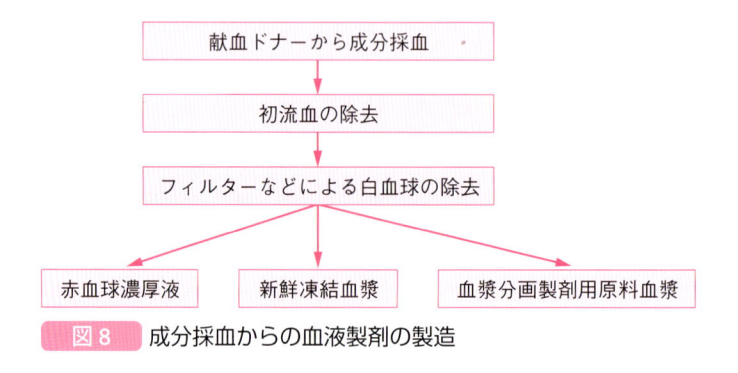

表6 血液製剤の製造に係る安全対策

安全対策	目的と効果
核酸増幅検査	輸血用血液製剤中のB型肝炎ウイルス，C型肝炎ウイルス，ヒト免疫不全ウイルスの核酸を増幅し，これらのウイルスを検査する．20人分の輸血用血液製剤をまとめて検査している．
初流血除去	静脈穿刺後に得られる最初の初流血を除くことによって皮膚の細菌の混入を防ぐ．
保存前白血球除去	採血した血液を白血球除去フィルターに通すことによって輸血用血液製剤中の白血球の混入を減らす．輸血用血液製剤中に混入する白血球は，ウイルス感染症を媒介し，サイトカインを産生し発熱やアレルギー反応を引き起こし，抗HLA抗体産生の原因となる．
製造後6カ月間の保管	新鮮凍結血漿は，製造後6カ月間は血液センターで保管する．6カ月間に同一のドナーが再度献血し，B型肝炎，C型肝炎，ヒト免疫不全に罹患したことが疑われたとき，すでに製造した新鮮凍結血漿を出庫しないことによって，ウインドウ期を介する感染を防ぐことができる．

血球を減らすことによって，白血球成分が原因となる輸血副作用〔非溶血性発熱反応，抗ヒト白血球抗原（human leukocyte antigen：HLA）抗体産生など〕の減少が期待されている．

その他，血液センターで行われている血液製剤の安全対策には，ウイルスの核酸を増幅し検査する核酸増幅検査（nucleic acid amplification test：NAT検査）と新鮮凍結血漿の製造後6カ月間の保管がある（表6）．輸血後GVHDを防ぐため，赤血球濃厚液と血小板濃厚液を投与する前に，必ず放射線照射を行いリンパ球を不活化する．新鮮凍結血漿は，いったん凍結し使用時解凍して投与されるが，凍結・解凍の過程でリンパ球は破壊されてしまうので，放射線照射は不要である．

1 赤血球濃厚液

赤血球の補充の目的は，赤血球による末梢循環系への十分な酸素を補給することである．したがって，出血による赤血球の喪失や，造血不全による赤血球産生の低下が赤血球濃厚液投与の適応である（表5）．出血による赤血球の喪失に関しては，体外循環血液量の15％以上出血した（成人男性では約600 mL以上）場合，初めて赤血球濃厚液を投与する．概算ではあるが，体重50 kgの成人に赤血球濃厚液2単位を輸血するとヘモグロビン値は約1.5 g/dL上昇する．頻

回に赤血球濃厚液を輸血すると体内に鉄が沈着し，鉄過剰症（ヘモクロマトーシス）を起こす．

2 血小板濃厚液

血小板濃厚液は，血小板低下時の出血を止血させるため，または血小板低下による出血を予防するために投与（予防投与）される（表5）．白血病に対する寛解導入療法や造血幹細胞移植時の血小板低下に対しては，出血を予防するため血小板濃厚液を輸血するのが一般的である．通常，1回に10単位製剤を輸血する．血小板輸血の禁忌には，ヘパリン起因性血小板減少症がある．原則として，特発性血小板減少性紫斑病と血栓性血小板減少性紫斑病は，血小板輸血の適応にならない．

3 新鮮凍結血漿

新鮮凍結血漿は，凝固因子低下による病態を是正するため投与される（表5）．観血的処置を除いて，新鮮凍結血漿の予防的投与の意味はない．対象となる病態は，重症の肝障害，播種性血管内血液凝固，大量出血などである．不適正な使用に，減少した循環血漿量の是正，蛋白質源としての栄養補給，創傷治癒の促進がある．

B 自己血輸血

待機的手術で，手術中に循環血液量の15％以上（成人男性では約600 mL以上）の出血が予

表7　自己血輸血の適応

- 手術前の全身状態が良好で，緊急を必要としない待機的手術
- 手術中の出血量が循環血液量の15％（成人では約600 mL）以上
- 稀な血液型，または不規則抗体をもつ場合

表8　自己血輸血の種類

1. 貯血式自己血輸血
   a．液状保存
   b．凍結保存
   　手術前に採血した血液を保存しておき，手術中または手術後に返血する．4℃で保存する液状保存が，自己血輸血の中で最も広く行われている．採血した血液から赤血球を分離し，凍結して長期間保存する凍結保存も行われる．凍結保存は，大量に自己血が必要な場合や稀な血液型の場合（同種血の入手が困難）に行われる．
2. 希釈式自己血輸血
   　手術直前，患者の血液を採血し，ただちに代用血漿を投与し，循環血液量を維持する．その後，手術を開始し，採血した自己血を返血する．手術により失われる血液は，希釈されたものなので，実際の出血量は少なくなる．
3. 回収式自己血輸血
   　術野に出血した血液を血液回収装置で吸引し，フィルターで凝集塊を除去後，生食水で赤血球を洗浄し患者に返血する．

図9 貯血式自己血輸血

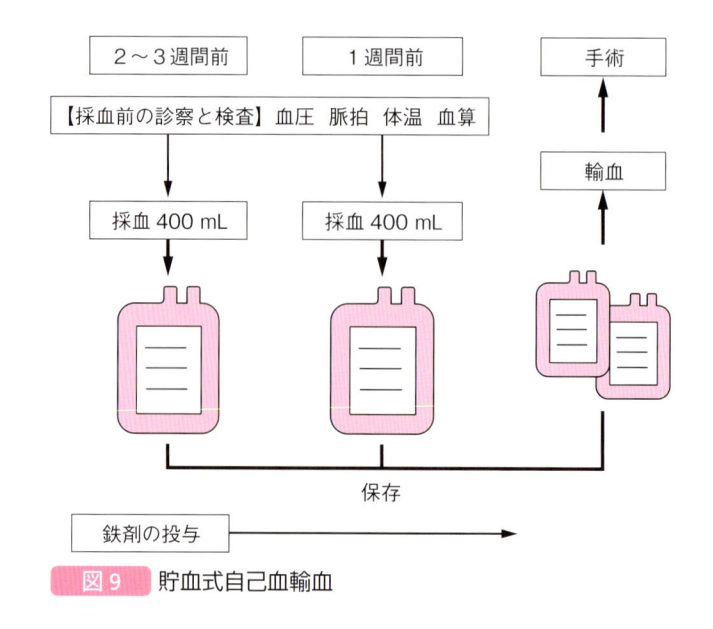

表9 成人を対象とした自己血貯血の実施基準

年齢	制限なし　80歳以上は慎重に判断
ヘモグロビン値	11.0 g/dL 以上が原則
バイタル	有熱者からは採血しない 血圧 180 mmHg/100 mmHg 以上の場合は慎重に採血する
禁忌	菌血症のおそれのある患者，不安定狭心症，高度の大動脈弁狭窄症，高度の心不全
1回貯血量	上限は 400 mL，体重 50 kg 以下の場合の上限は 400 mL×体重/50 kg
貯血間隔	1週間に1回，手術日の3日以内は貯血しない
鉄剤	初回貯血前から毎日経口鉄剤を投与する
採血後	貯血量と同等の水分・電解質の補給（イオン飲料の飲水，または電解質液の点滴投与）をする

想される場合や，同種血の入手が困難な場合（稀な血液型など）に，自分自身の血液を輸血する方法を自己血輸血という（表7）．自己血輸血の最大の利点は，同種血輸血に伴う輸血後感染症などの輸血副作用を防止できることである．

自己血輸血には，貯血式自己血輸血，希釈式自己血輸血，回収式自己血輸血があるが（表8），最も広く行われているのが貯血式自己血輸血である（図9）．貯血式自己血輸血は，手術前に患者の血液を採血して保存し，手術中あるいは手術後に保存した自己の血液を戻す方法である．4℃で保存する液状保存が一般的であるが，大量の自己血が必要な場合には，凍結して保存することもできる（表8）．患者の安全性を配慮し，自己血採血の基準が定められている（表9）．貧血を防ぐため，鉄剤を投与する．800 mL 以上の自己血を採血する場合には，エリスロポエチンを投与することもできる．

【室井一男】

3 内科的輸血療法

A 血液製剤別の輸血療法

1 内科的輸血療法の考え方

　輸血療法は，不足した血液成分（血球，血漿）を他人（同種血）あるいは患者（自己血）の血液成分を用いて補充する治療法であり，根本的治療ではない．輸血を行うことで，一時的に患者の状態を改善することはできるが，原疾患に対する治療を併せて行う必要がある．

　輸血を行う前にまず患者の状態を把握し，各血液製剤の特性を考慮して，治療目標，1回の輸血量，輸血間隔を設定する．輸血を行った後には，有効性（臨床症状，検査値）を評価する．また，輸血療法以外の有効な代替療法がある疾患では，代替療法を優先して行い，輸血を行う場合には，輸血量を必要最小限にとどめるようにする．

　内科系疾患における輸血療法は，造血器疾患が7～8割を占め，頻回あるいは慢性的な使用法が一般的である．

2 赤血球輸血

　急性および慢性の貧血を呈する病態において，末梢循環系へ十分な酸素を供給する目的で赤血球輸血を行う．急性の貧血（急性出血）では循環血液量の維持が基本原則である．

　貧血は，血液中の赤血球数およびヘモグロビン(Hb)濃度が減少した状態である．慢性の貧血では，心拍出量と赤血球の2,3-ジホスホグリセリン酸（DPG）が増加し，脳や心臓の血流を保つために血流の再分配が起こり，Hb濃度の減少による酸素運搬能を代償する（図10）．しかし，代償機能には限界があり，貧血が進行すると組織への酸素供給が低下し，貧血の程度に応じて，疲労，めまい，息切れ，運動能低下などの自覚症状が出現し，さらに貧血が進行した場

慢性的な貧血

貧血の進行度 →

代償
①心拍出量の増加
②血流の再分配
③赤血球 DPG の増加

組織への酸素供給が低下

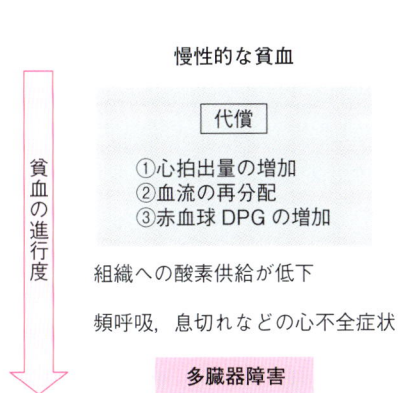

頻呼吸，息切れなどの心不全症状

多臓器障害

図10　慢性貧血と代償機能
（Klein HG, et al. Lancet. 2007; 370: 415-26[1])

合には臓器障害が生じる．

　生理学な酸素運搬のメカニズムや臨床データから，Hb値が10 g/dL以上の患者において赤血球輸血は不要である．また，Hb値が8〜10 g/dLの貧血では，低酸素による臓器障害の危険性は低く，原則として，赤血球輸血は不要である．

　輸血開始の基準となるトリガー値は，一般にHb値6〜7 g/dLを目安とするが，頻脈や息切れなど貧血に基づく症状は患者によって異なるため，心不全症状の有無や日常生活・社会生活の活動状況を勘案して輸血の必要性を決定する．基礎疾患として虚血性心疾患や心不全を有する患者の場合には，Hb値を10 g/dL以上に保つことで予後が改善される．意識低下や筋攣縮がある場合は，昏睡や死亡につながる高度の酸素欠乏状態であり，速やかに輸血を開始する．

　後述するように，他の治療法により回復する可能性がある慢性の貧血（鉄欠乏性貧血など）の場合には，代替療法（鉄剤など）を優先する．ただし，心不全や呼吸不全を合併している場合には，速やかに輸血を行って貧血を改善させる必要がある．

　輸血を行う場合には，1回の投与量は必要最小量（1〜2単位）にとどめるようにする．成人の場合，2単位（全血400 mL由来）の赤血球輸血を行うことにより，Hb値1〜2 g/dL，ヘマトクリット値3〜6％の上昇が期待される．出血や溶血など赤血球寿命の短縮が予想される病態では，この数値が低下する．

　輸血後移植片対宿主病（PT-GVHD）予防のための放射線照射および長期の保存により，赤血球製剤中のカリウムイオン濃度が上昇する．高カリウム血症が問題となる腎不全患者や小児の場合には，製造日が新しい製剤を選択するか，カリウムイオン除去フィルターを使用する．血液センターから未照射製剤を購入し医療施設内で放射線照射を行う場合には，使用直前に放射線照射を行うことも必要である．

3 血小板輸血

　血小板輸血は，血小板の量的（数の減少）・質的（機能障害）異常に起因する活動性出血の治療，あるいは血小板減少症により高率に予想される出血の予防を目的として行われる．血小板輸血は，治療的投与よりも予防的投与が主体である．

　骨髄機能不全，がん化学療法，造血幹細胞移植などにおいて，血小板数が1万/μL以下に減少した場合には，脳出血など重篤な出血のリスクが高くなることから，血小板数が1万〜2万/μLとなるように血小板輸血を行う．予防的投与のトリガー値は，欧米では1万/μLであるが，検査当日に必ずしも血小板製剤の供給が得られないわが国では2万/μLが一般的である．

　再生不良性貧血や骨髄異形成症候群に伴う慢性の血小板減少症において，重篤な感染症など血小板の消費が亢進する病態を併発しない限りは，血小板数0.5万〜1万/μLを目標とする．通常，血小板数0.5万/μLが生理的止血の限界値と考えられている[2]．

　血小板輸血は，観血的処置における止血困難の回避を目的としても行われる．腫瘍の狙撃生検，早期癌に対する経内視鏡的粘膜切除術，肝細胞癌に対する経皮的ラジオ波焼灼療法などの観血的治療を実施する場合には，血小板数5万/μLを目安として血小板輸血を行う．

　血小板輸血の効果を評価する場合は，血小板輸血後1時間および24時間（翌日）における血小板数の測定が重要である．予想増加数と比較して回収率が10％以下を持続する場合を血小板輸血不応状態とよぶ．血小板輸血による予想血小板増加数は以下の数式で計算する．

予想増加数（/μL）＝輸血された血小板数÷循環血液量（mL）× 2/3（脾臓へのトラップ）× 10^{-3}

4 新鮮凍結血漿

　新鮮凍結血漿（FFP）は，複合型凝固障害を呈する病態において，凝固因子の補充を目的として投与される．複合型凝固障害を呈する病態は，播種性血管内凝固症候群（DIC），急性肝不全，大量出血に伴う希釈性凝固障害，クマリン系抗凝固薬の緊急補正などが対象となる．また，特定の凝固因子製剤がない凝固因子欠乏症や血栓性血小板減少性紫斑病（TTP）においてもFFPが投与される．

　凝固因子活性が5〜10％以上存在すれば自然出血は起こらず，20〜30％以上存在すれば正常の止血機能を維持することができ，観血的処置も問題なく遂行できるといわれている．以下に，FFP投与のトリガー値を示す．

　　①プロトロンビン時間（PT）が基準値上限の1.5倍以上延長〔45％以下または国際標準化比（INR）1.6以上〕
　　②活性化部分トロンボプラスチン時間（APTT）が基準値上限の2倍以上延長（25％以下）
　　③フィブリノゲン値が100 mg/dL以下

　これらの数値を目安として，FFP（10 mL/kg）の投与を行う．450 mLのFFP製剤を投与した場合，凝固因子活性は20〜30％の上昇が期待される．

5 血漿分画製剤

　病態に応じて血漿分画製剤が選択される（4章-6参照）．

　アルブミン製剤は，肝不全やネフローゼ症候群など低アルブミン血症を呈する病態において，難治性腹水や肺水腫の治療を目的として使用される．

　免疫グロブリン製剤は，その適応が確立している疾患として，無・低ガンマグロブリン血症，自己免疫疾患（特発性血小板減少性紫斑病，川崎病，Guillain-Barré症候群など），重症感染症，特定の感染症の発症予防（破傷風など），Rh（D）不適合妊娠である．

　凝固因子製剤は血友病患者に投与される．

B 病態別の輸血療法

1 代替療法がある疾患における輸血療法

a．鉄欠乏性貧血

　鉄欠乏性貧血は，赤血球の血色素（Hb）を構成する必須成分である鉄が体内で欠乏するために，十分なHbが産生されないために起こる貧血である．赤血球数は正常域にとどまり，Hb値のみが低下することも多い（小球性低色素性貧血）．原因として，女性では月経，子宮筋腫や子宮内膜症による性器出血が多いが，男性の場合には消化器系疾患，とりわけ消化性潰瘍，胃癌，大腸ポリープ，大腸癌などによる慢性の消化管出血を疑う必要がある．臨床検査では，血清鉄値が低下，不飽和鉄結合能が増加，貯蔵鉄マーカーであるフェリチン値が低下する．原疾患に対する治療を行うと共に，鉄剤の経口投与を行う．嘔気などの消化器症状が強く鉄剤の内服が

困難な患者の場合には，経静脈投与を行うこともある．原則として赤血球輸血は行わないが，虚血性心疾患や呼吸不全を有する患者は，赤血球輸血の対象となる．

b．巨赤芽球性貧血

巨赤芽球性貧血は，ビタミンB_{12}あるいは葉酸の欠乏によるDNA合成障害の結果，無効造血が起こり貧血を呈する．正常な赤芽球が産生されず，骨髄像では特徴的な巨赤芽球，末梢血液像では過分葉好中球が出現する．貧血だけではなく，汎血球減少症を呈する場合も多い．胃全摘後あるいは自己免疫性萎縮性胃炎（悪性貧血）により，胃の壁細胞から分泌される内因子が低下してビタミンB_{12}の吸収障害が起こる．葉酸欠乏は，低栄養による摂取不良，妊娠による需要増大，アルコール多飲による吸収障害，葉酸拮抗薬などで生ずる．治療として，ビタミンB_{12}製剤の筋肉内投与，葉酸製剤の経口投与を行う．鉄欠乏性貧血と同様に，代替療法を優先するが，可及的速やかに貧血を補正する必要がある場合には赤血球輸血を行う．

c．腎性貧血

腎性貧血は，腎機能低下に伴いエリスロポエチン（EPO）の産生が欠乏し，骨髄における赤血球産生能が低下することによって生じる．Hb値10 g/dL（ヘマトクリット値30％）未満の症例に対して，遺伝子組換え型ヒトEPO製剤を投与する．透析患者では，透析装置の残血や採血により鉄欠乏性貧血を合併することがあり，必要に応じて鉄剤を投与する．赤血球輸血は，貧血の改善が可及的速やかに必要な患者に限定される．腎不全患者に対して赤血球輸血を行う場合は，カリウムイオンの負荷を軽減する目的で，洗浄赤血球製剤を選択するか，カリウムイオン除去フィルターの使用も考慮する．

d．自己免疫性溶血性貧血

自己免疫性溶血性貧血は，赤血球に反応する自己抗体が産生され，赤血球が破壊されて起こる貧血である．治療として副腎皮質ステロイド剤や免疫抑制剤の投与，摘脾術などが行われる．赤血球輸血を行う場合に，交差適合試験の主試験および副試験において凝集反応が認められ，適合血の選択が困難な症例に遭遇することも稀ではない．可能であれば，自己抗体が反応する抗原を同定し，その抗原を含まない赤血球製剤を選択することになる．

e．慢性疾患に伴う貧血

慢性の感染症，炎症，悪性腫瘍などの基礎疾患を有する患者において貧血を認めることがあり，しばしば鉄欠乏性貧血を合併する．マクロファージ由来のインターロイキン(IL)-1β，IL-6，腫瘍壊死因子(TNF-α)などの炎症性サイトカインが，肝臓におけるヘプシジンの産生を亢進させ，消化管における鉄吸収とマクロファージからの鉄放出を抑制して血清鉄の減少をきたし，小球性から正球性の貧血を呈する[3]．基礎疾患を改善することが治療の基本であるが，治療が困難な場合には遺伝子組換え型ヒトEPO製剤の投与が有効なことがある．

f．特発性血小板減少性紫斑病

特発性血小板減少性紫斑病（ITP）は，血小板に対する自己抗体が産生されることにより血小

板の破壊が亢進し，血小板減少症をきたす疾患である．診断には，薬剤起因性血小板減少症などの基礎疾患を除外する必要がある．ITP の治療として，副腎皮質ステロイド剤，摘脾術，ガンマグロブリン大量療法，*Helicobacter pylori* 除菌療法などが有効である．原則として，血小板輸血は行わないが，出血症状が強い症例において，緊急避難的に血小板数 2 万～5 万/μL を目安として血小板輸血を行う[4]．観血的治療（摘脾術，産科的処置など）を行う場合には，ガンマグロブリン大量療法と血小板輸血を併用することがある．

2 難治性貧血における輸血療法

a．難治性貧血とは

代替療法がない，あるいは治療が困難な原疾患によって生じる貧血を総称して難治性貧血という．補充療法として，長期にわたって少量の赤血球輸血を行う必要がある．難治性貧血をきたす代表的な疾患として，再生不良性貧血，骨髄異形成症候群，重症 β サラセミア症がある．これらの疾患に対する輸血療法の基本は，貧血に関しては，Hb 値 6 g/dL 程度を保つように必要最小限（1～2 単位）の赤血球輸血を行う．また，血小板減少症に関しては，出血傾向などの臨床症状を勘案しながら，血小板数 0.5 万～1 万を目安に血小板輸血を行う．

再生不良性貧血は，骨髄中の造血幹細胞が減少して造血能が低下し，汎血球減少症を呈する疾患である．貧血だけではなく，血小板減少症による出血傾向や顆粒球減少症に伴う感染症を合併することも多い．骨髄像は低形成で脂肪髄を呈する．後述する骨髄異形成症候群との鑑別が重要である．顆粒球数，血小板数，網赤血球絶対数により重症度を分類するが，20 歳以下の重症例では造血幹細胞移植が第一選択となる．造血幹細胞移植が適応とならない症例では，ウマ抗胸腺細胞グロブリン製剤（ATG），免疫抑制剤であるシクロスポリン，蛋白同化ホルモンなどの薬物療法が行われる．支持療法として，貧血に対して赤血球輸血，血小板減少症に対して血小板輸血，顆粒球減少症に対して顆粒球コロニー刺激因子（G-CSF）製剤が投与される．また，難治性感染症を併発した場合には顆粒球輸血が行われることもある．

骨髄異形成症候群（MDS）は，3 血球系（白血球，赤血球，血小板）のうち 2 系統以上において，血球減少と血球形態異常をきたし，しばしば汎血球減少症を呈する疾患である．造血幹細胞のクローン性増殖による無効造血を特徴とする難治性の疾患である．高齢者の発症が多く，造血幹細胞移植が適応となる症例は少ないが，骨髄中の芽球の比率が高く，急性白血病に移行しやすい症例では，抗がん剤治療も行われる．治療が奏効しない症例において，再生不良性貧血と同様に，支持療法が重要となる．造血能が低下した輸血依存性の症例では，長期にわたり輸血を行わざるを得ないことから，1 回の輸血量を必要最小限とする．頻回の赤血球輸血を行った症例では，後述する鉄過剰症に注意を払う必要がある．血小板輸血不応状態を呈した症例では，HLA 適合血小板製剤を使用する必要がある．

サラセミア症は，ヘモグロビンを形成する 4 つの蛋白鎖のうち 1 鎖の産生が不均衡なために生じる遺伝性疾患で，日本では稀な疾患である．α 鎖に異常が生じる α サラセミア症は黒人に多く，β 鎖に異常が生じる β サラセミア症は地中海地域と東南アジアに多くみられる．軽症型は治療の必要はないが，重症型 β サラセミア症では，高度の貧血により頻回の赤血球輸血が必要となることから，鉄過剰症に注意を払う必要がある．

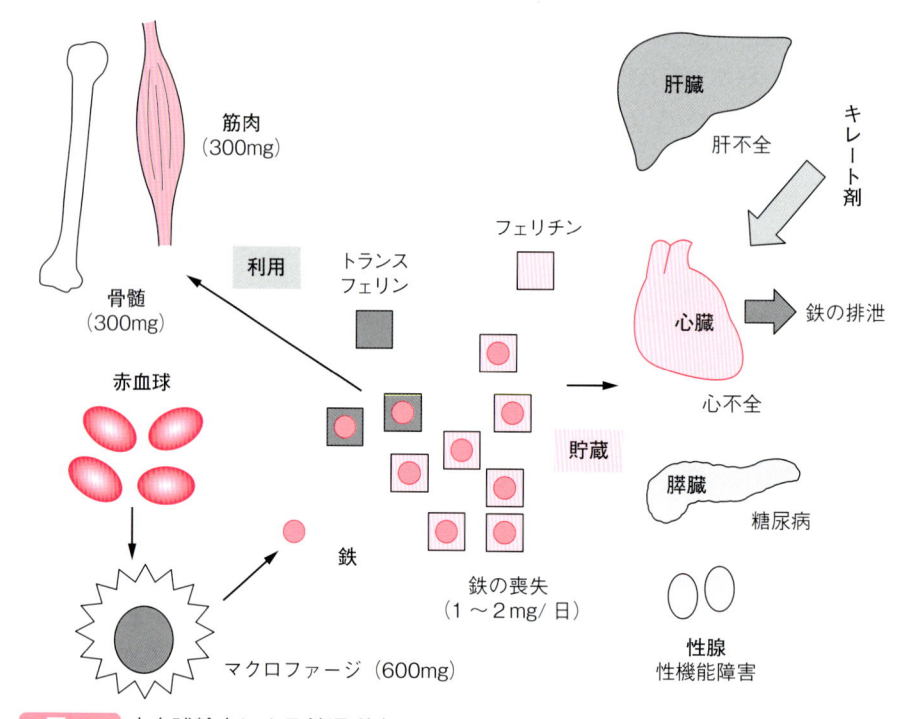

図11 赤血球輸血による鉄過剰症とその予防（再生不良性貧血. In:「難治性貧血の診療ガイド」編集委員会, 編. 難治性貧血の診療ガイド. 東京：南江堂; 2011. p.1-11[4]）

b．難治性貧血における鉄過剰症とその予防

　ヒトの体内に存在する鉄は約 5 g で，その 2/3 は赤血球のヘモグロビンに存在し，残りの 1/3 は肝臓や脾臓などに貯蔵されるか，筋肉のミオグロビンやヘム鉄として細胞内の酵素に含まれている．鉄は，1 日に約 1 mg が食物から吸収され，皮膚や消化管上皮が剥離して同量が失われるが，過剰な鉄を除去するメカニズムは存在しない．

　赤血球製剤に含まれる鉄の含有量は血液 1 mL あたり約 0.5 mg であり，1 単位の赤血球製剤には約 100 mg の鉄が含まれているため，赤血球濃厚液の頻回投与は鉄過剰症を引き起こす．輸血された赤血球は，寿命が尽きると網内系マクロファージに捕捉され処理される．鉄はトランスフェリンと結合して血液中に戻り，赤芽球に取り込まれてミトコンドリアにおいてヘム合成に利用される．処理される赤血球の量が増えると，多くの鉄が急激に血中へ放出され，トランスフェリンと結合できない鉄は，フェリチンと結合して肝臓，心臓，膵臓，性腺，脾臓に取り込まれて蓄積する．体内に蓄積した鉄は，これらの臓器においてフリーラジカルを産生し，肝硬変，心不全，糖尿病などの臓器障害をもたらす（図11）．

　血清フェリチン値が 2000 ng/mL を超えると，臓器障害を引き起こし生存期間に影響することが報告されている．輸血後鉄過剰症の治療として，鉄キレート療法が行われる．鉄キレート剤は，肝臓や心臓など体内に蓄積した過剰な鉄と結合してキレートを形成し，胆汁を介して糞便中に排泄させる．鉄キレート療法により，全身の鉄量を減らし，心不全などの致死的な臓器障害を予防することが可能である．近年，肝臓由来の抗菌物質として発見されたヘプシジンは，消化管における鉄の吸収およびマクロファージからの鉄の放出を抑制する作用をもつことが明

らかになり，臨床応用が期待されている[5]．

3 がん化学療法および造血幹細胞移植における輸血療法

　がん化学療法後や造血幹細胞移植において，骨髄の造血機能が高度に低下した場合，貧血に関してはHb値7g/dLを維持するように赤血球輸血を行う．血小板減少症に関しては，血小板数1万〜2万/μLを維持するように血小板輸血を行う．具体的には，1回10単位の血小板製剤を週に2〜3回投与する．血小板の消費が亢進する病態，すなわち発熱や感染症を併発した場合，および播種性血管内凝固症候群（DIC）を合併した場合には，1回の輸血単位数を15〜20単位に増やすことや，投与間隔を短縮するなどして対応する．コントロールが困難な鼻出血，消化管出血，出血性膀胱炎などの粘膜出血，および重篤な出血を呈した場合には，血小板数5万/μL以上を維持するように血小板輸血を行う．

　FFPの輸注が必要となるのは，DICによる出血を合併した場合に限られる．

　顆粒球減少による発熱性好中球減少症（febrile neutropenia）において，48〜60％の症例で不顕性感染を認め，好中球数100/μL以下では16〜20％の症例で菌血症を認めると報告されている．重症感染症を併発した場合には，抗菌剤，抗真菌剤，G-CSF製剤を投与するが，効果が認められない場合には顆粒球輸血を考慮する．

4 肝硬変におけるアルブミン製剤の輸注

　肝硬変は，びまん性に肝細胞の壊死と再生が起こり，結合組織が増殖して再生結節が形成されるために，肝機能低下および食道静脈瘤や脾腫などの門脈圧亢進症状をきたす．わが国における肝硬変の成因は，C型肝炎ウイルスが65％，B型肝炎ウイルスが15％，アルコール性が10％である．肝細胞障害により，肝臓で合成されるアルブミンなどの蛋白の産生が低下し，プロトロンビン時間も延長する．非代償性肝硬変は，黄疸，腹水，肝性脳症などの肝不全症状を呈するものをいう．

　アルブミン製剤の輸注に関して，肝硬変による低アルブミン血症のみでは適応とならない．非代償性肝硬変による高度の浮腫・腹水・胸水に対して，減塩食，水分制限，利尿剤の投与が第一選択であるが，治療抵抗性の難治性腹水の治療において，高張アルブミン製剤が使用される．特に，低アルブミン血症が高度（2.5g/dL以下）の症例では，高張アルブミン製剤と利尿剤を併用する．一過性の効果は期待できるが，漫然と繰り返してはならない．

　呼吸困難や強い腹部膨満感を伴う難治性腹水では，腹水穿刺排液が適応となる．大量（4L以上）に腹水の排液を行った場合には，循環血漿量の減少により腎障害，低ナトリウム血症，レニン・アルドステロンの上昇などの副作用が約30％に認められる．この副作用を回避する目的で，排液1Lあたり10gのアルブミン製剤の投与が有効であると報告されているが，患者の予後と死亡率において，アルブミン製剤の投与群と非投与群との間で有意差は認めない[6]．

　肝腎症候群は，肝硬変の末期，あるいは劇症肝炎などの急性肝不全において，急性腎不全を合併した場合をいう．急激に腎不全症状が進行するⅠ型と緩徐に進行するⅡ型に大別され，糸球体濾過率が低下し（血清クレアチニン値1.5mg/dL以上，あるいは24時間クレアチニンクリアランス値40mL/min以下），乏尿となる．原因として，腎皮質における細動脈が攣縮し，糸球体濾過が急激に低下するためと考えられている．多くの場合は不可逆的に進行し，死亡率は

90％以上であり，肝硬変末期における死因の1つである．Ⅰ型の肝腎症候群の治療として，強心剤とアルブミン製剤の投与が推奨されている．

非代償性肝硬変に合併する特発性細菌性腹膜炎は，予後不良な病態であり，起因菌のほとんどは *E. coli*，*Klebsiella* などの好気性グラム陰性菌である．治療として，第三世代セフェム系抗生物質またはペニシリン製剤が投与されるが，アルブミン製剤の併用により，肝腎症候群の発症と死亡率が低下するとされている[7]．

5 劇症肝炎における血漿交換療法

劇症肝炎は，急性肝炎の中で高度の肝細胞破壊が生じて急性肝不全を呈するもので，①発症後8週以内に，②肝性昏睡2度以上，③PT 40％以下を示すものである．肝性脳症が発症10日以内に発現する急性型とそれ以後に発現する亜急性型がある（図12）．

わが国では，年間約400例が発症すると推定され，救命率は30％前後で，予後はきわめて不良である．急性型と亜急性型に分けると，急性型の救命率は50％であるが，亜急性型では20％以下である．現時点で，肝移植以外の治療で，有意に救命率を高めるものはない．肝移植まで患者の病状を保つ場合や移植が行えない場合には，不可逆的な昏睡を進行させない目的で，血液（持続）濾過透析（hemodiafiltration）とFFPを用いた血漿交換療法（plasma exchange）が併用される（人工肝補助療法）．

血漿交換療法は，体内の有害な血漿を除去し，凝固因子などの血漿成分を補充する治療法である．血液（持続）濾過透析と組み合わせることにより，肝性昏睡起因物質（アンモニア，中分

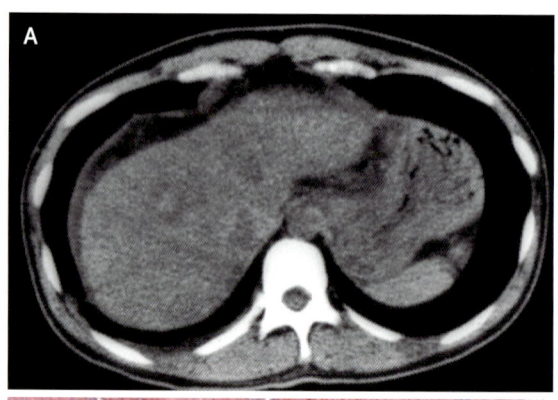

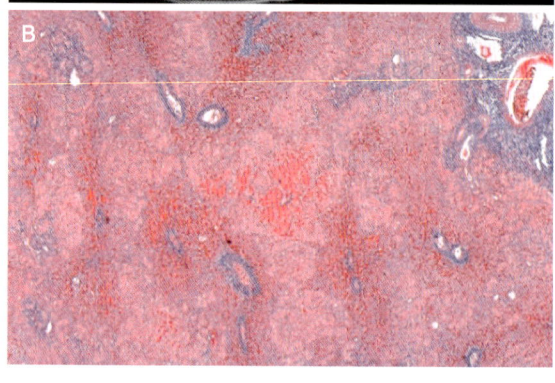

図12 劇症肝炎症例

30歳女性．黄疸と全身倦怠感で来院．CT（A）で著明な肝萎縮が，組織検査（B）で広範な出血を伴う肝障害が認められた．

子昏睡起因物質，グルタミン，エンドトキシン，過剰なサイトカイン）の除去，および肝臓において産生が低下している凝固因子とアルブミンの補充を目的とする．人工肝補助療法は，昏睡からの覚醒に優れており，肝性脳症の出現時，脳波の徐波傾向，PT 30％以下で開始する[8]．

血漿交換に使用する FFP は，0.8 単位/kg を目安とするが，PT 30％以上を保つように 40〜60 単位の FFP を使用する．血漿交換療法は 3〜6 日連日施行する．治療効果の判定は，昏睡からの覚醒および PT の改善で判断する．PT 50％以上に到達した場合はいったん治療を中止し，経過を観察する．PT 50％以上を持続する場合には，血漿交換療法からの離脱を検討する．

6 播種性血管内凝固症候群における輸血療法

播種性血管内凝固症候群（disseminated intravascular coagulation：DIC）は，敗血症，急性白血病，固形癌，外傷などの基礎疾患に起因して全身の凝固系が活性化し，細小血管内に微小血栓が多発する重篤な病態であり，出血症状と臓器症状を特徴とする（図13）．凝固系の活性化に伴い線溶系が活性化するため，血小板と凝固因子が低下する．DIC は病態により，無症候性 DIC，出血優位型 DIC，臓器障害優位型 DIC に分類される．臨床検査項目として，血小板数および凝固能検査（PT，APTT，フィブリノゲン，アンチトロンビン）の測定は必須である．

DIC の治療は，基礎疾患に対する治療を優先するが，抗凝固療法や抗線溶療法を併せて行う[9]．抗凝固剤として，出血優位型 DIC では合成プロテアーゼ阻害剤を，臓器障害優位型 DIC ではヘパリン/ヘパリン類などを使用する．

血小板減少症および凝固因子の欠乏により著明な出血症状をみとめる場合は，血小板製剤と FFP を投与する．

血小板輸血は，患者の臨床症状と血小板数を勘案して決定する．出血傾向のない患者では，原則として，血小板製剤の予防的投与は行わない．血小板輸血が適応となる場合は，①血小板数 5 万/μL 以下で観血的処置を行う場合，②血小板数 5 万/μL 以下で止血が困難な場合，③血小板数 2 万/μL 以下で出血の予防が必要な場合である．臓器障害優位型 DIC では，血小板輸血により，血栓形成が助長され症状の増悪をみることがあるので注意が必要である．慢性 DIC において，原則として，血小板輸血は避けるべきである．

DIC における FFP の予防的投与の有用性は示されていない．FFP の投与が適応となる場合

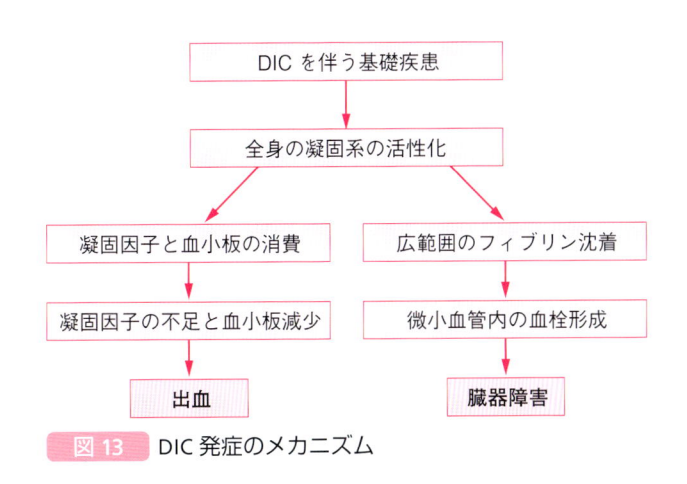

図 13 DIC 発症のメカニズム

は，① PT INR 2.0 以上あるいは PT 活性 30％以下，② APTT が基準値上限の 2 倍以上あるいは APTT 活性 25％以下，③ フィブリノゲン値 100 mg/dL 以下で，出血傾向がみとめられる場合あるいは観血的処置を必要とする場合である．循環過負荷に注意しながら，FFP 10〜20 mL/kg を急速に投与する．

アンチトロンビンは，トロンビン，第Xa因子，第XIa因子活性を抑制して抗凝固能を示す生理的なプロテアーゼ阻害剤である．アンチトロンビン値が 70％以下の場合には，アンチトロンビン製剤の投与を行う．

トロンボモデュリンは，トロンビンと特異的に結合して抗トロンビン作用を発揮するだけではなく，トロンビン-トロンボモデュリン複合体は，凝固阻止因子であるプロテイン C を活性化して凝固促進因子である第Ⅴa因子と第Ⅷa因子を分解し，最終的にトロンビンの生成を抑制することで凝固系反応を阻害する．遺伝子組換え型トロンボモデュリン製剤は，DIC の治療薬としてヘパリンよりも有用であり，出血の副作用も少ない．また，わが国では保険適応はないが，欧米では活性化プロテイン C 製剤やフィブリノゲン製剤が DIC の治療に用いられている．

7 血栓性血小板減少性紫斑病および溶血性尿毒症症候群における輸血療法

血栓性血小板減少性紫斑病（thrombotic thrombocytopenic purpura：TTP）および溶血性尿毒症症候群（hemolytic uremic syndrome：HUS）は，細小動脈において血小板が凝集し血栓を形成することにより，血小板減少症と溶血性貧血をきたす致死率が高い病態である．脳・腎臓・冠状動脈などの細小動脈が血小板血栓で閉塞し，発熱，貧血，出血，神経精神症状，腎障害などの臓器症状を呈する．成人に多く発症し神経症状を伴うものを TTP，小児に多く発症し腎機能障害を伴うものを HUS として区別されてきたが，両者の病理学的な発症メカニズムは共通しており，血栓性微小血管障害症（thrombotic microangiopathy）とよばれる（図 14）．

血漿中の von Willebrand 因子（vWF）は，肝臓由来の酵素である ADAMTS13 により分解されるので，正常な状態では，微小血管において血小板血栓の形成は起こらない．しかし，ADAMTS13 が先天的に欠損している場合（先天性 TTP: Upshaw-Schulman 症候群）や ADAMTS13 に対する自己抗体（インヒビター）が産生された場合（後天性 TTP）には，分子量が非常に大きい vWF マルチマーが血中に蓄積することで，微小血管内において，血栓が大量に形成される[10]．

先天性 TTP は常染色体劣性遺伝形式をとり，第 9 番染色体上にある ADAMTS13 遺伝子の変異により起こる．Upshaw-Schulman 症候群は，生後間もなく，重症黄疸と血小板減少症で発症する重症型をいう．続発性 TTP は，自己免疫性血管炎，病原大腸菌 O157 が産生する毒素ベロトキシン，抗がん剤などによる血管内皮細胞傷害などにより起こる．

TTP の治療は，FFP による ADAMTS13 酵素の補充が基本である．先天性 TTP では，2 週間ごとに FFP 5〜10 mL/kg を輸注し，血栓形成を予防する．後天性 TTP に対しては，ADAMTS13 酵素の補充とインヒビターの除去を目的として血漿交換療法を行う．標準的な血漿交換療法は，緩解に至るまでの連日，患者の血漿量の 1〜1.5 倍を FFP により置換する．副腎皮質ステロイド剤を併用することにより相加的効果を示すとされる．近年，TTP の治療として，抗 CD20 キメラ抗体の有用性が示された．

図14 TTP 発症のメカニズム

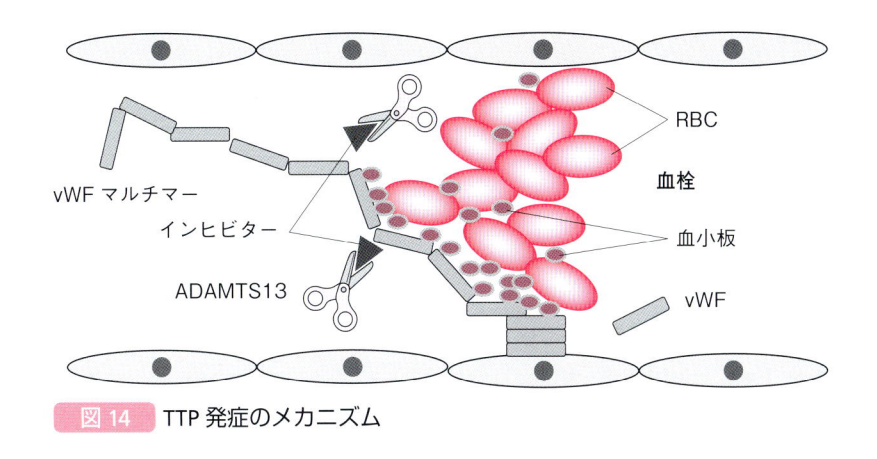

　TTP に伴う血小板減少症に対して，血小板輸血は禁忌である．血小板輸血により血栓形成が亢進し，さらに症状が急速に増悪する（火に油をそそぐ）からである．血小板輸血が必要な場合には，血漿交換療法を行った後に実施するのが原則である．

8 血友病における凝固因子の輸注

　4章-6．血漿分画製剤を参照．

9 消化管出血に対する輸血療法

　消化性潰瘍からの活動性出血および食道静脈瘤の破裂では，急激に失血することで出血性ショックに至る．外科的輸血療法に準じて，速やかに輸血を開始し，内視鏡的に止血することが必要である．

■ 文献

1) Klein HG, Spahn DR, Carson JL. Red blood cell transfusion in clinical practice. Lancet. 2007; 370: 415-26.
2) 半田　誠．血液製剤の適応と使用法　血小板製剤．血栓止血誌．2009; 20: 495-7.
3) 澤田賢一．初診で貧血を見た場合．日内誌．2006; 95: 1994-9.
4) 再生不良性貧血．In:「難治性貧血の診療ガイド」編集委員会，編．難治性貧血の診療ガイド．東京: 南江堂; 2011. p.1-11.
5) 小澤敬也．輸血後鉄過剰症の診療ガイド．厚生労働科学研究費補助金難治性疾患克服研究事業 特発性造血障害に関する調査研究（平成20年）．
http://www.jichi.ac.jp/zoketsushogaihan/tetsufinal.pdf
6) Runyon BA; AASLD Practice Guidelines Committee. Management of adult patients with ascites due to cirrhosis: an update. Hepatology. 2009; 49: 2087-107.
7) Sanyal AJ, Boyer T, Garsia-Tsao G, et al. A randomized, prospective, double-blind, placebo-controlled trial of terlipressin for type 1 hepatorenal syndrome. Gastroenterology. 2008; 134: 1360-8.
8) Yoshiba M, Inoue K, Sekiyama K, et al. Favorable effect of new artificial liver support on survival of patients with fulminant hepatic failure. Artif Organs. 1996; 20: 1169-72.
9) Levi M, Toh CH, Thachil J, et al. Guidelines for the diagnosis and management of disseminated intravascular coagulation. Br J Haematol. 2009; 145: 24-33.
10) 藤村吉博．TTP の診断と治療．血栓止血誌．2008; 19: 358-62.

【安村　敏，大坂顯通】

4 外科的輸血療法（手術と輸血）

　手術中のみならず，術前あるいは術後に輸血が必要になる機会は多い．輸血は単に出血量や，あるいはヘモグロビン値や血小板数，プロトロンビン時間（PT）や活性化部分トロンボプラスチン時間（APTT）といったデータのみに依存して行われるものではない．患者の持つ重要臓器疾患や予備能，推定出血量や予測される今後の出血量といったものまでを考慮した総合的な判断が必要である．輸血は単に量だけの問題ではなく，成分輸血の組み合わせや，投与のタイミングも重要である．輸血の副作用や危険性などのリスクを強く意識するあまり，必要な輸血を行わないリスクについても考慮しなければならない（図15）．

　そこで，本稿では平成24年3月に改訂された厚生労働省の「血液製剤の使用指針」（改訂版）を参考にしながら，術前準備から術中輸血を中心に述べる[1]．

A　術前輸血準備

　外科的輸血の判断は，術前，術中，そして術後の要因を総合的に考えて行う．術前の輸血準備は外科医が実施する場合が多いが，成分輸血の原則を踏まえて準備をする必要がある．

1　赤血球製剤

　過去においては，ヘモグロビン値10 g/dL あるいはヘマトクリット値30％以下の場合には，

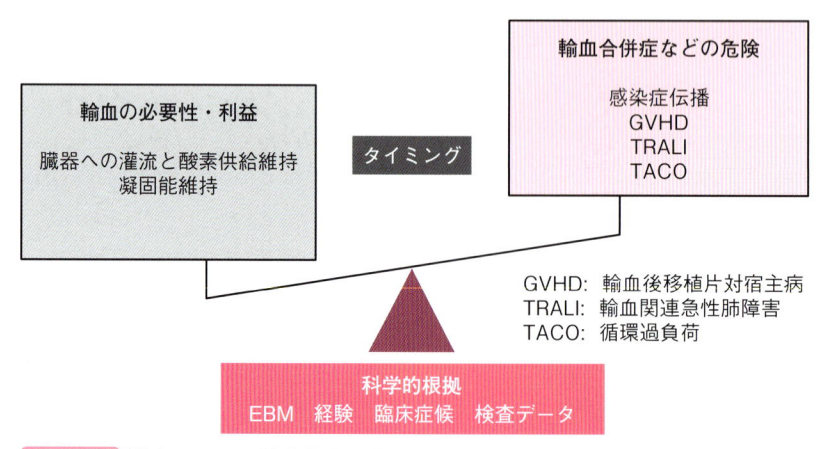

図15　輸血に関する基本的考え方
輸血の必要性や輸血により患者が得る利益と，輸血に伴う危険（リスク）のバランスを考えて輸血の判断をする．科学的根拠や臨床症候，経験，検査データなどを参考にする．輸血のタイミングも重要である．

GVHD：輸血後移植片対宿主病
TRALI：輸血関連急性肺障害
TACO：循環過負荷

患者の状態
貧血，凝固障害など

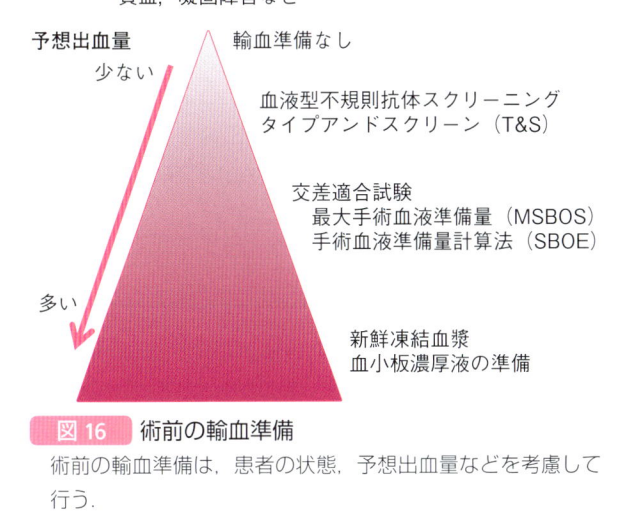

予想出血量
少ない

輸血準備なし

血液型不規則抗体スクリーニング
タイプアンドスクリーン（T&S）

交差適合試験
最大手術血液準備量（MSBOS）
手術血液準備量計算法（SBOE）

多い

新鮮凍結血漿
血小板濃厚液の準備

図 16 術前の輸血準備
術前の輸血準備は，患者の状態，予想出血量などを考慮して行う．

輸血をすることが慣行的に行われていたが，現在はそのような「10/30 ルール」は科学的根拠がないものとされ用いられなくなった（図 16）．

術前の輸血準備は，最大手術血液準備量（maximum surgical blood order schedule：MSBOS）や，手術血液準備量計算法（surgical blood order equation：SBOE）を用いられることが推奨されている．MSBOS はその施設における術式別の輸血量（T）と準備血液量（C）に基づき，両者の比（C/T）を 1.5 倍以下にするように交差適合試験を行って血液を準備する方法である．SBOE は，術式別の平均出血量と患者の術前ヘモグロビン値，輸血開始トリガーを 7〜8 g/dL から患者固有の準備血液量を決める方法である．患者の全身状態が許容しうる血液喪失量（出血予備量）と，術中出血量の差から準備血液量を計算する．術式別の平均的な出血量から出血予備量を減じ，単位数に換算する．その結果，マイナスあるいは 0.5 以下であれば，タイプアンドスクリーン（type and screen：T＆S）の対象とし，0.5 より大きければ四捨五入して整数単位を準備する方式である．

また，出血量が少なく輸血をする可能性が低い手術では，T＆S が広く行われるようになってきている．受血者の ABO 血液型，Rho(D) 抗原および，臨床的に意義のある不規則抗体の有無をあらかじめ検査し，Rho(D) 陽性で不規則抗体が陰性の場合は事前に交差適合試験を行わない．緊急に輸血用血液が必要になった場合には，輸血用血液のオモテ検査により ABO 同型血であることを確認，あるいは生理食塩液法（迅速法，室温）による主試験が適合の血液を輸血する．あらかじめオモテ検査により確認されている血液製剤の血液型と患者の血液型とをコンピュータクロスマッチして輸血を行う．

2 新鮮凍結血漿

新鮮凍結血漿の主たる適応は，複合型凝固障害による出血傾向である．術前に新鮮凍結血漿が必要となるのは，術前から PT や APTT の延長があり，侵襲的な手技が予定されている場合である．ワルファリンを服用している患者の緊急手術でワルファリン効果が持続し，PT-INR

が大きく延長している場合には，新鮮凍結血漿の準備が必要になることがある．

　凝固因子活性が正常の30～40％存在すれば，十分な止血能が期待できる．通常は循環血液量以上の出血があり，輸液や赤血球製剤の投与が行われて循環血液量が正常化するまでは，希釈性凝固障害は起きない．したがって，新鮮凍結血漿の準備は，術前に凝固障害が存在しない患者においては，循環血液量以上の出血が予想される手術で準備が必要になる．しかし，術前から高度の肝機能障害があり凝固因子産生が低下しているような場合や，緊急手術で術前までワルファリン投与が行われていた症例では，循環血液量以上の出血が予想されない場合であっても新鮮凍結血漿の準備が必要であろう．

3　血小板濃厚液

　血小板濃厚液の使用量は増加している．①成分輸血製剤として高単位製剤が多く用いられていることや，②血小板数が容易に緊急検査できること，③抗血小板剤を服用している患者が増加していることなどが関係していると考えられる．

　術前から一般手術では血小板数が5万/μLに満たない場合や，脳外科手術などで7万/μL未満に満たない場合には，血小板濃厚液が準備されることが多い．また，術前の血小板数が正常下限に近く，周術期に大量出血が予想される場合や人工心肺を使用する複雑な心臓手術が予定されている場合，血小板数が正常であっても術前まで抗血小板剤を服用している患者が侵襲の大きな手術を受ける場合などには血小板濃厚液を準備することが多い．

4　術前輸血準備に関係する問題

　赤血球製剤の術前準備は，MSBOSやSBOEなどに基づき適正に行われる場合が多い．しかし，新鮮凍結血漿の場合は，肝機能が不良である，出血量が多くなりそうである，栄養補給，蛋白質濃度上昇などといった誤った理由で準備されることも多い．新鮮凍結血漿の適応は，複合型凝固障害による出血傾向の是正が主たるものである．過去の慣習に基づいた新鮮凍結血漿の術前準備は避けなければならない．赤血球濃厚液を10単位以上準備する場合には，新鮮凍結血漿の準備が必要となることが多い．

　血小板濃厚液による血小板減少症の治療の適応は，一般手術の場合5万/μLである．術前血小板数が多ければ，循環血液量以上の出血がなければ，そこまで血小板数が減少することは少ない．赤血球濃厚液を10～15単位以上の準備が必要な場合や，術前より血小板減少症が存在する場合に，血小板濃厚液の準備が必要となる．

　輸血は貧血により起こる酸素運搬能の低下による心筋虚血や脳虚血といった問題や，凝固因子減少や血小板減少症などによる出血傾向の是正のために行うべきものである．術前準備においても，体格や年齢，併存疾患，造血能，稀な血液型などの患者の状態，予定術式と予想される出血量，ヘモグロビン値や血小板数，PTやAPTTといった検査所見に基づいて行うことが原則である．漫然と輸血準備を行うことは，輸血部の業務の負担になるだけでなく，必要な輸血用血液を他の患者に使用できないといった問題を起こす可能性もある．

　術前の的確な輸血準備のためにも，輸血療法委員会が正しく機能することが重要である．

B 術中輸血

1 輸血・輸液計画

　術前から，周術期の輸血・輸液療法について立案しておくことが重要である．手術のどの時点で，出血量がこれくらいで，ヘモグロビン値がこれくらいなら輸血をするといったことについて，麻酔科医と外科医の間でコンセンサスを得ておくことも重要である．術式や，手術の進行に伴って起こる出血の速度や量，さらに術後のドレーンからの出血量などについて理解しておくことは重要である．過剰な輸血も問題であるが，輸血オーダーの遅れや，必要な輸血を行わないことにも問題があることをよく認識しておく．

　図17に示したLundsgaard-Hansenの修正ノモグラムは出血に伴う血液成分の変化や，輸液・輸血の方針について理解するのに役立つ．この図は，循環血液量の20％の出血量があれば，ヘマトクリット値が45％から25％にまで低下し，50％の出血があれば第V・第Ⅶ因子が止血には不十分なレベルである35％まで低下し，循環血液量の150％の出血があれば，血小板数が5万/μLにまで低下することを示している．しかし，術中の出血はしばしば急速であり，必ずしもこのようなノモグラムに従って行えるものではない．後述するように輸血準備にかかる時間も考慮して判断をする必要がある．

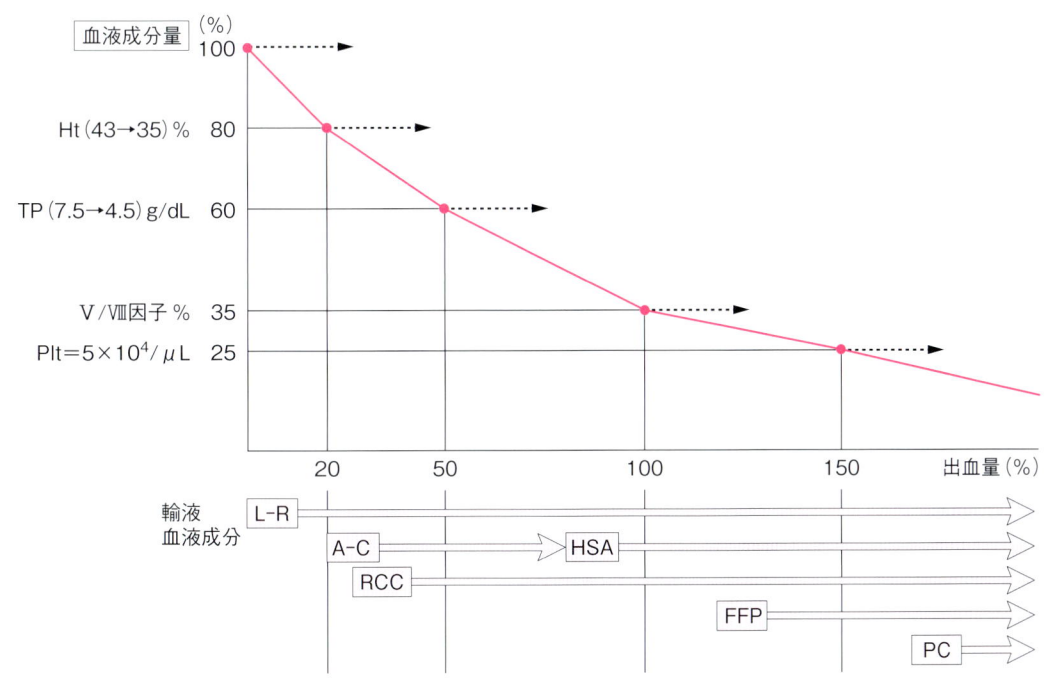

図17 Lundsgaard-Hansenの修正ノモグラム（厚生労働省医薬食品局血液対策課．血液製剤の使用指針．改定版．2012[1]）

L-R：細胞外液補充液（乳酸リンゲル液，酢酸リンゲル液など），RCC：赤血球濃厚液またはMAP加赤血球濃厚液，A-C：人口膠質液，HSA：等張アルブミン（5％人血清アルブミン，人加熱血漿蛋白），FFP：新鮮凍結血漿，PC：血小板濃厚液．

急速輸血をするためには，十分に太い静脈路の確保も重要である．また，輸血製剤を加温するための効率のよい輸液・輸血加温器の準備も必要である．

2 輸血までにかかる時間の把握

輸血は輸液と異なり，必要だからといってすぐにできるわけではない．手術，特に輸血を必要とするような手術においては，術前の血算や凝固検査，術前輸血の成分ごとの準備量について把握しておく．また，大出血が予想されるような手術においては，院内準備血の在庫状況などについても把握しておく必要がある．危機的出血（2章-5参照）においては，血液センターからの搬送時間などについても把握しておく必要がある．

一般的に患者の術前および術中の状態，手術の進行状況，それまでの出血量および今後予想される出血量のほか，術中の血算などの結果に基づいて行う．採血して血算を行い，そのデータが戻ってくるまでの時間，輸血製剤をオーダーしてから実際に輸血製剤が手術室にまで運ばれ，チェックを済ませる時間などを考慮に入れておく必要がある．赤血球製剤の場合には，交差適合試験まで済ませてあれば早ければ分の単位で輸血用血液を入手できる．T＆Sの場合でも，15分程度あれば準備が可能なはずである．

しかし，輸血製剤を血液センターから取り寄せたり，さらに交差適合試験を行い，放射線照射を行わなければならないとなると，さらに多くの時間が必要となる．私たちが行った厚生労働省班研究では，血液センターからの搬送が30分以内に行われたのは50％程度の施設のみであった[2]．交差適合試験にも20〜40分程度はかかる．このような時間についても考慮しておかないと，輸血の遅れにつながり患者の命を脅かすことになりかねない．

3 術中輸血開始のトリガーと投与量

術中に比較的短時間のうちに起こる出血に対しては，循環血液量に対する出血量の割合や，血行動態，患者のもつ重要臓器疾患，血算や凝固系検査値などに応じて，輸液や輸血を行う．

a. 輸液と赤血球輸血

循環血液量は体重を基に成人では70 mL/kg，小児では80 mL/kgで簡易的に計算する．全身状態が良好な患者において，循環血液量の20％程度までの出血に対しては，細胞外液系輸液剤を投与する．細胞外液系輸液剤は，血管内および血管外細胞外スペースに，生理的な場合と同様に1：3で分布する．したがって，細胞外液系輸液剤は出血量の3〜4倍投与する必要がある．細胞外輸液剤の血管内半減期は1時間にも満たないといわれている．

出血量が循環血液量の20％を超えるような場合や，ヘモグロビン値がトリガーである6〜8 g/dLとなった場合には赤血球輸血が必要となることがほとんどである（図18）．赤血球濃厚液によるヘモグロビン値の改善は，赤血球濃厚液中のヘモグロビン量と循環血液（成人では70 mL/kg）から計算する．体重が50 kg（循環血液量 35dL）の患者に，ヘモグロビン値19 g/dLの血液製剤を2単位（400 mL由来，容量は約280 mLであるためヘモグロビン量は約53 g）により，ヘモグロビン値は約1.5 g/dL上昇する．虚血性心疾患患者が非心臓手術を受ける場合，ヘマトクリット値が28％未満では心筋虚血の頻度が上昇すると報告されている[3]．このような場合にはヘモグロビン値10 g/dL程度にするよう輸血を行う必要があるであろう．

図 18 輸血トリガー

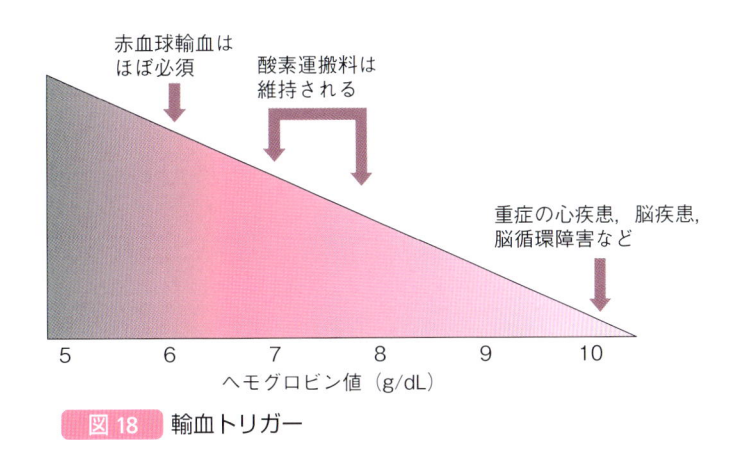

　出血量が 20～50％ となった場合には，細胞外液系輸液剤に加え，人工膠質液を投与する．実際には，出血量が循環血液量の 10％ 程度になったところで，人工膠質液を投与することも多い．ただし，最近は従来のように細胞外液輸液剤を大量に用いた場合，腸管浮腫などによる腸管機能の低下，腸管バリアの障害による細菌の translocation が起こるために，患者予後が不良になるという報告がある[4]．人工膠質液は細胞外液系輸液剤よりも血管内に残存し，循環血液量をより長く効率的に維持する．ヒドロキシエチルデンプン（HES）は出血量に対して 1：1 の割合で投与する．HES は，出血傾向の出現や腎機能低下などの副作用があるとされ，従来は 20 mL/kg が上限とされていたが，近年は必要に応じて，より大量の HES を投与しても臨床的には問題がないとされている．本邦にはない中分子量製剤であるが，HES 130/4.2 は，乳酸リンゲル液と比較して，重症敗血症患者の死亡率が高くなることが報告されている[5]．

　術前から低アルブミン血症がある症例では，5％ 人血清アルブミンや加熱人血漿蛋白（plasma protein fraction：PPF）などの等張アルブミン製剤が必要となる場合がある．一般的には，この程度の出血に対して，等張アルブミン製剤が必要となることは少ない．

　出血量が多くなり，ヘモグロビン値が 7～8 g/dL となった場合には，赤血球輸血が必要となる．通常は循環血液量の 20％ 以上となると，ヘモグロビン値はこの程度のレベル近くまでに低下する．

　出血量が 50～100％ となった場合には，細胞外液系輸液剤，人工膠質液に加え，等張アルブミン製剤の投与を考慮する．アルブミン製剤の投与に関しては，重症頭部外傷では患者の予後を悪化させる[6]，あるいは生理食塩液と比較して生存率に差がない[7]といった報告もあるので注意する．

b．新鮮凍結血漿

　循環血液量を超えるような出血が 24 時間以内に起きた場合や，100 mL/分以上の速度の急速出血が起こり急速輸液を行ったり，赤血球濃厚液を投与した場合には，希釈性凝固因子不足が起こることがあるので，新鮮凍結血漿の投与を行う[8]．新鮮凍結血漿を投与する前に，PT，APTT，フィブリノゲン値などを測定する．すぐに検査値が得られない場合には，出血量や患者の状態に基づいて血小板濃厚液を投与するが，そのような場合であっても，検査のための採

血は後の検証のために行っておくべきである．

　循環血液量の50％程度の出血でもフィブリノゲン値は止血困難なレベルにまで低下することがあるので注意する[9]．

　出血傾向が認められ，PTの活性が30％以下，INRが2.0以上，あるいはAPTTが施設の基準値上限の2倍以上，あるいは活性が25％以下の場合，フィブリノゲン値が100 mg/dL未満の場合には，新鮮凍結血漿を投与する．フィブリノゲン値の低下は，PTやAPTTに反映されにくいので注意が必要である．

　凝固因子の血中レベルを約20～30％上昇させるために，新鮮凍結血漿は8～12 mL/kg投与する．最近は高単位製剤が多く使用されており，5～10単位を投与することが多い．

c．血小板輸血

　血小板数が5万/μL未満の場合には，血小板輸血の適応がある（図19）．脳神経外科手術など止血困難な術式では，血小板数を7万/μL以上に保つことが望ましい．人工心肺を使用する心臓血管手術では術中・術後を通して血小板数が3万/μL未満の場合に血小板輸血の適応となる．人工心肺離脱後のプロタミン投与後の状況に応じて血小板数5万/μL程度を目途に血小板輸血を考慮する．複雑な心大血管手術で長時間（3時間以上）の人工心肺使用例，再手術などで広範な癒着剝離を要する例，および慢性の腎臓や肝臓の疾患で出血傾向が存在する場合には，血小板減少あるいは止血困難な出血（oozingなど）をみることがあり，凝固因子の欠乏を伴わず，このような病態を呈する場合には，血小板数が5万～10万/μLになるように血小板輸血を行う．2012年3月に改訂された厚生労働省の「血液製剤の使用指針」では，ヘパリン起因性血小板減少症（heparin induced thrombocytopenia：HIT）が強く疑われるもしくは確定診断された患者において，明らかな出血傾向がない場合には予防的血小板輸血は避けるべきであるとされている．

　術前の血小板数が正常であっても，出血量が循環血液量を超えた場合には血小板数は5万/μL未満となることが多い．2章-5で述べる出血速度が100 mL/minを超えるような危機的出血の場合には，血小板輸血が必要になることが多い．

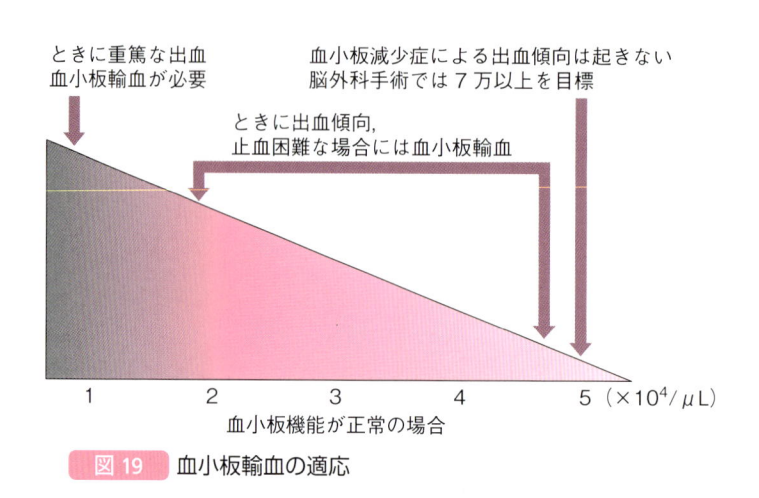

図19　血小板輸血の適応

体重70kgの人に血小板濃厚液10単位を投与すると，血小板数は2.7万/μL程度上昇する．活動性出血がある場合には，血小板数5万/μL以上を目標に血小板輸血を行う．

4 自己血輸血

周術期の出血量が多くなることが予測される症例や，稀な血液型では自己血貯血が行われる．全血製剤として貯血する場合のほか，採血後に赤血球濃厚液と新鮮凍結血漿とに分離して保存する場合もある．冷凍赤血球の場合には，解凍して使用する．冷凍赤血球は長期間保存できるという利点があるが，解凍後は12時間以内に投与する必要がある．

手術時に自己血採血を行いながら，十分量の輸液を行って循環血液量を保ちながら行う希釈式自己血輸血が行われる場合がある．この場合には凝固因子や血小板数も維持された血液を返血できることが利点である．

心臓血管手術や整形外科手術では術野からの出血の回収を行い，生理食塩液で希釈後に赤血球浮遊液として輸血を行う回収式自己血輸血がしばしば行われる．手術部位の感染症や，悪性腫瘍手術では敗血症を起こしたり，悪性腫瘍の転移を起こす可能性があるため，自己血回収は禁忌となる．エホバの証人など宗教的輸血拒否患者でも，回収式自己血は使用できる場合がある．

5 輸血用血液製剤の照合

不適合輸血防止は外科的輸血においても重要である．特に緊急輸血の際にはことさら注意が必要である．輸血用血液は看護師と麻酔科医で伝票と血液製剤を読み合わせながら照合を行う．コンピュータを用いた照合も有用であることが示されている[10]．

6 低体温の防止

術中の低体温の害について認識されるようになってきた．血管手術患者では，術中の低体温により術後心筋虚血が起こりやすいと報告されている[11]．術中の低体温により術後感染症の頻度が上昇することも報告されている[12]．また，軽度の低体温であっても，術中出血量が増加す

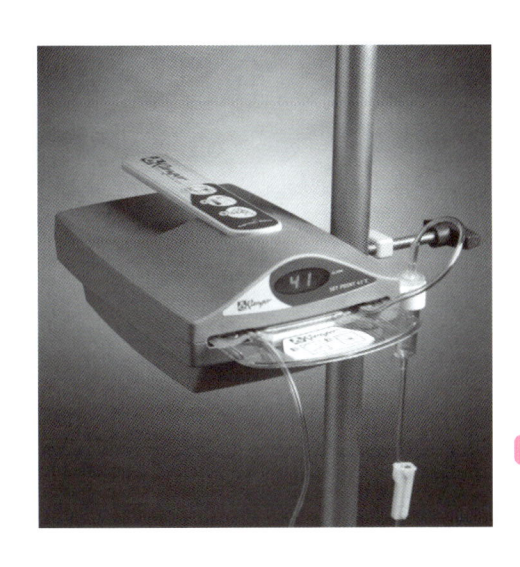

図20 レンジャー™（日本光電株式会社の提供による）
効率よく輸液製剤や輸血用血液の加温ができる．

ると報告されている[13]．そのため，術中の輸液や輸血にあたっては，十分な輸液製剤や輸血用血液の加温が必要である．

特に輸血が必要な症例ではコイル型の加温器や，ホットラインやレンジャー™のような効率のよい加温器（図20）を使用する必要がある．輸液・輸血中の製剤の温度低下を少なくするために，これらの加温器から静脈路刺入部までの輸液回路はできるだけ短くしておくようにする．

C 術中輸血の難しさ

術中の輸血療法の難しさは，出血量推定が難しいことや，検査値がすぐに入手できないこと，輸血準備がすぐには整わないことなどが関係する．

経尿道的前立腺切除術のように大量の灌流液を用いるために出血量の推定が困難な場合や，外傷のように手術室に到着するまでにすでに出血しており出血量の推定が困難な場合，内臓破裂や子宮破裂，常位胎盤早期剥離などのように体腔内や組織内への出血があり，出血量の推定が困難な場合がある．ときには急速出血が続くために，血液を含んだガーゼの重量測定や吸引出血量の測定が間に合わないような場合がある．出血は進行することがあり，それまでの出血量が把握できても，今後起こるであろう出血量の推測は難しい場合がある．

採血や検査値の入手に時間がかかる場合がある．検査値が，そのときの患者の状態を十分に反映していないこともある．たとえば，出血直後で，十分な輸液が行われていない時点では，血算などはあまり変化していない．

輸血オーダーから輸血までの時間がかかることがある．前述したように，血液センターからの搬送時間，院内での検査時間，搬送時間などを考慮する必要がある．輸血準備ができたときには，出血が制御できている場合もある．このような時間的ラグがあるため，術中輸血は難しいものとなっている．

むすび

外科的輸血においては，患者の体格や病態，術式とそれに伴う平均的出血量などに応じて輸血準備を行う．赤血球製剤は推定される輸血量に基づき，T＆Sあるいは交差適合血を準備する．術前貯血式自己血輸血や術中回収式自己血輸血，希釈式自己血輸血についても考慮する．術前から凝固因子欠乏や血小板減少症，血小板機能異常があり術中に出血が問題となる症例や，大量出血が予想される場合には，新鮮凍結血漿や血小板濃厚液の準備を行う．術中の出血に対しては，患者に特異的な病態や，血算や凝固検査，バイタルサインなどを参考に輸血の判断を行う．輸血合併症とその重症度・頻度について認識すると同時に，輸血の遅れによる有害な事象についてもよく理解しておく必要がある．

■ 文献

1) 厚生労働省医薬食品局血液対策課．血液製剤の使用指針．改定版．薬食発第0306第4号．2012年3月6日．
2) 紀野修一，半田 誠，稲田英一，他．輸血部門における危機的出血への対応に関するアンケート調査結果．日本輸血細胞治療学会誌．2009; 55: 624-32.
3) Hogue CW Jr, Goodnough LT, Monke TG. Perioperative myocardial ischemic episodes are related to

hematocrit level in patients undergoing radical prostatectomy. Transfusion. 1998; 38: 924-31.
4) Kimberger O, Arnberger M, Brandt S, et al. Goal-directed colloid administration improves the microcirculation of healthy and perianastomotic colon. Anesthesiology. 2009; 110: 496-504.
5) Permer A, Haase N, Guttormsen AB, et al. Hydroxyethyl starch 130/0.42 versus Ringer's acetate in severe sepsis. N Engl J Med. 2012; 367: 124-34; Erratum in N Engl J Med. 2012; 367: 484.
6) The SAFE Study Investigators. Saline or albumin for fluid resuscitation in patients with traumatic brain injury. N Engl J Med. 2007; 357: 874-84.
7) The SAFE Study Investigators. A comparison of albumin and saline for fluid resuscitation in the intensive care unit. N Engl J Med. 2004; 350: 2247-56.
8) Murray DJ, Pennell BJ, Weinstein SL, et al. Packed red cells in acute blood loss: dilutional coagulopathy as a cause of surgical bleeding. Anesth Analg. 1995; 80: 336-42.
9) Spahn DR, Rossaint R. Coagulopathy and blood component transfusion in trauma. Br J Anaesth. 2005; 95: 322-31.
10) Ohsaka A, Abe K, Ohsawa T, et al. A computer-assisted transfusion management system and changed transfusion practices contribute to appropriate management of blood components. Transfusion. 2008; 48: 1730-8.
11) Frank SM, Beattie C, Christopherson R, et al. Unintentional hypothermia is associated with postoperative myocardial ischemia. The Perioperative Ischemia Randomized Anesthesia Trial Study Group. Anesthesiology. 1993; 78: 468-76.
12) Kurz A, Sessler D, Lenhardt R. Perioperative normothermia to reduce the incidence of surgical-wound infection and shorten hospitalization. N Engl J Med. 1996; 334: 1209-15.
13) Schmied H, Kurz A, Sessler DI, et al. Mild hypothermia increases blood loss and transfusion requirements during total hip arthroplasty. Lancet. 1996; 347: 289-92.

【稲田英一】

5 緊急時の輸血（危機的大量出血に対する輸血）

　手術や救急においては，しばしば予想を超える出血量や出血速度のために，緊急的に輸血が行われる場合が多い．血算や凝固検査結果に基づいて行うのが輸血療法の基本であるが，緊急輸血は出血量や出血速度，バイタルサインの変化などに基づいて行われることがしばしばある．また，危機的出血においては，手術室や救急室などの臨床現場と，輸血部，検査部，さらには血液センターまでが一体となった対応が必要となる．

A 危機的出血の発生状況

　出血量がある程度多くなると予測される手術では，術前に輸血準備が行われる．麻酔管理において緊急に輸血が必要な状況は，①待機手術において予測出血量を上回った場合や，準備血以上の出血があった場合，および，②緊急手術で術前および術中の出血量が多い場合に分けられる．

　緊急輸血でも特に問題となるのは，生命の維持を危うくするような急速出血や大量出血である．大量出血は，通常24時間以内に循環血液量相当以上の出血があった場合と定義されるが，そのほかに手術中に問題となるのは急速な出血が短時間に起こる場合である．交感神経系の緊張やレニン-アンジオテンシン-アルドステロン系の賦活といった生体の代償反応や，止血操作，輸液・輸血，昇圧剤投与などではもはや血行動態を維持できなくなることがある．低心拍出量，低血圧，心臓・肝臓・腎臓などの重要臓器の低灌流による臓器機能不全による低心拍出量の進行，出血傾向による出血量の増加といった悪循環が発生するために，心停止が起こりうる．このような，出血に関連して心停止や心停止を覚悟したり，重要な臓器障害を起こす可能性がある病態を危機的出血と考えることができる．

　日本麻酔科学会は毎年，麻酔科認定病院を対象に「麻酔関連偶発症例調査」を実施しているが，死亡例の多くが上記のような危機的出血に関連していた[1]．外傷や大動脈破裂，産科出血などによる出血性ショックの状態で手術室に患者が到着する場合がある．大血管や主要動静脈・静脈叢の損傷などにより術中に危機的出血が起こる場合がある．術前合併症としての出血性ショックの42.6％，術中の大出血の46.7％では，最大出血速度は4 mL/kg/min以上に達していたと報告されている．体重が60 kgであれば，4 mL/kg/minの出血は，240 mL/minの出血量に相当する．このような出血が10分間継続すれば，出血量は2400 mL，循環血液量の57％にも達する．このような急速出血が起きた場合，複数の太い静脈路から輸液や輸血をしても循環血液量が維持できないことは容易に想像できるであろう．

B　緊急輸血に関する指針やガイドライン

　2005年に策定された厚生労働省の「血液製剤の使用指針」（改定版）において，危機的出血時の輸血療法に対する記載は比較的簡略である[2]．危機的出血の発生状況や，「血液製剤の使用指針」の内容を補うために，日本麻酔科学会と日本輸血・細胞治療学会が2007年に合同で作成した「危機的出血への対応ガイドライン」を作成した．さらに，2010年には上記2学会に加え，日本産科婦人科学会，日本産婦人科医会，日本周産期・新生児学会が合同で「産科危機的出血への対応ガイドライン」を作成した．

　このガイドライン作成後に私たちが厚生労働科学研究補助金によって行った班研究（H19-医薬-一般-031）においても，術中に5000 mL以上の出血があった場合には，死亡率は15.6％であり，脳障害など永久的後遺症を残した症例を含めた予後不良発生率は28.3％に上った[3]．一時的にしろ，輸血不足と判断された症例は17〜28％程度存在した．

　そこで，本項では周術期における緊急輸血について，「危機的出血への対応ガイドライン」，および「産科危機的出血への対応ガイドライン」に沿って述べる[4]．

C　危機的出血により起こる問題点

　出血量が比較的少ない場合や，出血速度がそれほど速くない場合には，乳酸リンゲル液や酢酸リンゲル液，重炭酸リンゲル液，生理食塩液などの細胞外液系輸液剤や，ヒドロキシエチルデンプン（HES）などの人工膠質液などの投与により，容易に循環血液量を回復させることができる．危機的出血においては，循環血液量の回復・維持が困難になるだけでなく，低血圧による臓器灌流障害と，希釈性凝固障害や希釈性血小板減少症などによる出血傾向が出現する可

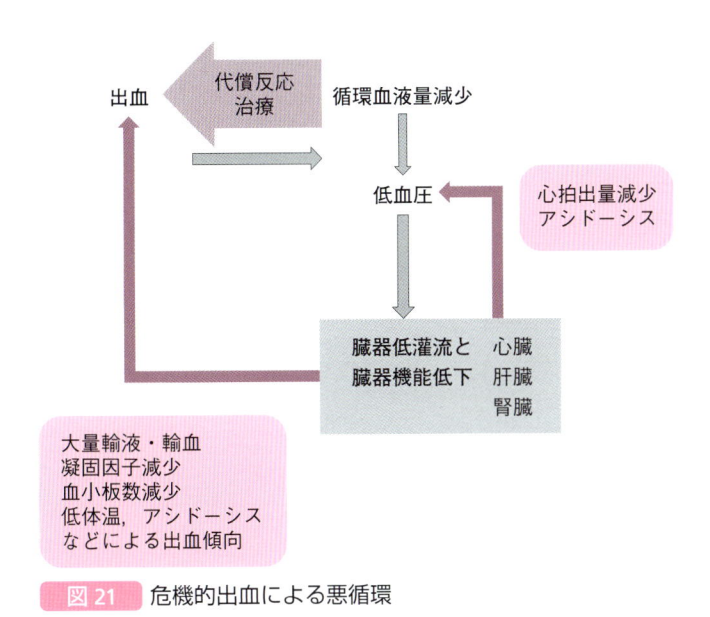

図21　危機的出血による悪循環

能性がある（図21）．心臓の灌流障害が起これば，心ポンプ機能低下，心筋虚血などが起こり，さらに低心拍出量，低血圧が進行する．組織低灌流により乳酸産生が起こり，乳酸アシドーシスが進行する．肝臓の低灌流が起これば，乳酸の代謝率が低下し，さらに乳酸性アシドーシスが進行する．腎臓の低灌流により尿量が減少するほか，有機酸の排泄が障害され，代謝性アシドーシスが進行する．高度の代謝性アシドーシスが起こると，血中カテコールアミンの作用が減弱し，心機能はさらに低下する．尿量減少によるカリウムの尿中排泄減少や，アシドーシスによる細胞内から細胞外へのカリウム移行，急速輸血によるカリウム負荷などにより高カリウム血症が起こり，不整脈が起こる可能性がある．代謝率の低下や，比較的低温の輸液により低体温が進行する．低体温により血管収縮性が障害されたり，血小板機能が障害されたりする．そのために，出血傾向が助長され，さらに出血量が増加する．

このように，危機的出血では，循環血液量減少に始まり，二次的な障害が起こり，悪循環が形成される可能性がある．

D 危機的出血に対する対応の基本的な考え方

危機的出血に対する輸血療法は，循環血液量の回復・維持，最低ヘモグロビン値の維持，血小板数の回復，凝固機能の回復に分けて考えられる．

1 循環血液量の回復・維持

循環血液量の維持のためには，出血量が循環血液量の20％以下の場合には，主として乳酸リンゲル液や酢酸リンゲル液などの細胞外液系輸液剤で補充する〔前項図17（37頁）参照〕．細胞外液系輸液剤は血管内および血管外細胞外液スペースに分布するので，出血量の3～4倍投与する必要がある．また，細胞外液系輸液剤の血管内半減期は1時間にも満たないので注意する．

出血量が循環血液量の20％を超えるような場合には，細胞外液系輸液剤に加え，HESなどの人工膠質液を投与することが推奨されている．人工膠質液は血管外への移行が少なく，血管内にとどまっている時間が細胞外液系輸液剤よりも長く，血漿増量効果は細胞外液系輸液剤よりも長く継続する．

循環血液量の50％以上の出血があった場合には，等張アルブミン製剤の投与を考慮する．ただし，重症患者においてアルブミン製剤の投与により予後が改善することは証明されていない[5,6]．危機的出血の場合は，循環血漿量維持のために，アルブミン製剤も投与されることが多い．

危機的出血においては，判断を遅らせることなく早期から輸液に加え，輸血を開始する必要がある．

最近は，このような考え方に変化がみられてきている．循環血液量回復のためには，積極的にHESなどを投与し，細胞外液系輸液剤の投与量を少なめにする．また，HESは，危機的出血時には20 mL/kg以上を投与してもよい．HESによる凝固障害，血小板凝集障害，腎機能障害は臨床的には問題がないと考えられている．アルブミン製剤は頭部外傷では予後を悪化させることが示唆されているので，重症頭部外傷が疑われる場合には，投与を控えるべきであろう．

表10 慢性貧血と出血による急性貧血の差

	慢性貧血	急性貧血
循環血液量	維持（循環血漿量増加による）	減少
体血管抵抗	減少（血液粘性低下による）	増加（カテコラミンなどの作用）
1回拍出量	増加	減少
心拍出量	増加	減少
2,3-DPG	増加	減少（希釈性）
酸素解離曲線	左へシフト（ヘモグロビンの酸素結合能上昇）	右へシフト（2,3-DPG減少，低体温，アシドーシスなどによる）
酸素運搬量	維持	減少

2 最低ヘモグロビン値の維持

ヘモグロビンの最大の役目は酸素運搬である．全身への酸素運搬量は，血液酸素含量と心拍出量の積として概算できる．ヘモグロビン値の低下や酸素運搬量の減少は，心拍出量の増加や2,3-DPG増加による酸素解離曲線のシフトで代償される．ヘモグロビン値が7〜8 g/dLあれば，通常は十分な酸素供給が可能であると考えられる．しかし，危機的出血により循環血液量が減少した状態では心拍出量はむしろ減少し，酸素供給量は大きく減少する．低体温によりさらに組織への酸素供給は悪化する（表10）．

輸血によるヘモグロビン値の上昇は，循環血液量に関係する．

ヘモグロビン値の予測上昇値(g/dL)＝投与ヘモグロビン量(g)/循環血液量(dL)

循環血液量は成人の場合，体重の7％程度と推定できるので，上の式は以下のように書き換えられる．

ヘモグロビン値の予測上昇値(g/dL)＝投与ヘモグロビン量(g)/体重(kg)×70 mL/kg/100

2単位由来の赤血球濃厚液-LR（280 mL）には約53 g/dLのヘモグロビンが含まれていることになる．したがって，体重60 kgの人に赤血球濃厚液-LR 2単位を投与すると，ヘモグロビン値は1.5 g/dL上昇すると推定できる．

危機的出血が起きた直後で大量輸液が行われていない状況では，ヘモグロビン値の低下は大きくはないのでデータの解釈には注意が必要である．

3 凝固能の維持

出血およびそれに対する輸液，赤血球濃厚液の投与により凝固因子濃度が低下する．凝固因子活性は正常の20〜40％あれば止血能は保たれるが，出血量が循環血液量を超えると凝固因子濃度はそれ以下になる．したがって，循環血液量以上の出血が起きた場合には，凝固因子補充のために新鮮凍結血漿（fresh frozen plasma: FFP）を投与する．FFPの適応は，プロトロンビ

ン時間（PT）や，活性化部分トロンボプラスチン時間（APTT）の延長，あるいはフィブリノゲン値低下などである．PT 活性が 30% 未満，あるいは INR が 2.0 以上といった場合には FFP 投与の適応となる．APTT がその施設の正常値上限の 2 倍以上の場合にも，FFP の適応となる．フィブリノゲン値の減少は，PT や APTT の延長に反映されにくい．フィブリノゲン値が 100 mg/dL 未満では FFP の適応となる．

　FFP はオーダー後も融解までに時間がかかる．短時間のうちに出血量が循環血液量以上になると予測される場合には，FFP をオーダーする．緊急事態で凝固系検査結果を待つ時間的余裕は通常ない．出血速度が 100 mL/min 以上の場合には FFP の投与を考慮する．そのような場合は出血速度や現在までの出血量や今度の出血量などを目安として FFP を投与する．

　FFP の投与量は，凝固因子活性を正常の 20〜40％以上に保つ量，つまり 8〜12 mL/kg を投与する．FFP 450 mL の投与で，体重 60 kg の人ではフィブリノゲン値は 30 mg/dL 上昇する．第Ⅶ・第Ⅷ因子の生体内半減期はそれぞれ 2〜7 時間，8〜12 時間とされているので，活動性の出血がある場合や，凝固因子消費がある場合には，FFP を反復して投与する必要がある．危機的出血時には 10 単位を基本的な投与量とし，随時追加投与する．最近，外傷患者において，赤血球製剤と FFP の投与比を 1：1 あるいは 3：2 とすることで予後が改善したという報告もある[7]．米国の多くの救命センターで採用されつつある Massive Transfusion Protocol では，赤血球製剤：FFP：血小板濃厚液を 1：1：1 といった比率（日本の輸血用血液製剤の量に換算）で投与することが推奨されている．赤血球製剤，FFP，血小板濃厚液を輸血用血液セットとして現場に送り，出血がコントロールできるまで，30 分毎にその輸血用血液セットを送るというものである[8]．

　産科の危機的出血では出血量が 2000 mL 程度とそれほど多くなくても産科 DIC が発症することが多いため，「産科危機的出血への対応ガイドライン」では，FFP の早期投与が推奨されている．欧米のガイドラインでも，赤血球製剤と FFP の投与比を 1：1 あるいは 3：2 とすることが推奨されている．

　FFP 投与にあたっては，投与前の検査所見だけでなく，投与後の臨床徴候の改善や，検査データの改善を記録しておくべきである．危機的出血時には検査用血液サンプルを採取する時間がなかったり，検査結果を待つ時間的余裕がないことが多い．しかし，緊急時においても，FFP の投与前後に採血を行い，凝固検査やフィブリノゲン値測定をしておくようにするべきである．これは，後で輸血療法の適切さについて検証する場合に役に立つ．

　フィブリノゲンの補充のために，緊急時には，保険適応外であるが乾燥フィブリノゲン製剤の投与が行われる場合もある．院内でクリオプレシピテートの調整などが行われている施設では ABO 血液型適合あるいは AB 型クリオプレシピテートの投与も推奨される．

4　血小板輸血

　循環血液量以上の出血が起き，輸液，輸血を行った場合には，希釈性血小板減少症が起こり，その結果，出血傾向が招来される可能性がある．血小板数が 5 万/μL 未満の場合には，血小板輸血の適応がある．脳神経外科手術などで圧迫止血が困難な場合には，血小板数を 7 万/μL 以上に保つようにする．

　血小板輸血直後の予測血小板増加数は以下の式から求められる．

血小板輸血後の予測血小板増加数($/\mu L$)＝$2/3\times$輸血血小板総数/〔循環血液量(mL)$\times 10^3$〕

血小板濃厚液5単位は1.0×10^{11}個以上の血小板を含む．体重が60 kg，循環血液量4200 mL（70 mL/kg）とすれば，血小板5単位投与により血小板数は1.6万$/\mu L$程度増加すると計算される．

危機的出血時には10〜15単位を投与し，その後，出血の状況や血小板数により追加投与を行う．

5 赤血球製剤の選択

時間的余裕があれば，交差適合試験を行った赤血球濃厚液を輸血する．全血製剤がただちに入手できる場合は使用してもよいが，全血製剤をあえて投与する理由は乏しい[9]．放射線照射を行った赤血球濃厚液を原則として使用する．危機的出血であり，未照射血しかなく放射線照射を実施する時間的余裕がない場合には，救命を優先し照射を省略してもよいとされているが，大量出血や危機的出血が予想される場合には，十分量の照射血を購入したり，「非常事態宣言」がなされている場合には，未照射血は出庫依頼がなくともただちに照射しておくべきである．

交差適合試験には20〜40分程度の時間がかかる．交差適合試験を行う時間的余裕がない場合には，交差適合試験を省略し，血液型適合のみで輸血を行ってもよい．ABO血液型適合血がただちに入手できない場合には，O型血を輸血する．日本人の場合，大部分がRh(D)型陽性であり，通常はO型Rh(D)陽性血を投与してかまわない．

O型の赤血球濃厚液も入手できない場合には，ABO血液型適合異型輸血を行う．血液型検査は通常は15分以内に実施できる．AB型のレシピエントに対しては，A型あるいはB型の赤血球濃厚液を優先して，その次にO型血を輸血するようにする．

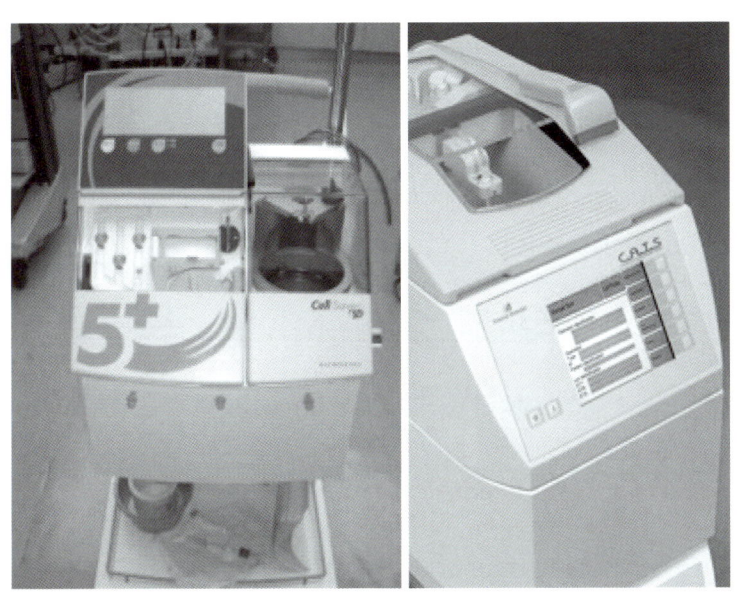

図22 自己血回収装置

大血管損傷などの場合には，臨床工学技士などがいれば自己血回収装置を使用することが勧められる（図22）．

交差適合血が使用可能になるまでの時間は20分程度，Ｔ＆Ｓでは15分程度，未交差同型血は14分程度，未交差異型適合血は11分程度と報告されている[10]．

交差適合試験の省略や，ABO血液型適合異型輸血にあたっては，交差適合試験を済ませた輸血用血液が準備できるまで待つことのリスクと，ABO血液型適合異型輸血のみで輸血することのリスクのバランスを考えて行わなければならない．

E 「危機的出血への対応ガイドライン」における役割分担

日本麻酔科学会と日本輸血・細胞治療学会が2007年に合同で作成した「危機的出血への対応ガイドライン」について説明する（図23）．本ガイドラインにおける大きな特徴は，輸血原理に基づいた輸血を行うものの，危機的出血においては救命を最優先することである．時間的に切

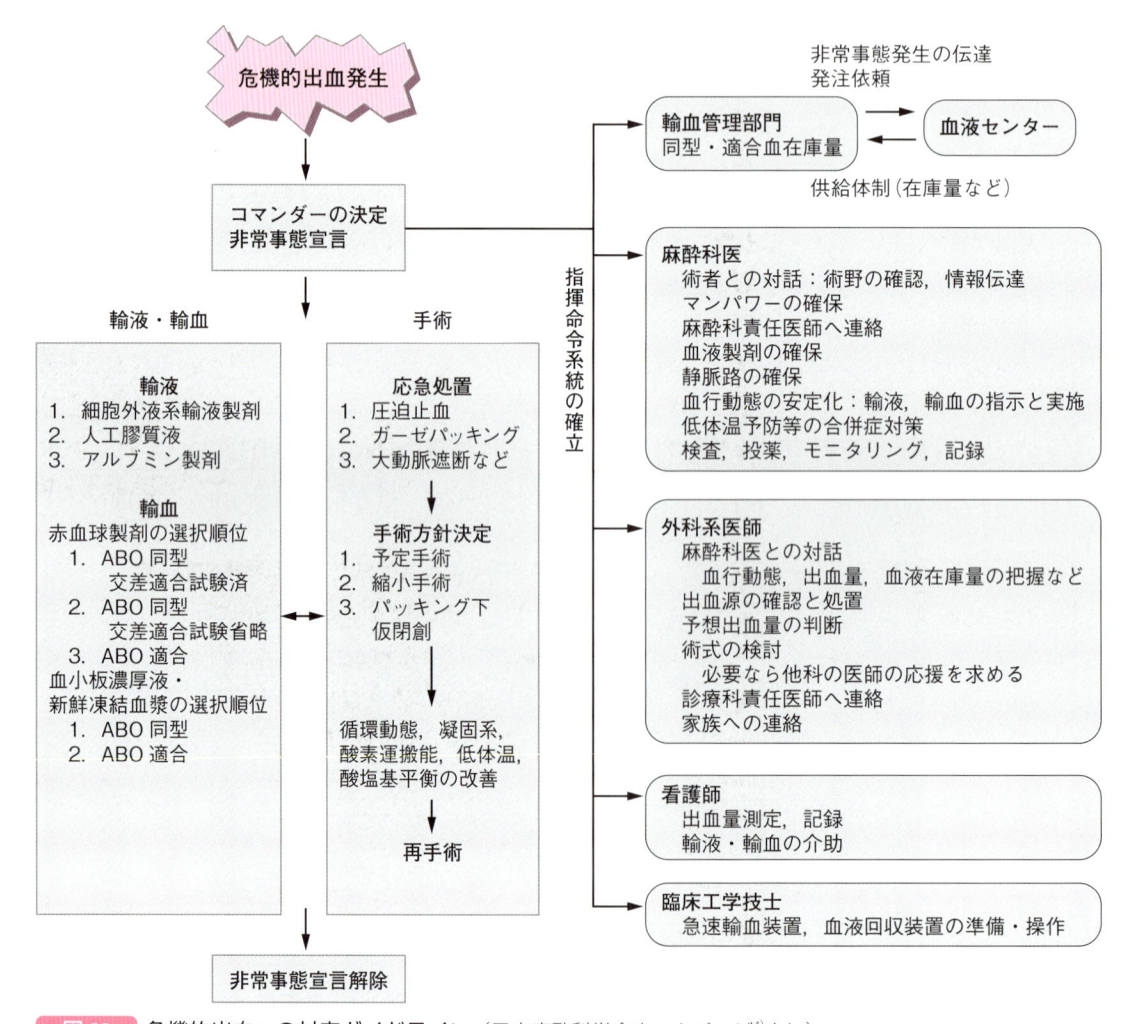

図23 危機的出血への対応ガイドライン（日本麻酔科学会ホームページ[4]より）

迫し交差適合血が間に合わない場合は，患者の血液型とは異なるが適合する血液型の輸血用血液（異型適合血）の使用を明文化したことである．もう1つの特徴は，出血が起きている手術室や救急室といった現場，輸血部や検査部，血液センターが一体となったチームとして機能することである．

1 コマンダーの選任と「非常事態宣言」

　チームが機能するためには，指揮命令系統を整理しておく必要がある．出血の状況や，輸血用血液の供給状態などの情報を把握したり，指示を行う1人の統括指揮者（コマンダー）を決定する．通常は，手術室および手術室外からの情報収集が容易な麻酔科医がコマンダーとなる場合が多いと考えられる．

　コマンダーは，現場および輸血部などの院内部署，血液センターに対して，危機的出血が発生したことを明らかにする「非常事態宣言」を行う．これにより，交差適合試験の省略や，異型適合血輸血など通常とは異なる輸血療法を行う可能性があること，および，輸血用血液の迅速な供給が必要であることをチームメンバーに理解してもらう．「非常事態宣言」の終息もまた，コマンダーの役割となる．コマンダーはそのほか，応援の要請，必要な検査や治療の実施および指示を行う．

2 役割の分担

　術中に危機的出血が起きた場合には，手術室内にいる外科医，麻酔科医，看護師，あるいは臨床工学技士などがその重大性を認識するだけでなく，血液製剤を供給する輸血部や，日赤血液センターまでも含めて危機的認識をもつ必要がある．たとえ危機的な状況となってもパニックとならないことはきわめて重要である．

　麻酔科医は輸液や輸血を行ったり，そのために必要な太い静脈路の確保などを行う．必要に応じて，昇圧剤の投与や，アシドーシスの補正などを行う．外科医は手術の進行よりも圧迫止血を含めた止血操作に重点をおくべきである．看護師はガーゼの重量測定や吸引出血量のチェックを迅速に行い，出血量の推定ができるようにする．コマンダーは輸血部にすぐに供給できる血液製剤の量を確認するとともに，出血に対応するために必要であろうと考えられる各種血液製剤のオーダーを行う．循環血液量を超える出血量となることが予想される場合には，血小板濃厚液やFFPのオーダーが必要である．交差適合試験の結果を待っていたのでは救命が難しくなるかもしれない場合には，ABO血液型適合血やO型血，異型適合血輸血を行うかの判断を行う必要がある（表11）．輸血部はそれらのオーダーに迅速に対応する必要がある．

表11　異型適合血輸血
（日本麻酔科学会ホームページ[4]より）

患者血液型	赤血球濃厚液	新鮮凍結血漿	血小板濃厚液
A	A＞O	A＞AB＞B	A＞AB＞B
B	B＞O	B＞AB＞A	B＞AB＞A
AB	AB＞A＝B＞O	AB＞A＝B	AB＞A＝B
O	Oのみ	全型適合	全型適合

しかし，前述の麻酔関連偶発症例調査や私たちが行った厚生労働省班研究からも，交差適合試験の省略や異型適合輸血は実際に必要と考えられるよりも低い実施率であることが推定される．

　急速輸液・輸血に際しては，体温低下を招かぬように十分な加温をして行う必要がある．低体温となると，出血傾向が出現したり，不整脈が出現しやすくなったりする．使用した血液製剤のバッグの整理や，諸記録も重要である．清潔手術であり，悪性腫瘍手術でない場合には，自己血回収装置を使用することも考慮する．また，急速輸液・輸血用ポンプを用いる場合もある．これらの機器の準備や操作などを臨床工学技士に依頼する場合もある．

　急速輸血ポンプの使用法を誤り，血管内に空気を注入したことによる死亡事故が起きている．急速輸血ポンプはその使用に習熟した者のみが行うべきであり，その操作を専属に行う人間をつけるべきである．正しく回路をセットし，気泡感知アラームを用い，それに迅速に反応することも重要である．このような事故を避けるためには，基本原則を守る必要がある．

3　異型適合血と周術期の問題点

　交差適合試験やT＆Sを行っていない場合には，不規則抗体による溶血の可能性が出てくる．不規則抗体は，ABO血液型の抗A抗体や抗B抗体のような規則性自然抗体とは異なり，Landsteinerの法則に合致しない赤血球抗体の総称であり，多くの不規則抗体は輸血や妊娠などの免疫感作後に産生される．1回目の輸血で感作された後，2回目以降の輸血により産生される．不規則抗体の保有者が献血者に占める頻度は0.2～0.3％だが，妊婦では0.5％とやや高く，患者（受血者）における抗体陽性頻度はさらに高く2～5％といわれている．比較的よくみられる不規則抗体には，Rh血液型の抗E抗体やLewis血液型の抗Le^{a}抗体などがある（3章参照）．E抗原は，Rh血液型ではD抗原に次いで抗原性が強い．日本人のE抗原陽性率は約50％で，輸血感作の機会が多く，輸血副作用の中で抗E抗体の存在は重要である．

　冷式抗体のように，低温となると生物学的活性が高くなる不規則抗体がある．抗M抗体，抗N抗体，抗Le^{b}抗体，抗P1抗体などは，37℃では反応を起こさないか，あってもきわめて弱い．このような不規則抗体の場合には，低体温手術などの場合を除けば，臨床的に重大な合併症を起こさずに輸血が可能であると考えられている．溶血反応を起こしうるDuffy血液型の抗Fy^{a}抗体，Kidd血液型の抗Jk^{a}抗体と抗Jk^{b}抗体のような不規則抗体が存在する確率は0.5％以下である．不規則抗体により遅発性溶血反応が起こるリスクは1％程度と考えられている．遅発性溶血反応は，輸血後数時間から3週間程度して起こる．一般に，輸血から溶血反応が起こるまでの時間が短いほど，より重症と考えられる．

　遅発性溶血反応に対しては，十分な輸液や利尿剤投与，適合血輸血などで対処が可能である．緊急輸血においては，遅発性溶血反応のリスクと，救命という目的との重要性を計りにかけて治療を行う必要がある．

　緊急時の輸血にかぎり，Rh（D）陰性の患者にRh（D）陽性の赤血球製剤を投与する場合もある．一般に，その輸血量は多く，抗Dヒト免疫グロブリン投与の適応はないと考えられる．

むすび

　危機的出血に対する対応の遅れや不適切な対応は致死的な結果を招く可能性がある．「危機

的出血への対応ガイドライン」を参考にした施設ごとの緊急輸血に対する輸血療法マニュアルを作成し，輸血療法をタイミングよく行うことが重要である．また，手術室，輸血部，輸血センターが一体となった迅速な対応がきわめて重要である．

■ 文献

1) 入田和男, 川島康男, 森田 潔, 他.「術前合併症としての出血性ショック」ならびに「手術が原因の大出血」に起因する麻酔関連偶発症に関する追加調査2003の集計結果―（社）日本麻酔科学会安全委員会偶発症例調査専門部会報告―. 麻酔. 2005; 54: 77-86.
2) 厚生労働省医薬食品局血液対策課. 血液製剤の使用指針. 改定版. 薬食発第0306 第4号. 2012年3月6日.
3) 入田和男, 稲田英一, 吉村 速, 他. 麻酔科認定病院の手術室で発生している大量出血とその対応に関する実態調査. 麻酔. 2009; 58: 109-23.
4) http://www.anesth.or.jp/safety/guideline.html
5) Cochrane Injuries Group Albumin Reviewers. Human albumin administration in critically ill patients: systematic review of randomised controlled trials. BMJ. 1998; 317: 235-40.
6) The SAFE Study Investigators. A Comparison of albumin and saline for fluid resuscitation in the intensive care unit. N Engl J Med. 2004; 350: 2247-56.
7) Stinger H, Spinella P, Perkins J, et al. The ratio of fibrinogen to red cells transfused affects survival in casualties receiving massive transfusions at an army combat support hospital. J Trauma. 2008; 64 (2 Suppl): S79-85.
8) Young PP, Cotton BA, Goodnough L. Massive transfusion protocols for patients with substantial hemorrhage. Transf Med Rev. 2011; 25: 293-303.
9) 比留間 潔. 全血の適応: 血液製剤の使用指針から除かれた理由. LiSA. 2003; 10: 1146-8.
10) 紀野修一, 半田 誠, 稲田英一, 他. 輸血部門における危機的出血への対応に関するアンケート調査結果. 日本輸血細胞治療学会誌. 2009; 55: 624-32.

【稲田英一】

6 小児輸血療法

　小児の診療においても，輸血は重要な支持療法である．輸血療法は基本的には，「輸血療法の実施に関する指針」，「血液製剤の使用指針」に従って行われ，小児も例外ではない．しかし輸血検査や器材については，成人とは異なる配慮が必要となる．また，特に新生児領域では交換輸血や胎児輸血などの特殊な輸血療法が存在する．諸種の安全対策により感染症や輸血後GVHDのリスクは減少しているが，小児は原疾患が改善した後の人生が長いため，良好なQOLに配慮した輸血療法が特に望まれる．

A 輸血療法についての基本的な考え方

　輸血療法は「輸血療法の実施に関する指針」および「血液製剤の使用指針」に準拠して行われる．小児の輸血についても，基本的にはこれらの指針に従う．生後28日以降の新生児・乳児早期の輸血については，別途使用指針が設けられている．最新版は以下のURLから参照できる．

　輸血療法の実施に関する指針：
　　http://www.mhlw.go.jp/new-info/kobetu/iyaku/kenketsugo/dl/tekisei-01.pdf
　血液製剤の使用指針：
　　http://www.mhlw.go.jp/new-info/kobetu/iyaku/kenketsugo/dl/tekisei-02.pdf

B 小児の輸血検査

　輸血を行う前には成人と同様に，血液型検査，不規則抗体スクリーニング，赤血球製剤輸血の場合交差適合試験が必要である．

1 血液型検査

　ABO血液型とRh(D)血液型を調べ，同型の血液を輸血に用いる．

a．ABO血液型検査

　新生児期には赤血球上のA抗原・B抗原の発現量は成人の1/3程度である．また，血清中の抗A・抗B抗体(IgM)は未発達で，生後3〜6カ月で産生されるようになり，1歳ではほぼすべての児で検出できる．したがって，「輸血療法の実施に関する指針」でも，生後4カ月未満の児については，オモテ検査のみでABO血液型を判定することになっている．

b．Rh(D) 血液型検査

D抗原の発現に関しては年齢による差はないので，新生児でも成人と同様に検査する．

c．血液型検査の方法

カラム凝集法は，比較的少量の検体で検査できるので，小児の輸血検査には有利である．

2 不規則抗体スクリーニング

新生児では母親由来の不規則抗体が問題となる．生後4カ月未満かつ輸血歴のない児では母親の血清を用いて不規則抗体検査を行ってよい．4カ月以上，あるいは4カ月未満でも輸血歴のある児については，本人の血液を用いて検査する．

3 交差適合試験

小児においても，交差適合試験に用いる検体は，血液型検査用の検体とは別の機会に採血されたものを用い，交差適合試験用の血液についても血液型の検査は行って，結果が一致していることを確認する（血液型のダブルチェック）．後述する赤血球製剤の分割を行った場合には，同じ供血者からの輸血を反復することになるが，輸血により新たに不規則抗体を獲得する可能性があるので，輸血ごとに患者の最新の検体を用いて不規則抗体検査か交差適合試験を行う必要がある．

C 各血液製剤の使い方

小児の輸血についても，基本的には「血液製剤の使用指針」に従う．表12に乳児期以降の輸血，表13に新生児の輸血についての目安を示した．

1 赤血球濃厚液の投与について

血液疾患に伴う貧血の場合には，ヘモグロビン（Hb）7 g/dL を目安とし，輸血以外の方法で

表12　乳児期以降の血液製剤の投与量

基本的には「血液製剤の使用指針」に従う

1）赤血球輸血：
　①内科的輸血
　　　10 mL/kg の赤血球濃厚液を 2～3 時間かけて輸血
　　　貧血が強い場合：1回の輸血量は（Hb値）mL/kg 程度
　　　輸血に6時間以上要する場合，あらかじめ無菌的に分割
　②手術時の出血への対応
　　　出血量が循環血液量の何%かを考慮，20%以上で赤血球輸血の適応あり
　　　循環血液量は，小児では体重1 kg あたり 80 mL/kg，成人では 70 mL/kg
2）新鮮凍結血漿：おおむね指針のとおり．1回 10 mL/kg
3）血小板濃厚液：0.4 単位/kg あるいは 10 単位/m^2

表 13　新生児に対する輸血療法

Ⅰ．赤血球輸血
　　1）呼吸障害が認められない低出生体重児
　　　　Hb 8 g/dL 未満か，8 以上 10 g/dL 未満で貧血による臨床症状（頻脈，頻呼吸，無呼吸，周期性呼吸，不活発，哺乳時易疲労，体重増加不良など）が認められる場合
　　2）呼吸障害を合併している低出生体重児
　　　　呼吸障害の程度に応じ別途考慮

　　赤血球の投与量
　　　　うっ血性心不全の認められない低出生体重児
　　　　　　1 回 10〜20 mL/kg　1〜2 mL/kg/hr
　　採血後 2 週間以内の赤血球濃厚液を使用，24 G 以上の針で
　　輸血に 6 時間以上要する場合，あらかじめ無菌的に分割
　　院内採血の場合採血基準に従い，GVHD 予防の放射線照射は必ず行う

Ⅱ．血小板輸血
　　1）限局性の紫斑のみ
　　　　血小板 3 万/μL 未満で輸血考慮
　　2）広汎な紫斑または紫斑以外の明らかな出血，著しい凝固因子低下の合併，侵襲的処置時
　　　　血小板 5 万/μL 以上に維持

Ⅲ．新鮮凍結血漿輸血
　　1）ビタミン K 投与にもかかわらず，PT/APTT の著明な延長があり出血症状を認めるか，侵襲的処置を行う場合
　　2）循環血液量の 1/2 を超える赤血球輸血時
　　3）Upshaw-Schulman 症候群（先天性血栓性血小板減少性紫斑病）

　治療できる疾患（鉄欠乏性貧血など）には，原則として輸血は行わない．呼吸障害の認められない低出生体重児では Hb 8 g/dL 未満か，8 以上 10 g/dL 未満で貧血による臨床症状が認められる場合に赤血球輸血を考慮する．

　小児の場合 10 mL/kg の赤血球濃厚液を 2〜3 時間かけて輸血する．貧血が強い場合は，1 回の輸血量を（Hb 値）mL/kg 程度に抑え，時間をかけて輸血する．新生児では 10〜20 mL/kg の赤血球濃厚液を 1〜2 mL/kg/hr の速度で投与する．輸血に 6 時間以上要する場合には，あらかじめ製剤を無菌的に小バッグに分割しておく．

　手術時の出血の場合は，出血量が循環血液量のどの程度に相当するかを考慮して治療を行う．循環血液量は小児では体重 1 kg あたりおよそ 80 mL/kg（成人は 70 mL/kg）である．循環血液量の 20％を超える出血には赤血球濃厚液の投与が必要になる．

2　新鮮凍結血漿の投与について

　新鮮凍結血漿（FFP）の投与の目的は，複数の凝固因子の不足による出血傾向を改善することである．投与前には必ず，凝固系（プロトロンビン時間，活性化部分トロンボプラスチン時間，フィブリノゲン）の評価を行い，正常の 25〜30％以下の活性の場合に，FFP の投与を考慮

する．血栓性血小板減少性紫斑病と溶血性尿毒症症候群では，通常凝固系の異常は認められないが，ADAMTS13 の補充が治療的効果をもつため，FFP の投与は適切である．投与量はおおむね 10 mL/kg/回であり，凝固系の補正の状況をみながら，追加投与を考慮する．循環血液量の補充・栄養補給目的での使用は適切でない．

3 血小板濃厚液の投与について

血小板濃厚液は，血小板が不足しているための止血困難や，出血を起こしやすい状態を改善することを目的として投与する．悪性腫瘍や抗腫瘍剤による造血抑制の場合，血小板数を 1〜2 万/μL 以上に維持するよう，計画的に血小板輸血を行う．再生不良性貧血や骨髄異形成症候群では血小板数 5000/μL 以下の場合に輸血を考慮する．手術時には血小板数を 5 万〜10 万/μL 以上にする．新生児では紫斑のみの場合は 3 万/μL 未満で血小板輸血を考慮し，紫斑以外の出血症状を伴う場合は 5 万/μL 以上となるように補充を行う．血小板の投与単位数は 0.4 単位/kg あるいは 10 単位/m^2 を目安とする．

D 小児の輸血に用いる器材

1 留置針

原則として 23 G より太いものが望ましい．新生児では 24 G でもやむを得ないが，加圧しすぎると溶血を起こす．中心静脈カテーテルの場合も同様に考えるが，流路が長いため抵抗が大きいことを考慮する．

2 輸血セット

FFP を含むすべての輸血用血液製剤について，フィルター（メッシュ孔サイズ 170 μm）を有する輸血セットを通し，凝集物を除去する．

3 輸血に用いることのできる輸液ポンプ

小児ではゆっくりと輸血することや，中心静脈カテーテルを輸血路とすることが多いので，ポンプを使用する．輸血に使えるのは，シリンジポンプまたはミッドプレス方式の輸液ポンプに限られる．通常の輸液ポンプでは，輸液回路のチューブをローラーがしごく際に血球が破壊されてしまうが，ミッドプレス式ではチューブが完全につぶされない機構となっている．

4 輸血の加温器

赤血球製剤は冷蔵保存されているため，急速大量輸血（小児では 15 mL/kg/hr を超える輸血）・交換輸血・冷式抗体を保有する自己免疫性溶血性貧血症例の輸血の場合，製剤の加温が必要となる．これ以外の場合は，加温の必要はない．加温器には，温浴型と電熱器型があるが，電熱器型では過熱や赤血球変性の報告があり，温浴式が望ましい．赤血球は過熱で容易に溶血するため，加温器の設定は 37℃ とする．

E 製剤の分割について

1 赤血球濃厚液

　低出生体重児の早期貧血の治療にはエリスロポエチンが第一選択となるが，出生体重1000g未満の群では赤血球輸血を必要とすることが多い．新生児では1回に10～20mL/kgの赤血球濃厚液を輸血する．一方，赤血球濃厚液1単位は約140mLであり，採血後21日間の有効期限がある．あらかじめ赤血球濃厚液を数本の小バッグに無菌的に分割し，有効期限内に同じ児が輸血を行う場合に限り使用すれば，供血者数を減らすことができ，製剤の有効利用の点からも好ましい．分割されたそれぞれの製剤には新たな製剤番号を付与し，通常の製剤と同様に患者-バッグ間の照合が行えるようにする．シリンジへの分割保存は，細菌汚染や取り違えのリスクが大きく望ましくない．

2 血小板濃厚液

　従来，製剤寿命が短いこともあり，ベッドサイドでシリンジに分割し，シリンジポンプを使って輸血されることが多かった．しかしシリンジで血小板を保存すると，4時間以降ではpH低下，pCO_2増加，乳酸上昇などの生化学的変化や，血小板凝集能の低下など品質の低下につながることが明らかになった．血小板についてもバッグへの分割を行い，シリンジには4時間以内に輸血を完了できる量を移す必要がある．

F 母児間血液型不適合による新生児溶血性疾患とその治療

1 新生児溶血性疾患とは

　新生児が溶血により貧血と黄疸を起こすものであり，母児間血液型不適合によるものが多い．血液型不適合妊娠の場合，①母親が胎盤通過性のあるIgGクラスの赤血球抗体を保有する，②その抗体に反応する抗原が児の赤血球上にある，という2条件がそろうと，新生児溶血性疾患が起こる．

2 新生児溶血性疾患のメカニズム

　母親が赤血球抗体を獲得する原因として最も多いのは，分娩時や妊娠中に微量の胎児血が母体に移行する胎児母体間出血である．胎児は父親から遺伝した母親にはない血液型抗原をもっているため，胎児母体間出血は微量の異型輸血として働く．問題になる赤血球抗体としては，抗D抗体などのRh血液型抗原に対する抗体，抗A・抗B抗体などがある．

　母体内では，溶血によって発生したビリルビンは母体へ移行し処理されるため黄疸は生じない．溶血の程度が強い場合，貧血が進行して胎児水腫や子宮内胎児死亡となることがある．出生後は非抱合（間接）ビリルビンを児が自力で処理しなければならない．しかし，新生児の肝はビリルビン抱合能が不十分なため，血中の非抱合ビリルビンが増加し，大脳基底核や脳神経核に沈着する（核黄疸）．

3 新生児溶血性疾患の治療と予防
a．新生児溶血性疾患の治療
①交換輸血

　ビリルビンの著しい上昇がある場合には，交換輸血を行う．交換輸血について表14にまとめた．交換輸血により，①ビリルビンの除去，②抗体におおわれ溶血準備状態にある赤血球の除去，③母親から移行した抗体の除去，④抗原を保有しない赤血球の補充による貧血の改善，が期待できる．新生児の体重1kgあたり160〜200mLの交換輸血を行う．

　交換に用いる血液の血液型は，Rh（D）不適合の場合は，Rh（D）陰性で児とABO同型，ABO不適合の場合は合成血（O型赤血球とAB型血漿を合わせたもの），その他の不規則性抗体によ

表14　交換輸血

1．交換輸血の適応疾患
　1）高ビリルビン血症（新生児溶血性疾患）
　　　　抗体に感作された赤血球の除去，抗原性のない赤血球の補充
　　　　母由来の抗体の除去，遊離ビリルビンの除去
　2）新生児敗血症
　　　　細菌やトキシンの除去，抗体補充，好中球補充
　3）DIC
　4）薬物・化学物質の除去
　　　　肝不全や代謝異常でのアンモニアの除去
　5）異常な白血球の除去
　　　　先天白血病など
　6）多血症に対する部分交換輸血

2．輸血量
　　　循環血液量の2倍，160〜180 mL/kg
　　　90%の赤血球が交換され，50%のビリルビンが除去される
　　　80〜100 mL/kg/hrの速度で

3．方法
　　　isovolemic method（脱血と返血が等量になる）が望ましい
　　　心拍呼吸モニター，血圧，SaO_2，体温のチェック

4．使用する製剤
　　　"新鮮全血"は血液センターからの入手が困難なため，
　　　　①赤血球濃厚液と新鮮凍結血漿から調製（各医療機関）
　　　　②合成血
　　　　③院内採血同種血
　　　のいずれかで対応

5．合併症
　　　低カルシウム血症，高カリウム血症，血小板減少，低血糖，アシドーシスなど

る場合は，対応抗原を含まず児とABO同型とする．また，交換する血液は新鮮な全血が望ましいが，人全血-LR「日赤」は予約製剤であり緊急の入手は困難である．このため，各医療機関で赤血球濃厚液からMAP液を洗浄除去したものにFFPをあわせて調製する．母児間ABO不適合に限らず合成血を用いる，院内採血同種血輸血を行うなどの対応になっている．

　以上のいずれの場合も，輸血後GVHDを防止するため，製剤には必ず放射線照射を行う．交換輸血の合併症として，血小板減少，低カルシウム血症，低血糖，高カリウム血症，アシドーシスなどがあるので注意する．

②光線療法

　青白光によって非抱合ビリルビンを立体異性体に変化させて，水溶性として胆汁から排泄されやすくすると考えられている．交換輸血を必要としない中等度の高ビリルビン血症の治療に用いる．

③既感作妊婦と胎児の管理

　Rh(D)陰性の母体については，妊娠初期，妊娠20週，28週，34週以降に抗D抗体価を測定する．抗D抗体が陽性の場合，16～32倍以内に抑えるようにし，抗体価が上昇する場合には血漿交換を行うこともある．

　母体の抗体価が高い場合，羊水穿刺を行ってビリルビン様物質を測定するほか，超音波検査による胎児の浮腫や腹水貯留の評価，胎児採血による貧血の評価を行う．妊娠30週以前で貧血が高度な場合，胎児輸血を行う．胎児輸血には腹腔内輸血と臍帯血管内輸血がある．

b．新生児溶血性疾患の予防（未感作妊婦の管理）

　母体がRh(D)陰性で，抗D抗体未獲得であり，新生児がRh(D)陽性の場合，分娩後72時間以内に母親に抗D免疫グロブリンを投与する．これにより，分娩時に母親に移行した児のRh(D)陽性赤血球による感作が生じにくくなる．

G　小児と輸血副作用

　小児で特に気をつけるべき輸血副作用として，輸血後感染症と高カリウム血症がある．

1　輸血後感染症

　小児期の輸血でHCVに感染すると，青年期に肝硬変や肝がんに至るリスクがある．現在輸血用血液製剤は，核酸増幅検査を含む感染症検査が実施され，輸血後感染症のリスクは減少しているが，小児の同種血輸血については十分な適応の吟味が必要である．

　特殊な感染症として，サイトメガロウイルスがある．臓器移植や造血幹細胞移植などで免疫能が低下している状況下では，サイトメガロウイルスの初感染や再活性化が問題になる．サイトメガロウイルスは白血球に潜伏感染しているため，保存前白血球除去により，輸血を介しての初感染リスクが低くなることが期待されている．赤血球濃厚液および血小板濃厚液については，サイトメガロウイルス陰性製剤の供給も受けられる．

2 高カリウム血症

新生児特に低出生体重児では腎機能が未熟なため，赤血球輸血による高カリウム血症が問題になる．輸血後GVHDを回避するためには，製剤の放射線照射が必要であるが，照射に伴い製剤のK濃度が上昇するので，輸血直前に照射をする．必要に応じ，カリウム除去フィルターも使用する．

H 小児の自己血輸血

小児においても，輸血副作用回避には自己血輸血が有用である．整形外科疾患や骨髄ドナーを中心に貯血式自己血輸血が行われるほか，回収式も実施されている．小児の場合，1回貯血可能量は8 mL/kgである．静脈径にあわせた太さの留置針を使い，環境にも配慮して採血を行う．

I 小児輸血のリスクマネージメント

小児に特有な輸血関連のインシデント・アクシデントとして，輸血量や速度に関する過誤がある．赤血球輸血の場合，おおむね10 mL/kgの投与となるので，赤血球濃厚液1単位（140 mL）が1回の投与量となるのは幼児期以降である．開始後15分間は1 mL/kg，以後は4〜5 mL/kgの速度で輸血する．

また幼児期までは，検査用の採血時や輸血実施時の患者確認に，本人が協力することが難しい．ネームバンド，リストバンドなどの有効活用をはかる．体格が小さいために，これらの装着が難しい場合には，クベースなどに貼付して使用してもよい．

J インフォームドコンセントと輸血拒否の問題

「輸血療法の実施に関する指針」では，患者またはその家族が理解できる言葉で，輸血療法に関わる項目を十分に説明し，同意を得たうえで同意書を作成する，と定めている．小児患者の場合には，家族への説明を必ず行うほか，幼児期以降では年齢や理解力にあわせた説明を患児本人にも行い，アセントを得るようにする．

患者が小児で，親権者が宗教的な理由で輸血を拒否するケースへの対応については，「宗教的輸血拒否に関するガイドライン」（http://www.jstmct.or.jp/jstmct/Document/Guideline/Ref13-1.pdf）を参照する．

むすび

小児患者では，輸血を含む治療によって，原疾患が改善した後の人生が長く，QOLについて十分な配慮が必要である．輸血には種々の副作用も存在することを考慮して，常に適応を吟味し，輸血を行うよう心がけたい．

【梶原道子】

3章

輸血関連検査

A 血液型検査

1 ABO血液型

　現在，赤血球の血液型は，30種類の血液型抗原システム（blood group）と327抗原が同定されている（International Society of Blood Transfusion：ISBT, 2010, Berlin）．30システムの責任遺伝子と染色体上の遺伝子座が同定され，それぞれの抗原の機能も明らかになりつつある．ABO血液型は30システムの中で最初に発見された血液型であり，後述するように，規則抗体が存在するという点において特異な血液型である．

　血液型抗原は，赤血球の膜上に糖鎖抗原あるいは蛋白抗原として存在することから，赤血球の血液型は，糖鎖抗原系血液型と蛋白抗原系血液型に大別される．ABO血液型は糖鎖抗原系の代表的なものであり，輸血を行う上で最も重要な抗原系である．

a．ABO血液型の発見

　1900年にLandsteinerは，研究所の同僚や自分の血液を血球と血清に分離して各々を互いに反応させたところ，凝集するものとしないものがあることに気づいた．すなわち，ヒト血清の他人の赤血球に対する凝集反応の有無により，A型，B型，C型（後のO型）の3つの型が存在することを発見し，翌年の1901年に論文に発表した．1902年に他の研究者により第4の型であるAB型が発見され，C型の名称はO型に変更された．LandsteinerがABO血液型の4つの基本型すべてを発見できなかったのは，実験したグループの中に，AB型の人間がいなかった（頻度が低い）ためであったと考えられる．

b．ABO血液型の基礎

　赤血球の膜上には，基本抗原としてA抗原，B抗原，H抗原があり，血清中には，規則抗体として抗A抗体，抗B抗体が存在している（表15）．ABO血液型はA，B，O，ABの4つの基本形に分類され，その頻度は人種により異なるが，日本人における出現頻度はA，O，B，AB型の順におよそ4：3：2：1の割合である．

　ABO血液型を規定する赤血球のABH抗原は，赤血球膜上の糖鎖末端の構造によって決定される．ABO血液型システムを担う*ABO*遺伝子とHh血液型システムを担う*H*（*FUT1*）遺伝子

表15　ABO血液型の分類

血液型	オモテ試験 抗A血清	オモテ試験 抗B血清	赤血球抗原	ウラ試験 A血球	ウラ試験 B血球	血清中抗体	遺伝子型
A	＋	－	A, H	－	＋	抗B	*A/A, A/O*
B	－	＋	B, H	＋	－	抗A	*B/B, B/O*
O	－	－	H	＋	＋	抗A, 抗B	*O/O*
AB	＋	＋	A, B, H	－	－	－	*A/B*

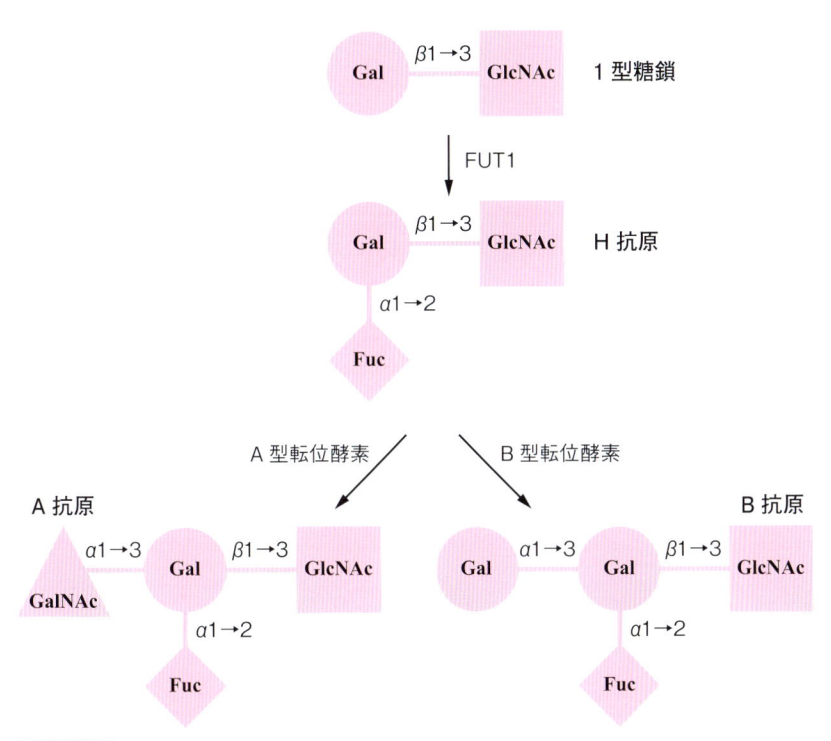

図24 ABO 血液型抗原の生成過程

がコードする異なった糖転移酵素の一連の反応によりABH抗原が生成される．ABO血液型抗原の生成過程を図24に示す．ガラクトース（Gal）とN-アセチルグルコサミン（GlcNAc）からなる1型糖鎖（前駆物質）に，*H*遺伝子産物である α-1,2 フコース転移酵素（α1,2-fucosyltransferase：FUT1）が作用すると，1型糖鎖のガラクトース残基にフコースが付加されてH抗原が生成される．H抗原は，A抗原とB抗原の共通の前駆体である基礎抗原である．*A*遺伝子産物であるA型転移酵素（α1,3-N-acetylgalactosaminyltransferase）の作用により，H抗原のガラクトースにN-アセチルガラクトサミン（GalNAc，A型抗原決定基）が付加するとA型，*B*遺伝子産物であるB型転移酵素（α1,3-galactosyltransferase）の作用により，H抗原のガラクトースにガラクトース（B型抗原決定基）が付加するとB型抗原が生成される．ちなみに，*O*遺伝子産物であるO型転移酵素は酵素活性がないために，O型の場合はH抗原のままである．

ABO血液型はLandsteinerの法則「ヒト血清中には自己のもつ抗原とは反応しない抗体が必ず存在している」に従う．換言すれば，本人がもたない抗原に対して抗体を規則的にもつということである．具体的には，A型は赤血球上にA抗原を血清中に抗B抗体をもち，B型は赤血球上にB抗原を血清中に抗A抗体をもち，AB型は赤血球上にA抗原とB抗原の両者をもち血清中に抗A抗体と抗B抗体いずれももたない．O型は赤血球上にA抗原とB抗原いずれももたず（H抗原はもつ），血清中に抗A抗体と抗B抗体の両者をもっている．

学生諸君にとって重要なポイントは，ABO血液型が他の血液型と根本的に異なる点はABO血液型の赤血球抗原に対する抗体が血清中に規則的に（妊娠や輸血など免疫感作なしに）存

することである．規則抗体の存在が，LandsteinerによりABO血液型が発見される糸口となったのである．血液型というと，赤血球膜上の抗原をイメージしがちであるが，ABO血液型においては，血清中の規則抗体こそがキープレイヤーなのである．この点に関しては，「輸血の極意」の項で改めて触れることにする．

ABO血液型のABH抗原は，赤血球だけではなく，血小板やリンパ球にも発現しており，さらに唾液など体液にも存在する（ABH型物質）．上皮細胞において，分泌（*Se*）遺伝子（*FUT2*）がコードするα-1,2フコース転移酵素（α1,2-fucosyltransferase：FUT2）の作用により，1型糖鎖のガラクトースにフコースが付加するとH抗原（H1型糖鎖）が生成される．ちなみに，*Se*遺伝子は，ABH型物質の体液中への分泌を決定する重要な遺伝子である．*FUT2*遺伝子をもつヒト（*Se/Se*あるいは*Se/se*）では，血液型抗原が唾液中にも分泌されるが（分泌型個体：secretor），*FUT2*遺伝子が変異により不活化すると（*se/se*），血液型抗原は唾液中にも分泌されなくなる（非分泌型個体：non-secretor）．日本人にみいだされた不活化*FUT2*遺伝子は*sej*対立遺伝子と名付けられ，約16％の日本人が*sej/sej*の遺伝子型をもつ不完全な非分泌型個体（weak secretor）である．

c．ABO血液型検査

ABO血液型を検査する場合，赤血球上のA抗原，B抗原を検出する「オモテ試験（既知の抗体を用いて未知の抗原を調べる）」と血清中の抗A抗体，抗B抗体を検出する「ウラ試験（既知の抗原を用いて未知の抗体を調べる）」を行って，両検査の結果が一致したときに血液型を判定するのが原則である．「輸血療法の実施に関する指針（平成24年3月一部改正）」によれば，ABO血液型検査は「同一患者からの異なる時点での2検体で，二重チェックを行う必要がある」と明記されている．いいかえれば，患者のABO血液型は1回の検査結果では確定できず，異なるタイミングで採血された2つの検体を用いて検査を行い，結果が一致した場合に患者のABO血液型が確定されることになる．オモテ試験とウラ試験の検査結果が一致しない場合（表16）には，判定保留として不一致となった原因を解明する必要がある．学生諸君に覚えておいてもらいたい事項として，赤血球側の要因である「亜型」と「悪性腫瘍に随伴する血液型変異」

表16　オモテ試験とウラ試験の結果が不一致の場合

1. 赤血球側の要因
    - 亜型
    - 白血病などにより後天的に抗原性が減弱した血球
    - 直接抗グロブリン試験陽性
2. 血清側の要因
    - 生後1カ月未満の新生児
    - 免疫不全（無ガンマグロブリン血症）
    - 血清蛋白異常（高ガンマグロブリン血症など）
3. 技術的要因
    - ヒューマンエラー
    - 検査試薬の汚染
    - 判定時の遠心が強い

については後述する．

　ここでは，血清側の要因により，オモテ試験とウラ試験の結果が不一致となる事項について解説を加える．

①新生児

　液性免疫において，免疫グロブリンは生後数カ月以降から産生されるので，新生児ではIgMクラスの免疫グロブリンである規則抗体（抗A抗体，抗B抗体）がなく，ウラ試験において血球への凝集反応が認められない．したがって，新生児では正しいABO血液型（オモテ試験とウラ試験の結果が一致する）を確定することはできない．新生児に赤血球輸血を行う場合は，オモテ試験のみで判定せざるを得ないが，規則抗体が存在しないことから，重篤な急性溶血反応（血管内溶血）は生じないともいえる．しかし，ABO血液型を無視して輸血を行ってはならない．新生児の赤血球には血液型抗原が発現しており，血漿成分を含む血小板製剤や新鮮凍結血漿を輸血する場合には，オモテ試験の結果を基に，血液製剤中の規則抗体が新生児赤血球を破壊しない組み合わせの血液製剤を選択する必要がある．

②無ガンマグロブリン血症

　X連鎖無ガンマグロブリン血症は，原発性免疫不全症候群の中で液性免疫が欠如している疾患の代表的なものである．*Btk*（Bruton's tyrosine kinase）遺伝子の変異により，免疫グロブリン産生細胞である形質細胞へのB細胞分化が阻害されるために，無ガンマグロブリン血症をきたす．新生児と同様に，規則抗体が存在しないことから，ウラ試験において血球への凝集反応が認められない．

③高ガンマグロブリン血症

　単クローン性高ガンマグロブリン血症（多発性骨髄腫，原発性マクログロブリン血症）や多クローン性高ガンマグロブリン血症（膠原病など）の患者では，血清粘稠度が亢進している．本来，赤血球は陰性荷電により互いに反発しあっているが，血清中の多量のガンマグロブリンが赤血球の陰性荷電をキャンセルし，赤血球同士が凝集しやすい状態になる（連銭形成）．したがって，ウラ試験において，自己対照を含むすべての血球に対して凝集反応が認められる．O型赤血球は，本来凝集しないネガティブコントロールとしてウラ試験に入れているが，高ガンマグロブリン血症が存在すると，血液型に関係なく非特異的な凝集反応が認められる．

　5章-2でも述べるように，ABO血液型の判定間違いは過誤輸血（患者取り違え，血液バッグの取り違え）に直結し，患者に対して重篤な急性溶血反応を引き起こすことになることから，ABO血液型の判定は慎重に行う必要がある．ABO血液型検査の詳細は，「輸血学実習」の項で述べられる．

d．ボンベイ血液型

　H抗原は，基本的にすべての赤血球に発現しているが，H抗原が発現していないボンベイ血液型（Bombay, Oh）およびH抗原の発現が減弱しているpara-Bombay型は，日本人ではきわめて稀である．インドのボンベイ（現在のムンバイ，1995年に公式名称として変更された）で発見されたことから，この名がついた．前述した*FUT1*遺伝子の変異により（Hh血液型におけるhhホモ接合体），ボンベイ血液型ではH抗原が生成されないために，A抗原およびB抗原も生成されない．一方，血清中には抗A抗体と抗B抗体だけではなく，抗H抗体も規則抗体と

して保有している．したがって，ボンベイ血液型の患者に対して輸血を行う場合は，O 型赤血球（H 抗原をもつ）は輸血できず，ボンベイ血液型（H 抗原をもたない）の血液のみ輸血可能である．換言すれば，きわめて稀なボンベイ血液型のドナーから患者への輸血となるため，適合する血液製剤を準備するのは容易ではない．

e．ABO 血液型の亜型

　一般的に，正常と異なる表現型を呈するものを変異型（variant）と称するが，ABO 血液型において，遺伝的に血液型抗原の性状に異常を認める変異型を亜型（あがた）とよぶ．赤血球抗原量が減少しているもの，血清中に抗 A_1 抗体などの不規則抗体を保有するもの，分泌型であれば唾液中の型物質量に違いを認めるものなどがある．典型的な ABO 亜型は，血液型糖転移酵素をコードする遺伝子の変異により糖転移酵素活性が低下し，赤血球上の A 抗原あるいは B 抗原の抗原決定基数が減少するために，赤血球の抗原性が減弱するものである．

　亜型では，ABO 血液型検査のオモテ試験において，抗 A 血清あるいは抗 B 血清に対してきわめて弱い反応かまったく反応せず，O 型と判定される可能性がある．ウラ試験では A_1 血球あるいは B 血球に対する反応はほぼ正常であり，オモテ試験とウラ試験の結果が不一致となる．また，オモテ試験では，抗 A 血清あるいは抗 B 血清との反応において，凝集する細胞集団と凝集しない細胞集団とが混在（mixed field agglutination）する異常な凝集像を呈する場合がある．亜型を確定するためには，赤血球と各種抗血清（抗 A，抗 B，抗 H，抗 A_1）との反応性，血清中の不規則抗体（抗 A，抗 B，抗 A_1，抗 H・抗 HI）の有無，糖転移酵素活性，唾液中の ABH 型物質（分泌型の場合）の有無を加味して判定する．さらに，必要があれば，家系調査による遺伝的背景も考慮に加え総合的に判断する．亜型には，A 亜型，B 亜型，AB 亜型などがある．日本人に検出される A 亜型には，A_1, A_2, A_3, Ax, Am, Ael 型，B 亜型には，B_3, Bx, Bm, Bel 型があり，A 亜型よりも B 亜型が多いとされている．ABO 血液型検査において，オモテ試験とウラ試験の結果が一致しない事例の代表的なものである．

f．ABO 血液型の変異

　赤血球の A 抗原および B 抗原の有無は遺伝的に決まっており，一般に環境によって変化することはない．しかし，白血病などの悪性腫瘍患者において，赤血球の抗原性が減弱することにより血液型が変異することがある．後天的な要因により，糖転移酵素活性の低下による抗原決定基の減少が赤血球の抗原性減弱を引き起こすと考えられる．遺伝的な要因による亜型に類似した機序によると考えられる．事例をあげるとすれば，A 型の患者が白血病を発症したことにより，血液型が「非常に弱い A 型」に変化して O 型と判定されることがある．

　型抗原減弱以外の血液型変異例として「獲得 B（acquired B）」がある．獲得 B とは，A 型患者に B 型様抗原が出現するために「A 型がみかけ上 AB 型に変異する現象」である．腸閉塞や大腸癌などで直腸あるいは結腸の閉塞が起こると，異常増殖した細菌が放出する酵素 deacetylase が A 型抗原決定基である N-アセチルガラクトサミンに作用してアセチル基を切断してガラクトサミンに変化させると，これが B 型抗原決定基である D-ガラクトースと類似するので，血液型判定用の抗 B 血清が B 型血球と認識するために起こる現象である．

2 Rh 血液型

Rh 血液型システムは最も複雑な血液型である．蛋白抗原系血液型の代表的なものであり，ABO 血液型に次いで臨床的に重要な抗原系である．

a．Rh 血液型の発見

1939 年に Levine らは，死産児を分娩した母親に ABO 血液型が一致した夫の血液を輸血したところ，強い溶血性副作用を呈した症例に遭遇した．精査により，母親血清は夫の血球を凝集したばかりではなく，ABO 血液型を一致させた赤血球 104 検体のうち 80 検体を凝集した．翌年の 1940 年に Landsteiner と Wiener は，アカゲザル（*Macacus rhesus*）の赤血球を用いてウサギとモルモットを免疫して作製した抗体が，アカゲザルの赤血球だけではなく，白人の約 85％の赤血球検体を凝集するという成績を得，この新しい血液型を rhesus にちなんで Rh 血液型と名付けた．Levine らの発見したヒト由来の抗体は，Landsteiner と Wiener が作製した動物免疫抗体と当初は同一と考えられていたが，現在では，後者は発見者の名にちなんで両名の頭文字から抗 LW 抗体と呼称されるようになり，抗 Rh 抗体とは区別されている．

b．Rh 血液型の基礎

現在，Rh 血液型抗原は 52 抗原が同定されているが，D，C，c，E，e の 5 抗原が主要な抗原として重要である．この中で，D 抗原は最も免疫原性（生体に免疫反応を惹起し得る抗原の性質）が強く，臨床的に重要である．通常，Rh 陽性は D 抗原陽性を，Rh 陰性は D 抗原陰性をさす．日本人における D 陰性の頻度は，白人の約 15％，黒人の約 8％と比較して約 0.5％（200 人に 1 人）と少ない．日本人に多いと想定される Rh 血液型の表現型（慣用標記）として，Rh（D）陽性は CCDee（抗原：D，C，e）や CcDEe（抗原：D，C，c，E，e），Rh（D）陰性は ccdEe（抗原：c，E，e）や ccdee（抗原：c，e）があげられる．Rh（D）陰性の慣用標記において，D 抗原欠如を意味する d（スモールディー）を使用しているが，実際に d 抗原は存在せず想定上のものである．抗 D 血清に対する反応性から，Rh（D）陽性と Rh（D）陰性の中間的な変異型（D variant）が存在する（後述）．

Rh 血液型は，主となる D 抗原と対立抗原である C/c および E/e の抗原で構成され，3 抗原の組合せによるハプロタイプで遺伝する．Rh 抗原は，*RHD* 遺伝子と *RHCE* 遺伝子の 2 つの相同性の高い遺伝子によりエンコードされており，*RHD* 遺伝子から D 抗原，*RHCE* 遺伝子から Cc および Ee 抗原が生成される．これらの蛋白は，417 個のアミノ酸からなる 12 回膜貫通型で，6 つの膜外ループと 7 つの膜内蛋白で構成され，RhD 蛋白と RhCE 蛋白の違いは 36 個のアミノ酸のみである．C 抗原と c 抗原は，*RHCE* 遺伝子の 4 カ所にアミノ酸置換を認め，E 抗原と e 抗原は，*RHCE* 遺伝子の 1 カ所のアミノ酸置換による．*RHD* 遺伝子と *RHCE* 遺伝子は相同性が高く，3' 側で互いに向き合っているため，partial D の *RHD-CE-D* などのハイブリッド遺伝子が生じやすい．他の血液型の蛋白とは異なり，Rh 蛋白は赤血球膜のみに発現しており，Rh 関連糖蛋白（Rh-associated glycoprotein：RhAG）が存在することで赤血球膜に発現する．したがって，RhAG に変異が生ずれば，Rh null 型や Rh mod 型などのように Rh 蛋白の発現が抑制される．

c．D variant

Rh 血液型は蛋白抗原系血液型であり，*RHD* 遺伝子と *RHCE* 遺伝子の変異がダイレクトに抗原性の変化に影響を与える．一方，前述した ABO 血液型における遺伝子変異は，遺伝子がコードする糖転移酵素活性の変化を介して抗原性に影響する．D variant には，partial D，weak D，DEL（D elution）の 3 種類が存在する．

①partial D

D 抗原は，非常に多くの RhD エピトープで構成されている．*RHD* 遺伝子と *RHCE* 遺伝子の遺伝子転換によるハイブリッド形成，あるいは *RHD* 遺伝子のアミノ酸変異などにより，RhD 蛋白の構造異常をきたし D 抗原の抗原性が変化する（RhD エピトープが欠失する）ものである．partial D は，抗 D モノクローナル抗体の反応性の違いにより分類されており，現在 91 タイプが報告されている．日本人における頻度が，14 万から 23 万人に 1 人とされている．輸血時の取り扱いは，供血者となるときは Rh（D）陽性（抗原性が変化していても免疫原性あり），受血者となるときは Rh（D）陰性（抗原性が変化しているために抗 D 抗体が産生される可能性がある）として扱う．

②weak D

赤血球膜の RhD 蛋白の膜内あるいは膜貫通部のアミノ酸変異により，D 抗原が量的に減少しているものをいう．抗原の強弱には幅があり，partial D とは異なり，すべての抗 D モノクローナル抗体に弱く反応する．輸血時の取り扱いは，基本的に partial D と同様である．供血者となるときは Rh（D）陽性（抗原性が減少していても D 抗原の免疫原性は高い），受血者となるときは Rh（D）陰性（抗原性が減少しているために抗 D 抗体が産生される可能性がある）として扱う．

③DEL

Rh（D）陰性の中で，抗 D 抗体による吸着解離試験によってのみ D 抗原が検出されるものであり，weak D と同様に，RhD 蛋白の膜内あるいは膜貫通部のアミノ酸変異が認められる．日本人における Rh（D）陰性の約 10％ が DEL と報告されている．

d．稀な Rh 血液型

①D--（ディーバーバー）

RhC/c 抗原と RhE/e 抗原を欠失したものをいう．*RHCE* 遺伝子の完全あるいは部分欠失，*RHCE-D-CE* ハイブリッド遺伝子の形成などにより，RhCE 蛋白が欠失する．通常，Rh（D）陽性であるため，不規則抗体を保有しない場合は検出しにくい．検出頻度は約 20 万人に 1 人であり，近親婚家系に多いといわれている．

②Rh null

RhD 抗原，RhC/c 抗原，RhE/e 抗原をすべて欠失したものをいう．*RHD* 遺伝子および *RHCE* 遺伝子の両方に変異を有する amorph type と，Rh 関連糖蛋白（RhAG）の欠損により Rh 蛋白の発現が抑制される regulator type がある．

e．Rh 血液型検査

Rh 血液型をルーチン検査として検査する場合は，主要 5 抗原の中で最も免疫原性が強い D

抗原について検査を行う．輸血療法を行う場合の大原則として，患者と輸血用血液製剤における「ABO血液型とRh(D)血液型を一致させる」ことがある．いいかえれば，Rh(D)陰性患者にRh(D)陽性血を輸血してはならない．Rh血液型の具体的な検査方法としては，ABO血液型検査のオモテ試験を行うときに，別の試験管に抗Dモノクローナル抗体を入れて検査を行う．詳細は「輸血学実習」の項で述べられる．

f．Rh血液型不適合妊娠
①Rh血液型に対する抗体

Rh血液型に対する抗体は，主にIgGクラスの免疫抗体であり，胎盤通過性がある．輸血あるいは妊娠を契機として抗体が産生されるために，免疫刺激がない場合には抗体を保有していない．Rh(D)陰性患者にRh(D)陽性血を輸血した場合（原則，行ってはならない），抗D抗体が産生され，再度のRh(D)陽性血の輸血により溶血性副作用を起こし得る．Rh(D)陽性血の1回の輸血により抗D抗体が産生される確率は80％以上である．D抗原に次いで，E抗原，c抗原で抗体が産生されやすい．

②新生児溶血性疾患

母児間の血液型不適合妊娠は，母体にない児の赤血球抗原に対する抗体が，母体で産生されて経胎盤的に児へ移行し，児の赤血球抗原に結合して抗原抗体反応を引き起こし，児の赤血球を破壊して溶血と黄疸をきたす．ABO血液型の不適合妊娠は比較的多いが軽症の場合がほとんどであり，Rh血液型の不適合妊娠は重症となることが多い．また，妊娠回数が増えるほど，重症度および発症のリスクが高くなる．

学生諸君が理解しやすいように，D抗原を例にとってRh血液型不適合妊娠について概説する．日本人におけるRh(D)陰性の頻度は約0.5％であることから，Rh(D)陰性の母体の場合はRh(D)陽性の児との組み合わせが想定される．D抗原陽性の児赤血球が，妊娠中に胎盤出血などを介してRh(D)陰性の母体に流入すると，母体が感作されて抗D抗体が産生される．母体で産生された抗D抗体は，経胎盤的に児へ移行して児の赤血球を破壊する．重篤な貧血により胎児水腫が起こり，子宮内胎児死亡の原因にもなる．これを防止するためには，母体の感作を予防する必要がある．間接クームス試験を妊娠初期と妊娠26～28週に行い，抗D抗体が陰性の場合には，妊娠28週前後で抗D免疫グロブリンを投与する（妊娠を継続させる）．また，分娩後72時間以内に抗D免疫グロブリンをさらに投与する（母体を感作する前に，母体に流入した児の赤血球を抗体で破壊する）．すでに母体が感作されている場合には，抗D免疫グロブリンの投与は無効である．抗D免疫グロブリンの投与が普及して以降，抗D抗体による新生児溶血性疾患は減少した．

3 その他の血液型

a．Lewis血液型
①Lewis血液型の基礎

Lewis血液型は，糖鎖抗原系血液型である．2つの主要抗原であるLe^{a}抗原とLe^{b}抗原により，Le(a−b+)，Le(a+b−)，Le(a+b+)，Le(a−b−)の4つの表現型に分類される．人種により頻度は異なるが，日本人ではLe(a−b+)型が多い．Lewis抗原は，ABO血液型とHh血液型の

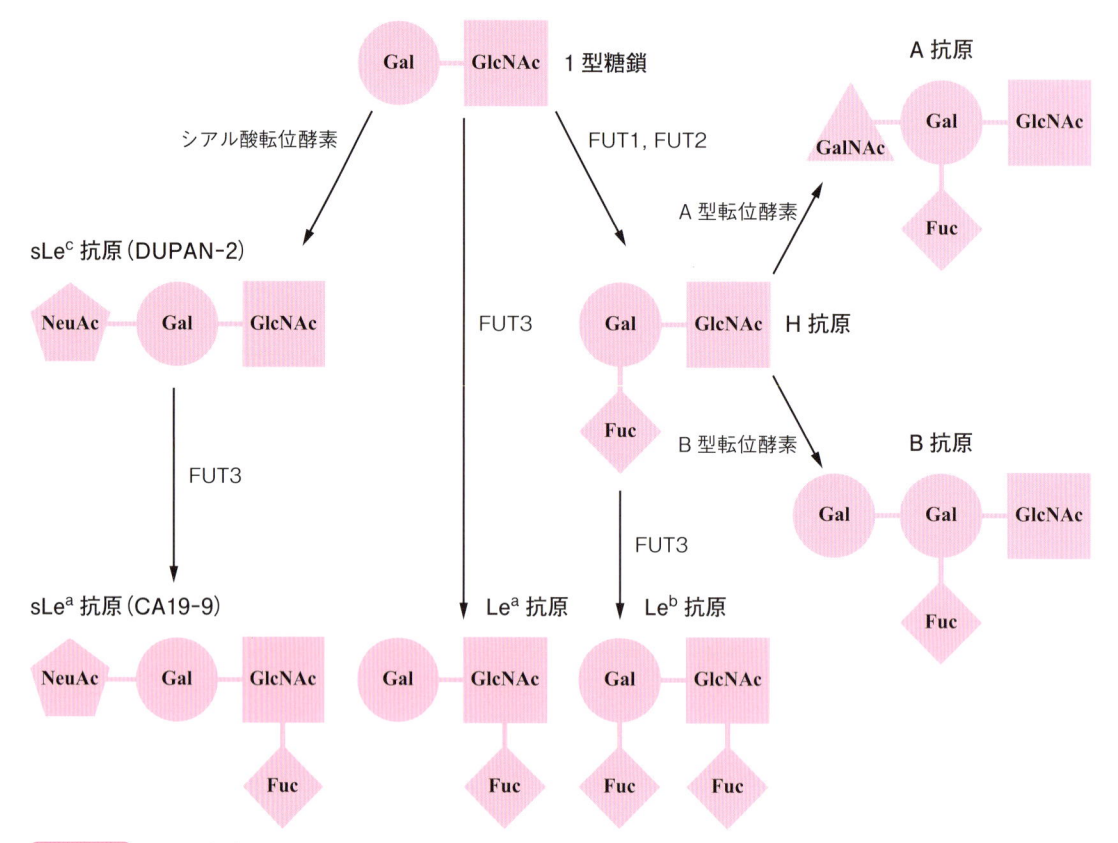

図25 Lewis血液型とABO血液型の生成過程

抗原（ABH 抗原）と構造的に類似しており，前駆体である糖鎖にフコースが特異的に順次付加することにより生成される．赤血球上の Lewis 抗原は，赤血球において合成されるのではなく，消化管上皮細胞で合成された抗原が，糖脂質として血中に分泌され赤血球膜に吸着したものである．

　Lewis 抗原は，ABO 血液型と同一の前駆物質である1型糖鎖から生成される．1型糖鎖の N-アセチルグルコサミン（GlcNAc）残基に，Lewis 遺伝子（*FUT3*）産物である α1,4 フコース転位酵素（α1,4-fucosyltransferase：FUT3）の作用により，フコースが付加すると Le^a 抗原が生成される．1型糖鎖のガラクトース（Gal）残基に FUT2 の作用でフコースが付加されて H 抗原が生成され，さらにその N-アセチルグルコサミンに，FUT3 の作用によりフコースが付加すると Le^b 抗原が生成される（図25）．

　Lewis 血液型は，生まれてから加齢に伴って変化する．新生児血球はすべて Le(a−b−) であるが，生後1〜2カ月で *FUT3* 遺伝子の作用により Le^a 抗原が，次いで *FUT2* 遺伝子と *FUT3* 遺伝子の作用で Le^b 抗原が生成され，大部分の乳児が Le(a+b−) あるいは一時的に Le(a+b+) 型となる．その後2〜3歳頃には，Le(a+b+) 型の Le^a 抗原が退化して Le(a−b+) 型となる．

　Le(a−b+) 型では，分泌（*Se*）遺伝子がコードする FUT2 が存在する分泌型であり，ABH 型物質と Lewis 型物質が唾液などの体液中に分泌される．一方，Le(a+b−) 型では，Le^b 抗原を合成できず，FUT2 が存在しない非分泌型であり，唾液中に ABH 型物質が認められない．

②Lewis 抗体

　抗Le^{a}抗体はIgGクラスで補体結合性があり，抗体力価が強い場合には溶血を示すことがある．したがって，輸血用血液製剤を選択する場合には，37℃で抗グロブリン法による交差適合試験を行って，Le^{a}抗原の陰性血を選択する必要がある．

③Lewis 血液型と腫瘍マーカー

　1型糖鎖のガラクトース残基に，シアル酸転位酵素の作用により，N-アセチルノイラミン酸（NeuAc）が付加すると，シアリル Le^c（sLe^c）抗原が生成される．次いで，sLe^c の N-アセチルグルコサミンに，FUT3 の作用でフコースが付加するとシアリル Le^a（sLe^a）抗原が生成される（図25）．日本人の5〜10％に存在するとされる Le(a−b−) 型では，FUT3 が欠損しているために，sLe^c から sLe^a を合成することができない．

　消化器がんの腫瘍マーカーである CA19-9（carbohydrate antigen 19-9）抗体は sLe^a 抗原を認識し，DUPAN-2 抗体は sLe^a 抗原の前駆体である sLe^c 抗原を認識する．実際，Le(a−b−) 型では CA19-9 値がほぼゼロであり，がん患者においても CA19-9 値が上昇しない．したがって，Le(a−b−) 型の患者においては，CA19-9 を腫瘍マーカーとして使用できないため，DUPAN-2 を測定すべきである．

b．Duffy 血液型

　Duffy 血液型は，蛋白抗原系血液型である．2つの主要抗原である Fy^a 抗原と Fy^b 抗原により，Fy(a+b−)，Fy(a−b+)，Fy(a+b+)，Fy(a−b−) の4つの表現型に分類される．Duffy 抗原（Fy^a 抗原，Fy^b 抗原）は，*Fy* 遺伝子がコードする7回膜貫通型の Duffy 糖蛋白上に存在し，両者は42番目のアミノ酸置換による．

　Duffy 抗原は三日熱マラリアのレセプターであり，マラリア原虫は，ヒトの体内において，赤血球表面の Duffy 抗原に結合して侵入し増殖する．Fy^a 抗原と Fy^b 抗原の両者ももたない Fy(a−b−) 型では，三日熱マラリアに抵抗性を示す．Fy(a−b−) 型は日本人ではきわめて稀だが，アフリカの三日熱マラリア流行地に遺伝的起源をもつ黒人に多い．

　抗 Fy^a 抗体は，溶血性副作用の原因となることから，輸血用血液製剤を選択する場合には，Fy^a 抗原の陰性血を選択する必要がある．

c．Kidd 血液型

　Kidd 血液型は，蛋白抗原系血液型である．2つの主要抗原である Jk^a 抗原と Jk^b 抗原により，Jk(a+b−)，Jk(a−b+)，Jk(a+b+)，Jk(a−b−) の4つの表現型に分類される．Jk^a 抗原と Jk^b 抗原は，*Jk* 遺伝子がコードする10回膜貫通型の Kidd 糖蛋白上に存在し，両者は第4ループの280番目のアミノ酸置換による．Kidd 抗原がない Jk(a−b−) 型および Jk$_{null}$ 型の赤血球が，溶血剤である2M尿素に対して溶血抵抗性を示したことから，ヒト赤血球尿素輸送体（HUT11）蛋白がクローニングされ，Kidd 糖蛋白が赤血球の尿素輸送体であることが明らかとなった．

　抗 Jk^a 抗体と抗 Jk^b 抗体は，ほとんどが IgG 抗体であり，遅発性溶血反応を生じる重要な抗体である．抗体が産生され検出されてから数カ月後には検出されなくなる場合が多い．交差適合試験では陰性であったが，輸血された不適合血により二次免疫応答が刺激されて不規則抗体が急激に増加し，溶血反応を引き起こす場合があるので注意が必要である．

d．Diego 血液型

　　Diego 血液型は，蛋白抗原系血液型である．2つの主要抗原である Di^a 抗原と Di^b 抗原により，Di(a+b−)，Di(a+b+)，Di(a−b+) の3つの表現型に分類される．Di^a 抗原と Di^b 抗原は，*Di* 遺伝子がコードする14回膜貫通型糖蛋白であるバンド3上に存在し，両者は第7ループの854番目のアミノ酸置換による．バンド3蛋白は，赤血球膜の主要な糖蛋白であり，陰イオン交換体としての役割を担っている．Di^a 抗原は Mongoloid factor とよばれ，蒙古系民族やアメリカインディアンが多く保有し，白人や黒人では稀であり，日本人では約10％が陽性である．Diego 血液型には，Di^a 抗原と Di^b 抗原以外に，Wr^a 抗原や Wr^b 抗原などの低頻度抗原が確認されている．

　　抗 Di^a 抗体と抗 Di^b 抗体は，ほとんどが IgG 抗体であり，重篤な溶血性副作用と新生児溶血性疾患を引き起こす重要な抗体である．輸血用血液製剤を選択する場合には，Di^a 抗原あるいは Di^b 抗原の陰性血を選択する必要がある．

e．Kell 血液型

　　Kell 血液型は，蛋白抗原系血液型であり，1回膜貫通型糖蛋白上に存在し，5組の対立抗原（K/k，Kp^a/Kp^b/Kp^c，Js^a/Js^b，K17/K11，K24/K14）と，14種類の高頻度抗原と7種類の低頻度抗原から構成され，多くの抗原は1アミノ酸置換による．

　　Kell 抗原は免疫原性が強く，重篤な溶血性副作用や新生児溶血性疾患を引き起こす．白人では，約10％が K 抗原陽性のために抗 K 抗体の産生頻度が高く，臨床上問題となることが多い．日本人では，ほとんどが kk，Kp(a−b+)，Js(a−b+) 型であり，抗 K 抗体による輸血副作用はほとんど問題とならない．

B　不規則抗体スクリーニング検査

　　ABO 血液型における抗 A 抗体，抗 B 抗体（IgM クラス）を「規則抗体」といい，ABO 血液型以外の赤血球抗原に対する抗体を「不規則抗体」という．不規則抗体には，輸血や妊娠などの免疫感作により産生される「免疫抗体（主に IgG クラス，胎盤通過性あり）」と免疫感作によらない自然抗体（主に IgM クラス，胎盤通過性なし）」がある．免疫抗体は，しばしば溶血性副作用や新生児溶血性疾患を引き起こすため，臨床的に重要である．

表17　臨床的に意義のある不規則抗体と輸血用血液製剤の選択

抗体の特異性	臨床的意義	血液製剤の選択
Rh	あり	抗原陰性血
Duffy	あり	抗原陰性血
Kidd	あり	抗原陰性血
Diego	あり	抗原陰性血
Ss	あり	抗原陰性血
Kell	あり	抗原陰性血
M	37℃反応性の場合	抗原陰性血
Le^a	稀	抗グロブリン試験による交差適合試験の適合血

臨床的に意義のある抗体として，ABO 血液型の抗 A 抗体と抗 B 抗体以外では，37℃反応性の間接抗グロブリン試験において陽性となる不規則抗体である．表 17 には，臨床的に意義のある不規則抗体と輸血用血液製剤の選択を示す．輸血が予定されている患者において，不規則抗体スクリーニング検査を前もって行っておくことで，安全な輸血を行うことが可能となる．不規則抗体が陽性の場合には，その抗体が反応する抗原を同定し，抗原が陰性の輸血用血液製剤を選択する必要がある．したがって，稀な血液型の場合には，適合血を準備するための時間的余裕が必要である．不規則抗体スクリーニングが陰性であることを確認できていれば，緊急に輸血を行う場合でも簡便な方法で迅速に血液製剤を出庫することが可能となる．しかし，不規則抗体スクリーニング検査では低頻度抗原に対する抗体は通常検出されないことから，不規則抗体スクリーニングが陰性であっても，不適合による感作をすべて避けられるものではない．最終的には，交差適合試験による確認が必要である．

C 交差適合試験

　交差適合試験は，輸血を行うために必要な「患者と供血者間の適合性」をみる最終的な検査である．いいかえれば，血液製剤を実際に患者へ投与した場合のシミュレーションを試験管内で行うことに他ならない．したがって，交差適合試験において凝集が認められないことが「適合」である．交差適合試験を行う場合には，ABO 血液型と Rh(D) 血液型が患者と同型であり，臨床的に意義のある不規則抗体を保有する場合には，対応する抗原が陰性の血液製剤を選択して交差適合試験を行う．

　患者の血清と供血者の血球を組み合わせる「主試験」と，患者の血球と供血者の血清を組み合わせる「副試験」がある（図 26）．日本赤十字社血液センターにおいて，すべての献血者から採血した血液について，不規則抗体スクリーニング検査を実施して，輸血副作用に関係する抗体を保有する血液は輸血用血液製剤から除外している．したがって，患者の ABO 血液型と Rh(D) 血液型が確定しており，患者が不規則抗体を保有していなければ，理論的には，副試験を省略することが可能である．

　学生諸君に覚えておいてもらいたいキーポイントとして，輸血を行う患者と供血者の血液型に関して，ABO 血液型と Rh(D) 血液型のみを一致させていることである．すべての血液型を一致させることは，実際には不可能であり，その必要もない．赤血球輸血を行う場合には，患

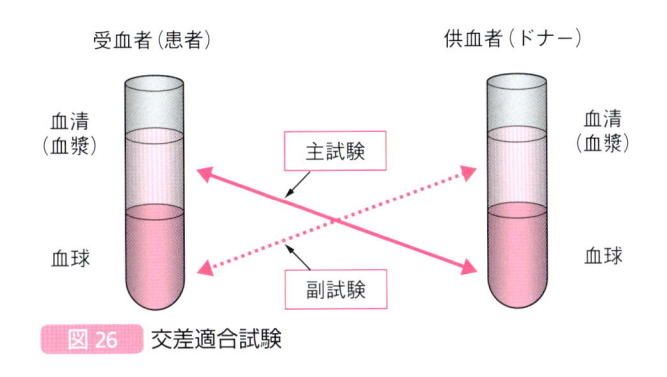

図 26　交差適合試験

者血清（血漿）中に存在する臨床的意義のある抗体について，その抗原を投与しないことが重要なのである．ABO血液型を一致させることで，規則抗体に対応する抗原を輸血しないことになる．不規則抗体スクリーニング検査を行って，不規則抗体が反応する抗原を除外し，さらに，検出しえない不規則抗体による副作用を回避するために交差適合試験を行うのである．交差適合試験の詳細は，「輸血学実習」の項で述べられる．

特別編　輸血の極意

「赤血球輸血を行う場合には，患者血清中の抗体の存在に注意を払うべし」
「ABO血液型を検査することは，規則抗体を同定することと心得よ」

　輸血を行う場合には，まず，患者のABO血液型を知る必要がある．その理由は，患者と輸血用血液製剤のABO血液型を一致させる必要があるからである．しかし，簡単に一致させるといっても，その真の意味について考えたことはあるだろうか？

　ABO血液型検査は，赤血球表面のA抗原やB抗原を検出する「オモテ試験」が重要であると思いがちである．しかし，赤血球輸血を行う場合には，患者血清中の規則抗体（抗A抗体，抗B抗体）を検出する「ウラ試験」の方が重要である．ABO血液型を一致させることで，患者血清中の抗A抗体や抗B抗体と反応する抗原を入れないようにしているのである．具体的にいえば，A型患者（抗B抗体をもつ）に輸血を行う場合はB抗原を入れることはできないので（B型とAB型は不可），A型かO型（A抗原とB抗原をもたない，緊急輸血の場合に使用）を入れることになる．逆説的にいえば，A抗原をもつからA型なのではなく，抗B抗体をもつからA型ということができる．

　ところで，ABO血液型以外の血液型の赤血球抗原に対する抗体を不規則抗体といい，妊娠や輸血など免疫刺激により産生される．不規則抗体を保有する患者に輸血を行う場合には，不規則抗体が反応する抗原を同定し，該当する抗原をもたない血液製剤を選択して交差適合試験を行い，適合であれば輸血することができる．規則抗体の場合と同様に，抗体が反応する抗原を輸血しないことは，不規則抗体の場合も同様である．したがって，赤血球輸血を行う場合には，規則抗体であれ不規則抗体であれ，その抗体が反応する抗原を含まない血液製剤を選択すればよい．

　一方，新鮮凍結血漿や血小板輸血など血漿成分を輸血する場合には，血液製剤中の抗A抗体や抗B抗体が，患者赤血球のA抗原やB抗原と反応しない血液製剤を選択する必要がある（結果として，ABO血液型同型となる）．したがって，輸血用血液製剤の種類にかかわらず，輸血を行う場合には，患者とABO血液型が同型の血液製剤を選択するのが原則である．赤血球輸血の場合とは逆で，A抗原をもつからA型といえる．

【大坂顯通】

4章

輸血用血液製剤

1 赤血球輸血製剤

A 赤血球製剤投与の目的

　赤血球製剤投与の最大の目的は，貧血による酸素運搬量が減少した患者において，ヘモグロビンの供給により酸素運搬能力を増加させることである．ヘモグロビンは酸素運搬において重大な役割を果たしている．

$$\text{血液酸素含量 (mL/dL)} = \text{ヘモグロビン値 (g/dL)} \times 1.36 \text{ (mL/g)} \times \text{酸素飽和度 (\%)} / 100 + 0.003 \times \text{PaO}_2 \text{ (mmHg)}$$

1.36 mL：1 g のヘモグロビンに結合できる酸素量

　骨髄における赤血球産生の減少や軽度の出血の持続などによる慢性貧血においては，2,3-DPG 増加による酸素解離曲線の左方シフトによる酸素結合力増加によりヘモグロビンが運搬できる酸素量を増加させることにより代償をしている．
　全身への酸素運搬量は，血液酸素含量と心拍出量の積となる．

$$\text{酸素運搬量 (mL/min)} = \text{血液酸素含量 (mL/dL)} \times \text{心拍出量 (dL/min)}$$

　血液酸素含量が減少しても，心拍出量が保たれれば，全身への酸素運搬量の減少は起きない．貧血の場合，ヘマトクリット値低下による血液粘性の低下により心臓からの血液の駆出が容易になるため，心拍出量が増加して，全身への血液酸素運搬量を増加させている．しかし，貧血が高度となれば，このような生体の代償能力も限界に達し，心不全や全身の臓器への酸素運搬量の減少が起こる．
　急性出血などによる急性貧血では，出血量が少量の場合（循環血液量の 10％程度以下，成人では 0.7 mL/kg 以下）細胞外液が血管内に入ることにより血漿量が増加し，循環血液量は保たれる．さらに出血量が多くなると循環血液量は減少し，交感神経系の緊張により，心収縮性や心拍数増加が起こり，心拍出量（＝1回拍出量×心拍数）を維持する．しかし，出血量がさらに多くなるとこれらの代償反応では，心拍出量を維持できなくなり，全身への酸素運搬量は減少する．
　このような場合には，赤血球製剤の輸血によりヘモグロビン値を回復させる必要がある．

B どれくらいの貧血が代償できる限界か

　以前は，ヘモグロビン値 10 g/dL が貧血の限界，つまり輸血の適応と考えられていた．しか

し，慢性腎不全患者などでは，さらに低いヘモグロビン値でも通常の生活ができている．現在では，ヘモグロビン値 6 g/dL 以下では輸血はまず避けられないと考えられている．通常は，ヘモグロビン値 7〜8 g/dL が赤血球輸血のトリガー値と考えられている．

C どの程度までヘモグロビン値を回復させたらよいのか

貧血患者に輸血を行った場合でも，ヘモグロビン値を正常に戻す必要はない．ヘモグロビン値は 10 g/dL 程度までに回復させれば十分と考えられている．集中治療患者では，ヘモグロビン値をより高く保った群で，むしろ死亡率が高くなったと報告されている．

D 赤血球製剤

赤血球製剤の大部分は日本赤十字社から製品として供給される．日本赤十字社からは大きく分けて，全血製剤，赤血球濃厚液，解凍赤血球，洗浄赤血球，合成血などが製品として存在する．このうち，もっともよく用いられるのは赤血球濃厚液である．いずれの製剤も，血液製剤内の白血球を死滅させて GVHD を予防するために放射線を照射した照射製剤が存在する．

赤血球製剤の供給量は平成 19（2007）年以降増加傾向にあり，平成 23（2011）年の製造量は 661 万単位，総供給量は 654 万単位であった．そのうち，赤血球濃厚液-LR が 650 万単位（全体の 99％以上）を占めている．洗浄人赤血球浮遊液は 3.9 万単位であった．その他の赤血球製

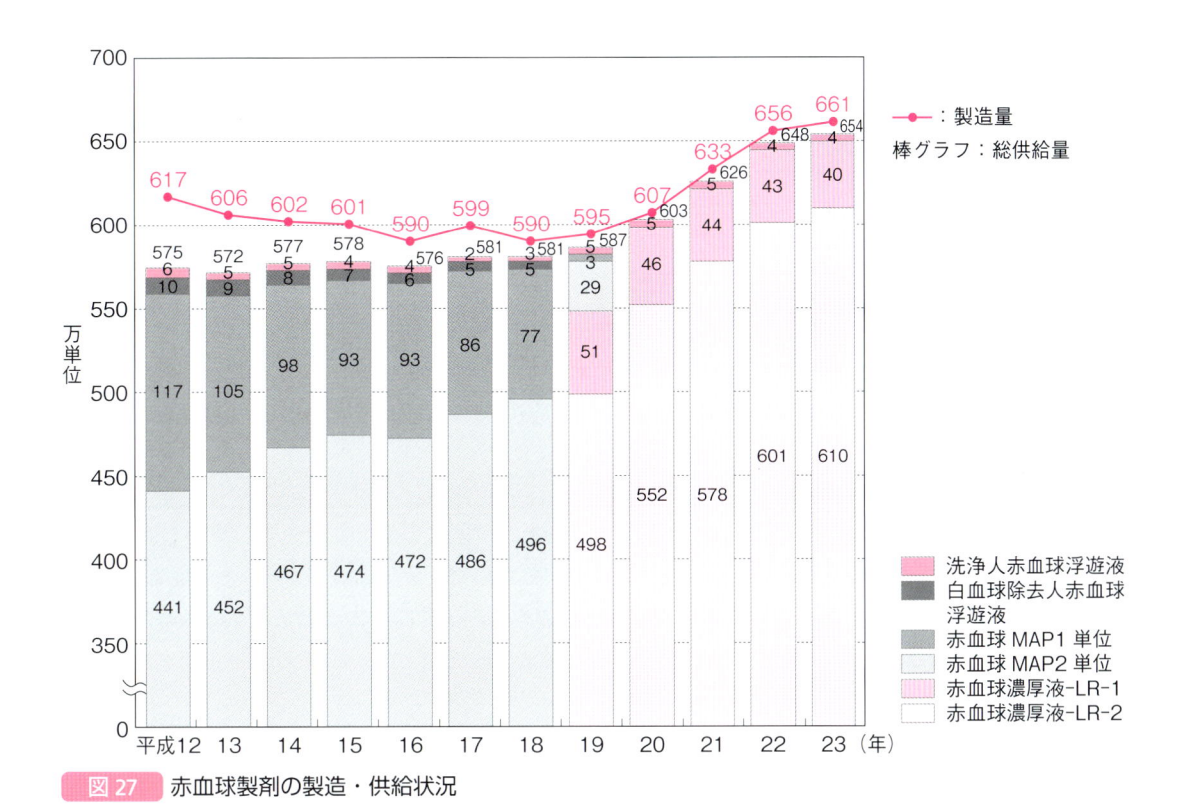

図27 赤血球製剤の製造・供給状況

剤（解凍人赤血球濃厚液，合成血）の供給は，約300単位に留まった（図27）．

1 赤血球濃厚液-LR「日赤」

平成19年から保存前白血球除去が行われ，赤血球MAPに替って赤血球濃厚液-LRが製造されている．

200 mLの血液に由来するものと，400 mLの血液に由来するものがある．200 mL由来の製剤は，血液保存液（CPD液）を28 mL混合したヒト血液200 mLから白血球および血漿の大部分を除去した赤血球層に赤血球保存用添加液（MAP液）を約46 mL混和して作成される．CPDは，クエン酸（citrate），リン酸（phosphate），デキストロース（dextrose）の頭文字をつなげたものである．MAPは，マンニトール（mannitol），アデニン（adenine），リン酸（phospate）の頭文字をつなげたものである．いずれも，赤血球の安定・保護のために添加されている．LRは白血球（leukocyte）除去（removal）を意味している．有効期間は採血後21日間である．2～6℃で保存する．

平成23年度の赤血球濃厚液-LT-2の供給量は610万単位，赤血球濃厚液-LT-1は40万単位であった．

2 全血製剤

全血製剤（人全血液-LR「日赤」）とそれに放射線照射を行った照射人全血液-LR「日赤」がある．全血製剤の供給は年々減少している．

3 洗浄赤血球-LR「日赤」（洗浄人赤血球浮遊液）

ヒト血液200 mLまたは400 mLから白血球および血漿の大部分を除去した赤血球層を生理食塩液で洗浄した後，同液を加えて全量をそれぞれ200 mL，400 mLとした濃赤色の液剤である．静置すると，主として赤血球からなる沈層と澄明な液層とに分かれ，液層はヘモグロビンによる弱い着色を認めることがある．2～6℃で保存する．製造後の有効期限は24時間である．

4 解凍赤血球-LR「日赤」（解凍人赤血球濃厚液）

ヒト血液200 mLまたは400 mLから白血球および血漿の大部分を除去した赤血球層に凍害保護液を加えて凍結保存したものを解凍後，凍害保護液を洗浄除去したもので，最終洗浄液を少量含有する深赤色の液剤である．2～6℃で保存する．製造後の有効期限は12時間である．

5 合成血-LR「日赤」

ヒト血液200 mLまたは400 mLから白血球および血漿の大部分を除去し，洗浄したO型の赤血球層に，白血球の大部分を除去したAB型のヒト血漿をヒト血液200 mLまたは400 mLに由来する相当量加えた濃赤色の液剤であり，静置すると，赤血球の沈層と黄色の液層とに分かれる．液層は脂肪により混濁することがあり，また，ヘモグロビンによる弱い着色を認めることがある．なお，ヒト血漿には原料血液由来の血液保存液（CPD液）（ヒト血液200 mLに対し28 mL混合）（ヒト血液400 mLに対し56 mL混合）を含有する．適応はABO型血液型不適合による新生児溶血性疾患である．2～6℃で保存する．製造後の有効期限は24時間である．

E 自己血

　院内で自己血貯血として作成される赤血球製剤がある．手術中に行われる等容積性血液希釈により採血される自己血や，手術中や手術後に，出血した自己血を回収して，それを洗浄して患者に戻す回収自己血などがある．

1 自己血貯血
　自己血は全血，赤血球濃厚液と新鮮凍結血漿，あるいは冷凍赤血球と新鮮凍結血漿といった形で保存される．

2 自己血回収血
　血管手術や整形外科手術など清潔な術野からの血液を自己血回収装置で回収し，それを生理食塩液で洗浄することで赤血球浮遊液を作成する．洗浄により血漿成分や血小板は失われる．

3 術後血液回収
　心臓手術後のドレーンから吸引された血液をフィルターを通して，輸血する場合がある．

F 赤血球輸血のタイミング―トリガーと目標値

　赤血球輸血の目的は，全身への酸素供給維持のためのヘモグロビン値の維持である．赤血球輸血のトリガーとして通常用いられるのはヘモグロビン値である．ヘモグロビン値が 10 g/dL 以上の場合は，赤血球輸血は行われることは稀である．一方，ヘモグロビン値が 6 g/dL の場合には，赤血球輸血がほとんどの場合に行われる．一般的な赤血球輸血のトリガーとなるヘモグロビン値は 7〜8 g/dL である．輸血においては，患者の全身状態や造血能，出血の状況，今後の出血の状況などを考えて総合的に判断すべきであり，ヘモグロビン値のみに依存して判断をすることは適当ではない．

　「血液製剤の使用指針」においてヘモグロビン値を 10 g/dL 以上に保った方がよいと考えられているのは，冠動脈疾患などの心疾患，肺機能障害や脳循環障害が存在する場合などに限られている[1]．高齢者の心筋虚血・梗塞においてはヘモグロビン値を 10 g/dL に保つことの有用性についての報告がある[2]．肺疾患患者では，酸素化が障害される可能性があるためであるが，ヘモグロビン値を 10 g/dL 以上に保つべきであるというエビデンスは少ない．脳循環障害においては，その程度や，発症時期にも影響されるであろう．

■ 文献

1) Hogue CW Jr, Goodnough LT, Monk TG. Perioperative myocardial ischemic episodes are related to hematocrit level in patients undergoing radical prostatectomy. Transfusion. 1998; 38: 924-31.
2) Wu WC, Rathore SS, Wang Y, et al. Blood transfusion in elderly patients with acute myocardial infarction. N Engl J Med. 2001; 345: 1230-6.

【稲田英一】

2 血小板製剤

A 止血における血小板の役割 （図28）

　血小板は骨髄中の巨核球の細胞質が断片化して生じた，核をもたない直径2〜3 μm の細胞で，血液中には約10万〜40万個/mm³含まれている．血小板の平均寿命は8〜12日間で，主に脾臓で破壊される．出血時には，血管内皮細胞下組織から露出したコラーゲンに，血管内皮細胞で合成されたvon Willebrand因子（vWF）が結合する．血小板は，血小板膜糖蛋白（GP）のGPIb受容体やコラーゲン受容体を介して内皮細胞下のvWFやコラーゲンと結合し，凝集する（一次凝集）．この過程で血小板は活性化され，形態が円盤状から多数の長い突起をもつ球状に変化し，血小板膜糖蛋白のGPⅡb/Ⅲa受容体が発現する．血液中のフィブリノゲンやvWFなどにより，GPⅡb/Ⅲa受容体は架橋され，血小板凝集塊が形成される．また，活性化血小板は，新たに血小板を凝集させるトロンボキサンA_2（TXA_2）を産生するとともに，細胞内顆粒にあるアデノシン二リン酸（ADP），ATP，セロトニン，Ca^{2+}を放出する．セロトニンは血管を収縮させ，ADPも血小板の凝集を促進する（二次凝集）．ここまでの過程を一次止血とよぶ．凝集した血小板のリン脂質は，凝固因子による凝固反応の場となり，最終的に，フィブリノゲン（第Ⅰ因子）から，フィブリンポリマー（フィブリン網）が形成されることで，血栓は補強され，止血が完成する（二次止血）[1]．

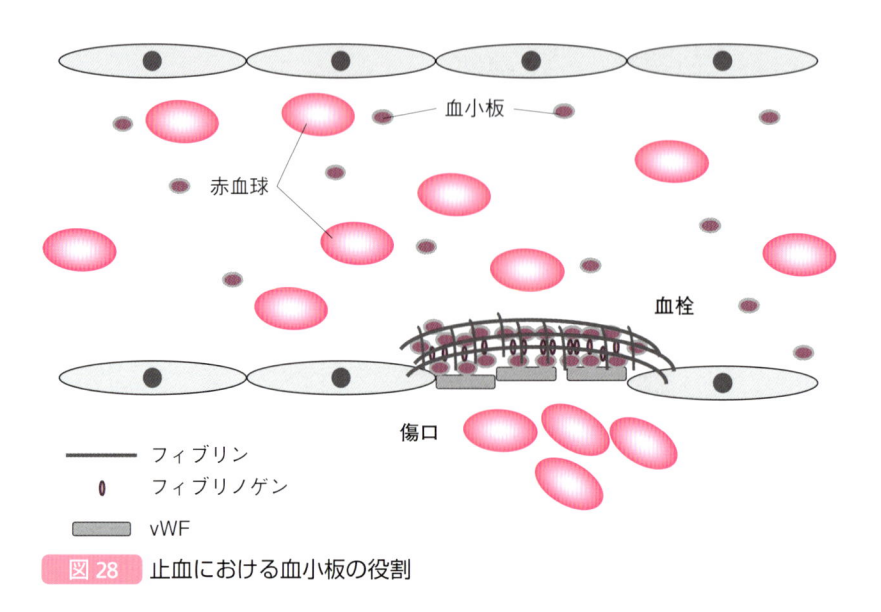

図28 止血における血小板の役割

図29　血小板濃厚液製剤

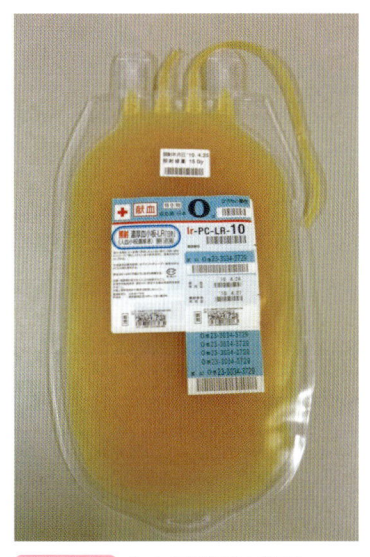

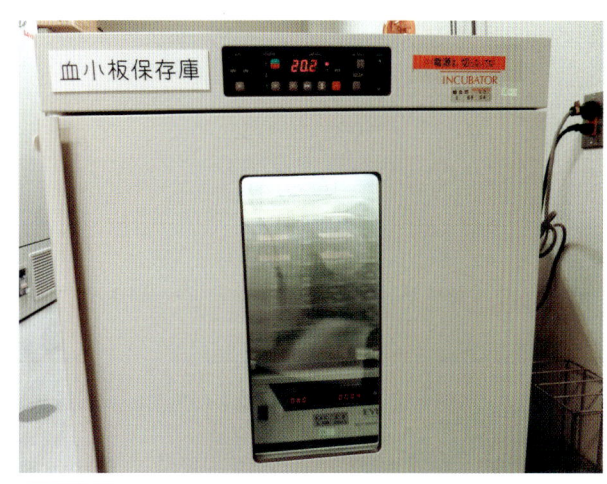

図30　血小板濃厚液製剤の保存庫

B　血小板濃厚液製剤と一般的な注意について（図29）

　現在，日本赤十字社から供給される血小板濃厚液は，すべて成分採血から製造されている．血小板製剤1単位には $0.2×10^{11}$ 個以上の血小板が含まれ，1，2，5，10，15，20単位の製剤があるが，10，15，20単位製剤が主に使用されている．抗HLA抗体による血小板不応状態に使用されるHLA適合血小板濃厚液には，10，15，20単位の3種類の製剤が供給されている[2]．

　製剤中の白血球数は1バッグ当たり $1×10^6$ 個以下であるが，致死的な輸血後移植片対宿主病（PT-GVHD）の発症の危険性があるため，放射線を照射（15～50 Gy）した血小板濃厚液を使用する．

　有効期間は採血後4日で，調製された血小板濃厚液は，輸血するまで室温（20～24℃）で血小板振盪器を用いて水平振盪しながら保存する（図30）．血小板はとてもデリケートな細胞で，低温で血小板寿命の低下や不可逆的な形態変化を引き起こし，凝集能は著しく低下する．また，血小板は解糖系でエネルギー代謝を行っているが，ここで生じる乳酸によりpHが低下すると血小板に傷害が起こり，輸血効果が低下する．血小板のバッグは二酸化炭素透過性があり，水平振盪することにより，乳酸と重炭酸との平衡反応により生じた二酸化炭素を放出し，適切なpHを保つことができる．

　血小板はA，B抗原をもっているため，原則として患者のABO血液型と同型製剤を使用する．なお，患者がRho（D）陰性で，妊娠可能な女性では，新生児溶血性疾患の発生を防ぐためにRho（D）陰性の製剤を使用することが望まれる．

C　血小板の外観検査—"スワーリング（swirling）"

　スワーリングは，血小板製剤に強い光を当てると血小板が渦を巻くようにみえる現象で，そ

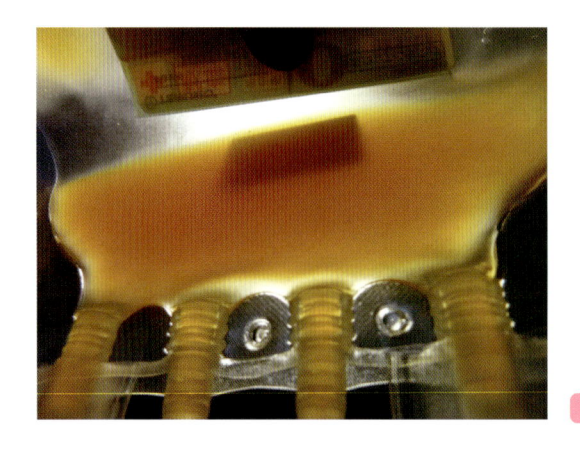

図31 スワーリング検査

の製剤が高品質の円板状血小板を含むことを示している（図31）．古い血小板は，それらの形態が円盤状から球形に変わるので，スワーリングを示さない．トレーニングすれば簡単にみられるようになるので，輸血の直前に確認することが大切である．

D 血小板輸血の適応

血小板輸血は，①出血予防，②止血目的に分けられるが，多くは出血予防目的で使用される．血小板輸血の適応は，(1) 目安となる血小板数（トリガー値）に加えて，(2) 出血症状の程度（WHO 出血スコア，表18）などから総合的に判断する．

紫斑や点状出血などの軽度の皮膚出血等のレベル（Grade 1）では，重篤な出血のリスクは低い．しかし，血小板減少の程度からのみで出血のリスクを予想することはできないため，出血スコア Grade 2 以上の出血所見，DIC，重症感染症，侵襲的処置の有無を勘案し，重篤な出血（Grade 3 以上）となる以前に，血小板輸血を行う必要がある．

病態によって，血小板のトリガー値は異なる（表19，図32）．しかし，トリガー値はあくまでも目安であって，すべての症例に合致するものではない．

原則として，

- 外科手術時の過剰出血の予防（外科的予防投与）や活動性の出血の治療（治療的投与）では，血小板数 5 万/μL 以上に保つ必要がある．

表18 出血スコア（WHO）

Grade 1: minor bleeding
　　紫斑，点状出血，皮下出血などの軽度の皮膚出血や一過性の粘膜出血
Grade 2: moderate bleeding
　　皮下血腫や持続的な粘膜出血（口腔，鼻腔，性器，血痰，血尿，吐下血）や侵襲部位出血
Grade 3: severe bleeding
　　Grade 2 で赤血球輸血を要するもの
Grade 4（debilitating blood loss）: debilitating bleeding
　　中枢神経や肺などの臓器出血や視力障害をきたす網膜出血などの重篤な機能障害を伴う出血

表19 病態別・処置時に必要な血小板数

再生不良性貧血や骨髄異形成症候群で長期に輸血が必要な場合	5千〜1万/μL
癌，または血液疾患の安定した患者	1万〜2万/μL
軽度な出血，または体温38℃以上の患者	2万/μL
凝固障害（DICなど），またはヘパリン療法を受けている患者	5万/μL
骨髄生検，肝生検，経内視鏡的粘膜切除術，腰椎穿刺施行予定患者	5万/μL
DICで高度な出血性合併症もしくは小手術を行う患者	5万/μL

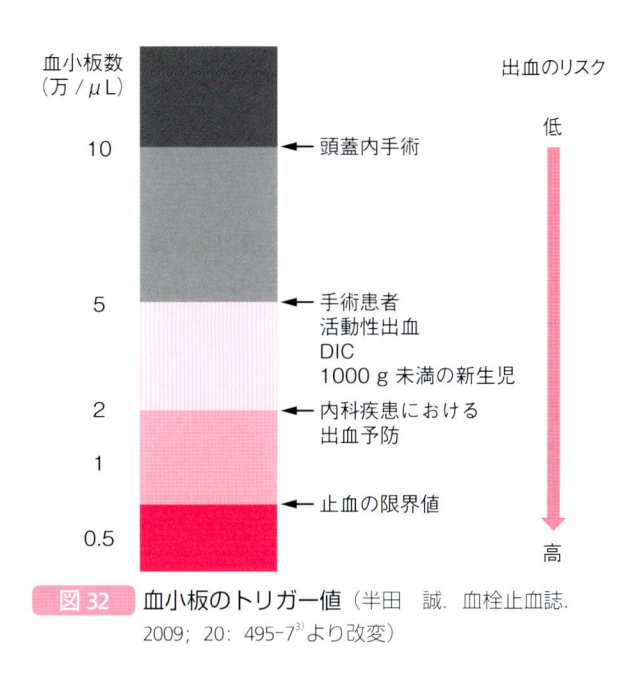

図32 血小板のトリガー値（半田 誠．血栓止血誌．2009; 20: 495-7[3]より改変）

- 血小板数が2万〜5万/μLでは，止血困難な場合には血小板輸血が必要となる．
- 予防目的では従来，血小板数2万/μL以下が目安とされてきたが，トリガー値を1万/μLあるいは5千/μLと下げる方向にある．しかし，2万/μL以下の血小板数を正確に測定できない問題点も存在し，また血小板が必要時に速やかに供給されないこともあるため，日本のガイドラインでは1万〜2万/μL以下とされている[3]．
- 血小板数が1万/μL未満ではしばしば重篤な出血をみることがあるため，血小板輸血を必要とする．

1 危機的な出血の予防

これまで，頭蓋内出血のような生命を脅かすような出血の予防には，経験的に2万/μLになるように投与されてきたが，臨床試験から出血の予防に必要な血小板の値は表19が推奨されている．

血小板輸血で重要なことは，出血の徴候の早期に発見するための患者の注意深い観察と，危険な出血の徴候をみて，適切に遅れのない投与を行うことである．患者の致命的な出血のリスクを増加させる因子は，発熱，血小板数の急速な減少と敗血症である．安定した患者は，出血

時のみ血小板を投与される．この方法は自家の末梢血幹細胞移植患者や多施設のランダム化試験で有効性が示されている．再生不良性貧血や骨髄異形成症候群などの慢性血小板減少症で，長期にわたる輸血が必要な場合は，トリガー値を0.5万〜1万/μLとする．

2 手術患者

手術患者の血小板輸血のトリガー値は，一般に高目に設定されている．観血的処置のためには5万/μL以上が必要とされているが，動脈性の出血を伴い止血処置の難しい頭蓋内手術では10万/μL以上が推奨されている．手術での失血が多く，多量の赤血球が輸血されるならば，手術前の血小板数が正常な患者でも血小板輸血が必要になる．

3 例外的使用

- **新生児の血小板減少症**

新生児の血小板減少症は，頭蓋内出血の危険を増加させるため，出血予防の血小板輸血のトリガー値が高いが，数に関してコンセンサスがない．3万/μLが推奨されているが，1000g未満の新生児では出血の危険性が高く5万/μLとされている．

- **特発性血小板減少性紫斑病（ITP）**

血小板輸血は，ITP患者に有効であるが，ステロイドホルモンやガンマグロブリン製剤の大量投与などの血小板増加に有効な手段があるため，出血症状が強いときや侵襲的処置（産科的処置など）が必要な場合に緊急避難的に2万〜5万/μL以上を目標に輸血する[4]．

4 推奨されない血小板輸血

- **心肺バイパス（CPB）手術**

心肺バイパス手術では，血液希釈と一過性の血小板機能障害のために血小板数の減少が生じる．これまで，CPB患者は，手術中もしくは術後の，処置後に血小板を慣例的に輸血された．しかし，前向きのランダム化試験で，血小板輸血が有効でないことが示され，予防投与は不適当であると判断されている．

- **血栓性血小板減少性紫斑病（TTP）**

TTP患者へ血小板輸血は病状を悪化させるため，重大な出血の危険性がなければ回避するべきである．必要時には血漿交換療法後に行う（2章-3参照）．

- **ヘパリン誘発性血小板減少症（HIT）**

HITをもつ患者は，動脈と静脈の血栓症のリスクがあり，血小板輸血はそれを増悪させるため推薦されない．

E 一般的な使用と血小板増加

一回投与量は，通常10単位が使用されることが多い．成人の場合は，通常，輸血開始から最

初の約 10〜15 分間は，輸血副作用を早期に発見できるように約 1 mL/分の速度（ゆっくり）で開始し，患者に問題がなければ，1 分間に 5 mL 程度に速めて輸血する．
　体重 25 kg 以下の小児では 10 単位を 3〜4 時間かけて輸血する．

- **予想される血小板増加数**

　輸血された血小板が脾臓に補足されるため，2/3 の補正係数を掛け合わせる．

$$予測血小板増加数(/\mu L) = \frac{輸血血小板総数}{循環血液量(mL) \times 10^3} \times \frac{2}{3}$$

　たとえば，血小板濃厚液 10 単位（2.0×10^{11} 個以上の血小板を含有している）を体重 65 kg，循環血液量 5000 mL の患者に投与すると，直後には輸血前の血小板数より $27000/\mu L$ 以上増加することが見込まれる．
　有効性の評価として最もよく用いられる方法は，1 時間，18〜24 時間後の血小板数を測定する方法である．補正血小板増加数（corrected count increment：CCI）として計算される．

$$CCI(/\mu L) = \frac{輸血血小板増加数(/\mu L) \times 体表面積(m^2)}{輸血量血小板総数(\times 10^{11})}$$

　血小板輸血後 1 時間の CCI は，少なくとも $7500/\mu L$，翌朝または 24 時間後の CCI は通常 $4500/\mu L$ 以上である[5]．

F 血小板不応状態

　血小板輸血を行っても血小板が上昇しない状態を血小板不応状態とよぶ．血小板不応状態では患者の出血のリスクが高まり，危機的出血を生じる場合がある．原因には非免疫性と免疫性の要因がある．

1 非免疫性の要因

　癌，または血液疾患患者における血小板不応状態の 7〜8 割を占める．非免疫性の要因は脾腫，発熱，出血，DIC や，抗生剤やヘパリンの使用などがある．原因の除去に努め，必要に応じて，頻回投与や大量投与で対応する．

2 免疫性の要因

　血小板には HLA-A, -B および血小板抗原（HPA）が表出している．
　患者は繰り返す輸血により，製剤中の白血球，血小板の HLA や HPA に感作され，抗体を生成する．また，輸血歴がなくても妊娠・出産経験のある女性は，胎児の血液に感作されるため HLA 抗体をもつことがある．これらの抗体は血小板と結合し，補体の作用によって破壊される．HLA 抗体は血小板不応状態に強く関与するが，血小板特異抗体によるものの頻度は少ない．
　通常の血小板輸血の効果がなく，抗 HLA 抗体が認められる場合には，HLA 適合血小板濃厚液を使用する．ABO 血液型の同型の血小板濃厚液を使用することを原則とするが，同型血小

板濃厚液が入手困難な場合はHLA適合を優先して，ABO血液型不適合の血小板濃厚液を使用することがある．しかし，患者の抗A・抗B抗体価がきわめて高い場合には，これらの抗体による血小板の破壊が起こるため，血小板輸血の有効性は低下する．

また，HLA-AとBローカスに完全に適合するするドナーを確保することは困難な場合があり，一部が適合するドナーからの血小板がしばしば使用される．近年，交差反応群（cross-reactive groups: CREGs）とよばれる共通の抗原決定基に対応するHLA-AやHLA-B抗原を割り当てることにより，ドナーとレシピエントをマッチさせる方法が開発された．HLAが適合した血小板が供給できない場合は，ドナーとレシピエントの抗原が同じCREGに属するように，そのドナーが選択される．

G その他に使用時に注意すること

①非溶血性副作用（蕁麻疹など，アナフィラキシー反応，アナフィラキシーショック，発熱反応，呼吸困難，血圧低下など）の頻度が赤血球製剤，新鮮凍結血漿と比較して4〜5倍高い（約1200本に1件）．重症の反応がある場合は，再発予防に，置換液で血漿を減らした製剤（洗浄血小板など）を使用する．

②日本の血液製剤は病原体不活性処理が行われておらず，血小板製剤は常温保存するため細菌感染に注意する．死亡例も報告されている．

③サイトメガロウイルス（CMV）感染は致命的となることがあるため，新生児や免疫能が低下している患者，造血幹細胞移植時に患者とドナーの両者がCMV抗体陰性の場合には，CMV抗体陰性の製剤を使用する．

④他薬剤との混注を避ける．特にカルシウムイオンを含む輸液と混注すると血小板製剤中の凝固が起きる．

■ 文献

1) Stroncek FD, Rebulla P. Platelet transfusions. Lancet. 2007; 370: 427-38.
2) 輸血用血液製剤取り扱いマニュアル．2010.11月改訂版．東京：日本赤十字社；2010；p.19-26.
3) 半田 誠．血液製剤の適応と使用法．血小板製剤 Platelet concentrates. 血栓止血誌．2009; 20: 495-7.
4) 藤村欣吾．厚生労働科学研究費補助金 難治性疾患克服研究事業 平成16年度報告書．血液凝固異常症に関する調査研究．2005. p.53-69.
5) 厚生労働省，編．血液製剤の使用指針（改定版）―血液製剤の使用に当たって．4版．東京：じほう；2009. p.65-70.

【安村　敏】

3 新鮮凍結血漿

A 凝固系について（図33）

　生体の止血機構には，①血管壁の収縮，②血小板の粘着・凝集による血栓の形成（一次止血），③凝固系によるフィブリン血栓形成（二次止血），④プラスミンによる血栓の溶解の4つの段階がある．

　二次止血に必要な血液凝固反応は，多くの凝固因子が関与し，反応が次第に増幅される（凝固カスケード）が，反応の早い（12～15秒）外因系凝固と，反応の遅い（15～20分）内因系凝固がある．生理的な止血で最も重要な外因系凝固では，組織因子（tissue factor，第Ⅲ因子）により第Ⅶ因子が活性化され反応が進行する．組織因子は血管外膜の線維芽細胞で産生され，組織損傷の際に活性化され，第Ⅶ因子，カルシウムイオン（第Ⅳ因子），血小板膜のリン脂質との複合体を形成する．この複合体蛋白は第Ｘ因子を介して，プロトロンビンを活性化させ，最終

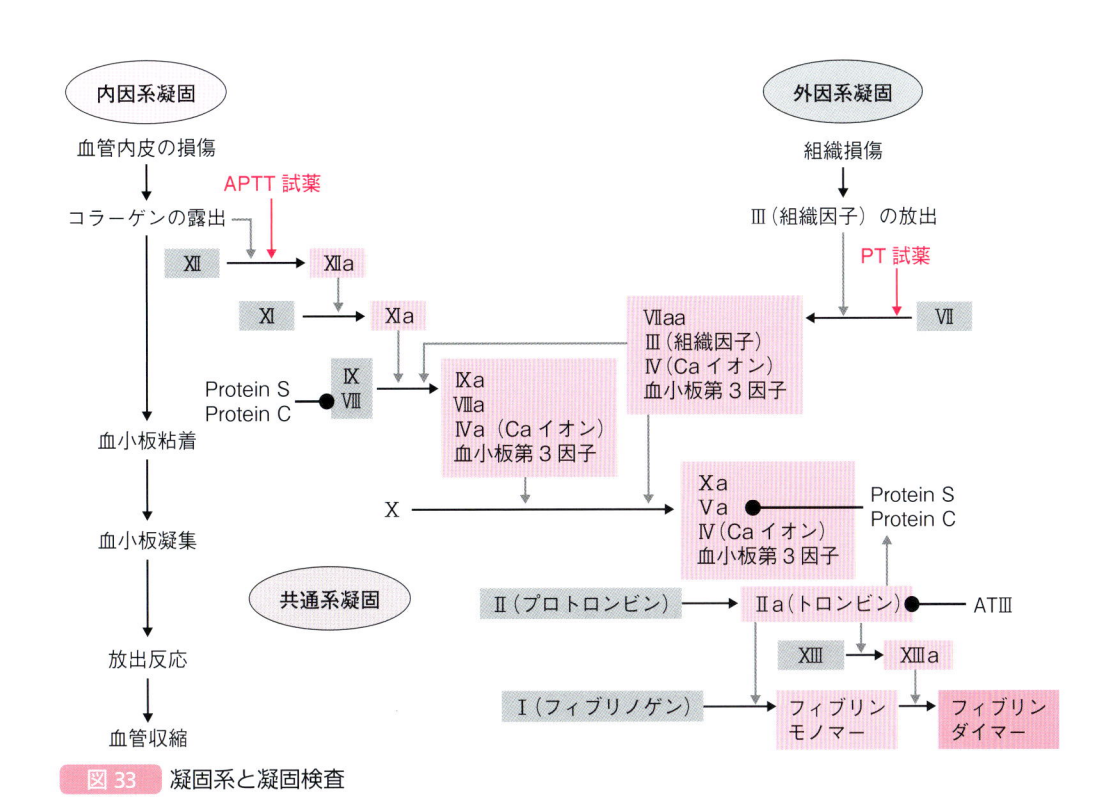

図33 凝固系と凝固検査

表20 凝固因子の安定性
（Blood Transfusion Practice. In: AABB Technical Manual. 14th ed. 2002. p.451-83[1]より改変）

凝固因子	体内の半減期	生体外で4℃での半減期	止血に必要な活性（%）	生体内での回収率（%）	ビタミンK依存性	血漿成分製剤の有無
Ⅰ（フィブリノゲン）	3～6日	数年間	12～50	50～70	―	○
Ⅱ（プロトロンビン）	2～5日	21日以上	10～25	50	○	○
Ⅴ	4.5～36時間	10～14日	10～30	～80	―	―
Ⅶ	2～5時間	21日以上	＞10	100	○	○
Ⅷ	8～12時間	7日	30～40	60～70	―	○
Ⅸ	18～24時間	21日以上	15～40	20	○	○
Ⅹ	20～24時間	21日以上	10～40	50～95	○	○
ⅩⅠ	40～80時間	3～4日	20～30	90	―	―
ⅩⅢ	12日	21日以上	＜5	50～100	―	○
アンチトロンビン	60～90時間	42日以上	80～120	50～100	―	○

的にはトロンビンを産生させてフィブリン網を形成する．外因系凝固に関与する第Ⅰ（フィブリノゲン）・Ⅱ（プロトロンビン）・Ⅴ・Ⅶ・Ⅹ因子は肝臓で産生され，第Ⅱ・Ⅶ・Ⅹ因子はビタミンK依存性凝固因子である．

内因系では，組織の損傷により第ⅩⅡ因子（Hageman factor）が血管内皮細胞下のコラーゲンに接して活性化される（接触相）ことが引き金となり，カスケードが進行する．活性化した第ⅩⅠ因子，第Ⅷ因子は血小板膜のリン脂質，カルシウムと結合し複合体を形成する．この複合体は，第Ⅹ因子を活性化し，プロトロンビンをトロンビンにする．内因系凝固反応が遅い理由は，第ⅩⅡ因子の活性化から第Ⅸ因子が活性化されるまでの時間が長く，律速段階となるためである．第Ⅷ因子以外は肝で産生され，第Ⅱ・Ⅸ・Ⅹ因子はビタミンK依存性因子である．

一方，抗凝固因子によるネガティブフィードバック機構がある．肝臓で作られるアンチトロンビン（AT）はトロンビンを不活化する．プロテインCとプロテインSはともにビタミンK依存的に肝臓で産生される糖蛋白で，プロテインCは血管内皮細胞上でトロンボモジュリンと複合体を形成したトロンビンにより活性化される．活性化プロテインCは補助因子であるプロテインSと結合し，血小板や血管内皮細胞上で，活性第Ⅴ因子や活性第Ⅷ因子を分解し，凝固反応を遅延させる．

B 新鮮凍結血漿（FFP）の使用に必要な凝固検査

プロトロンビン時間（prothrombin time：PT）は，血漿に組織因子とリン脂質の複合体（組織トロンボプラスチン）とカルシウムイオンを加えることにより，外因系凝固を活性化させ，血液を凝固させるまでの時間を測定する検査で，外因系と共通系因子のスクリーニングとして用

いられる．プロトロンビン活性（正常：80〜100％）や正常血漿の凝固時間との比〔INR: international normalized ratio，INR（プロトロンビン比）＝検体のPT（秒）/正常のPT（秒）〕として表示される．

一方，内因系の凝固因子の検査に活性化部分トロンボプラスチン時間（activated partial thromboplastin time: APTT）がある．これは，血漿に接触因子を活性化する物質（エラジン酸，セライトあるいはカオリン）とカルシウムイオン，リン脂質を加え，内因系の凝固系を活性化させて凝固時間を測定する．基準値は27〜40秒であるが，延長時には第XII・XI・IX・VIII・X・V・II（プロトロンビン）・I（フィブリノゲン）因子が関与する．フィブリノゲンが50 mg/dL以下，それ以外の因子も40％以下になると延長が始まる．von Willebrand病では第VIII因子の減少によって延長することが多い．

フィブリノゲンは凝固系で要となる因子で，止血には100 mg/dL程度必要とされているが，これよりも低下しなければPTやAPTTに反映されないため，複合型凝固障害ではフィブリノゲンの測定が必要になる．また，DICでは，ATⅢ，フィブリノゲン分解産物（fibrinogen degradation products: FDP），Dダイマー（D dimer）の測定が診断と治療に有用である．

C 新鮮凍結血漿（FFP）とは（図34）

新鮮凍結血漿（fresh frozen plasma: FFP）は全血を白血球除去フィルターに通した後に遠心分離するか，または成分採血装置で採取された血漿を−20℃以下で凍結した製剤である．全血由来製剤は1単位と2単位製剤があり，容量はそれぞれ約120 mL，約240 mLで，成分採血由来製剤は450 mLである．

全血由来製剤と成分採血由来製剤を比較すると，最も大きな違いは含有するNa濃度である．成分採血由来では約153 mEq/Lであるが，全血由来では約167 mEq/Lと高い．白血球を除去する理由は，非溶血性副作用と輸血感染症のリスクを減らすためである．特にウイルス感染の

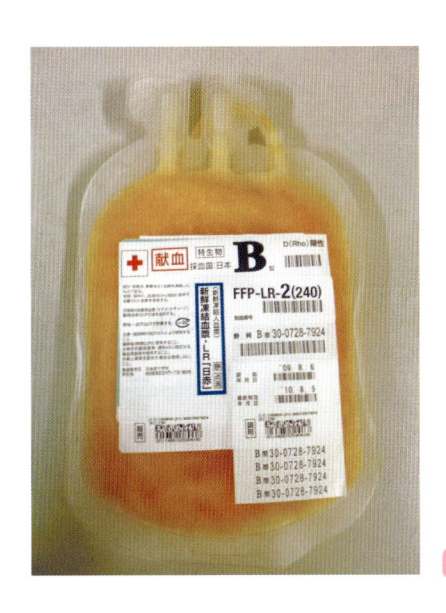

図34 新鮮凍結血漿

リスクを減らすために，日本赤十字社はFFPを6カ月間保管し，その間に遡及調査や献血後情報などで感染リスクの高い血液であることわかった場合には，FFPを使用しない安全対策（保管貯留）を講じている．ヨーロッパの一部の国では，感染性の病原体に対する不活化処理が行われているが，日本では導入されていない．

また最近では輸血関連急性肺障害（TRALI）を予防する目的で，日本赤十字社では2単位製剤を中心に，男性献血者由来の比率を高めている．

有効期間は採血後−20℃以下の凍結保存で1年間であり，血液製剤のなかでもっとも長い．GVHDのリスクは低く放射線照射の必要はない．

D　FFPの適応

血液凝固因子の補充に使用されるが，①多くの凝固因子が一度に低下する複合型凝固障害で，出血，出血傾向のある患者または手術を行う患者，または②特定の血液凝固因子製剤がないかまたは血液凝固因子が特定できない血液凝固因子の減少症または欠乏症における出血の場合に限られる．

複合型凝固障害をきたす代表的な病態をあげる．

1　肝不全

ほとんどの凝固因子を産生する肝臓の機能不全状態では，複合型凝固障害が生じる．凝固障害が持続し，生命を脅かすような出血の恐れがある急性肝不全や肝移植後の肝機能が改善するまでの出血予防，または手術前もしくは侵襲的な手技を行う前の出血予防に使用する．

肝疾患で血管内容量が増加し，FFPの投与により容量過負荷となる危険性がある場合は血漿交換療法（plasma exchange）が行われる．

血漿交換療法は，体内の有害な血漿を除去し，正常な血漿成分または置換液を投与する治療法である．等量の血漿を除去しながらFFPを補充するため，容量やナトリウム負荷は少ない．凝固因子を補充する必要のある肝不全や血栓性血小板減少性紫斑病で用いられる．1回に循環血漿量の1〜1.5倍の血漿を使用する．

肝硬変の末期にFFPを投与しても出血のリスクや死亡率を低下させることはなく，予防的に投与を行うのは不適切使用である．

2　大量出血

大量出血では一度にすべての凝固因子が喪失する．出血性ショックでは，低体温，アシドーシス，肝機能障害，組織損傷によるDIC，凝固因子と血小板の消費により，希釈性凝固障害が増悪することが多い．FFPを投与すべき場合は，①循環血液量の70％を超える急速な出血，②全血がRCC製剤と人工膠質液もしくはアルブミン製剤で置き換わる程度の輸血，③PT，APTTが1.5倍以上の延長時，④フィブリノゲンが100 mg/dL以下の低値を示すときである[2]．

出産時の大量出血は妊産婦の500人に約1人に起こり，常位胎盤早期剥離，癒着胎盤などの基礎疾患をもつ場合は，産科DICを発症しやすい．ショックインデックス〔shock index：SI＝脈拍数（/min）/収縮期血圧（mmHg）〕1.5以上で出血が持続する，②産科DICスコア8点以上，

③バイタルサイン異常（乏尿，末梢循環不全）のいずれかがある場合は産科危機的出血と診断し，赤血球製剤だけではなくFFPを投与する．

3 播種性血管内凝固症候群（DIC）

播種性血管内凝固症候群（disseminated intravascular coagulation：DIC）は全身の血管で持続性の凝固活性化により微小血栓が多発し，微小循環障害による臓器障害をきたす病態である．多くの凝固因子と血小板が消費され，過剰に線溶が活性化されることにより，出血症状が発生する．敗血症，急性白血病，固形癌，産科合併症（常位胎盤早期剥離，羊水塞栓），外傷，熱傷など多くの疾患に合併する．治療は基礎疾患の治療とヘパリンやアンチトロンビン製剤による抗凝固療法であるが，凝固因子の補充にFFPが投与される．PTおよびAPTTの延長があり，①出血がみられる場合，②観血的処置を必要とする場合には，容量の過負荷に注意し10〜20 mL/kgを急速に投与する[3]．

予防的投与の有用性は示されていない．

4 血栓性血小板減少性紫斑病（TTP）

血栓性血小板減少性紫斑病（thrombotic thrombocytopenic purpura：TTP）は血小板減少症と微小血管障害の溶血性貧血が生じる．血管内皮細胞で産生される分子量の大きいvon Willebrand因子マルチマーを分解する特異的メタロプロテアーゼ（ADAMTS13）に対する自己抗体（インヒビター）が生じ，微小血管に血小板血栓が形成されるためである．これまでは致命的な疾患であったが，血漿交換療法により救命率は改善した．血小板輸血は病態を悪化させるため，禁忌とされている[4]．

5 濃縮製剤が供給されていない血液凝固因子欠乏症（血液凝固第V・第XI因子欠乏症）

凝固因子欠乏症にはそれぞれの濃縮製剤を使用するが，供給されていない第V・第XI因子欠乏症やこれらを含む複数の凝固因子欠乏症で，出血症状を示しているか，観血的処置を行う際にはFFPが適応となる．

E FFPの使用

上記のようにFFPの適応は限られており，使用する場面は少ないが，血漿分画製剤と比較すると血漿に含まれる凝固因子の濃度は非常に低いため，止血に必要な凝固因子活性を得るには，急速に多くの量を使用する必要がある．1単位（120 mL）の投与では，

$$\text{上昇する凝固因子の血中レベル} = 100〜80（\%）\times 120\,\text{mL}/\text{循環血漿量}$$
$$= 100〜80（\%）\times 120\,\text{mL}/50\times 40\,\text{mL}$$
$$= 5〜6（\%）（全然少ない）$$

凝固に必要な35％以上までの凝固因子活性の上昇を得るには，体重1 kgあたり10 mLの血漿を投与することが必要である（体重60 kgの患者なら600 mL＝5単位）．また，フィブリノゲンが枯渇している状況では，フィブリン形成に必要なフィブリノゲン濃度である100 mg/dLま

で上昇させるには，FFP が約 1500 mL 必要になり，容量過負荷のリスクが伴うばかりでなく，約 220 mEq の Na 負荷となる．大量の FFP を使用する場合は，つねに容量過負荷とナトリウム負荷について注意し，心不全や肺水腫を防止することが重要である[5]．

適応症例では，投与前に凝固系検査が異常であることを確認し，投与後に凝固検査を行って有効性を確かめることが必要である．

F 使用時の注意

FFP は 30〜37℃で融解し，3 時間以内に使用する．融解温度が低いと沈殿（クリオプレシピテート）が析出し，輸血フィルターの目詰まりを起こすことがある．また，融解温度が高すぎると蛋白質が熱で変性し，凝固因子活性の低下を生じるため止血効果が得られない．凍結している FFP はバッグが破損しやすいので取り扱いに注意が必要である．恒温水槽などで融解する際は，輸血用器具との接続部が汚染しないよう，必ずビニール袋に入れて行う[6]．

原則として患者の ABO 血液型と同型製剤を使用する．製剤には赤血球がほとんど含まれず，血液型検査と不規則抗体検査が行われているので，製剤と患者の ABO 血液型が合致していれば交差適合試験は省略できる．

G 不適切な使用

日本ではこれまで①赤血球との「抱き合わせ輸血」としての使用，②単なる細胞外輸液としての使用，③十分な肝予備能がある肝切除時の使用，④肝不全時や DIC での不必要な予防投与など，FFP の不適切な投与が行われてきた．現在でも欧米各国と比較して FFP/RCC の使用比率は非常に高い．FFP の感染症のリスクは血漿分画製剤より高いことや，輸血後急性肺障害のような致死的な副作用の原因となることに留意し，適正使用に努めるべきである．

文献

1) Blood Transfusion Practice. In: AABB Technical Manual. 14th ed. 2002. p.451-83.
2) Lundsgaard-Hansen P. Component therapy of surgical hemorrhage: Red cell concentrates, colloids and crystalloids. Bibl Haematol. 1980; 46: 147-69.
3) FFP 輸血の適応と注意点．In: 高松純樹，山本晃士，監修．図解 臨床輸血ガイド．東京: 文光堂; 2011．p.28-43．
4) 藤村吉博．TTP の診断と治療．血栓止血誌．2008; 19: 358-62．
5) 厚生労働省，編．血液製剤の使用指針（改定版）―血液製剤の使用に当たって．4 版．東京: じほう; 2009．p.71-6．
6) 輸血用血液製剤取り扱いマニュアル．2010.11 月改訂版．東京: 日本赤十字社; p.11-6．

【安村　敏】

4 自己血製剤

　自己血製剤には，狭義の自己血製剤，自己赤血球（液状保存，凍結保存），自己新鮮凍結血漿，自己血小板がある（表21）．最も広く使われているのは，4℃で保存する狭義の自己血製剤である．採取バッグによって，最大21日間保存可能と最大35日間保存可能の2種類がある．採血した自己血を遠心し，赤血球と血漿に分離し，各々別々に保存することができる．前者は，自己赤血球または自己MAP（mannitol-adenine-phosphate）血とよばれる製剤で，保存期間は最大42日間である．分離した血漿は，−20℃以下で凍結し保存し，使用時解凍して投与する．大量の自己血が必要な場合には，採血後分離した赤血球に凍結防止剤を加え，液体窒素で凍結保存することができる．使用時，解凍後赤血球を洗浄し投与する．

　血小板には様々な増殖因子が含まれている．そこで，採血した自己血を遠心し多血小板血漿を作成し，創傷の治癒を目的として，創傷部位の局所に自己の多血小板血漿を投与する臨床研究が行われている．

　狭義の自己血製剤と自己赤血球製剤の保存時に生じる問題に，凝集塊の形成がある（図35）．凝集塊が形成されると，輸血時に輸血セットのフィルターが凝集塊によって目詰まりし，滴下不良が起こる．凝集塊の形成には白血球が関与しており，自己血採血後に白血球除去フィルターを使い，混入する白血球を減少させると凝集塊形成は抑制されるが，白血球除去フィルターは自己血貯血の保険適応とはなっていない．

　輸血用血液製剤ではないが，自己血の臨床応用として自己フィブリン糊がある．自己フィブリン糊は，凍結した自己血漿を低温でゆっくり解凍し析出した沈殿物（クリオプレシピテート）のことである（図36）．クリオプレシピテートには，フィブリノーゲンや他の凝固因子が多量に含まれている．自己フィブリン糊は，心臓・血管外科，整形外科，脳神経外科，歯科・口腔外科などで手術時の止血を目的としてトロンビンを添加した上で術野に投与される．自己フィブリン糊は，市販のヒトフィブリン糊に比べて安価であること，自己以外の感染因子を有して

表21　自己血製剤の特徴

	保存温度	保存状態	保存期間	使用目的
自己血	4〜6℃	液状	21日または35日	貧血の補正
自己赤血球（自己MAP血）	4〜6℃	液状	42日	貧血の補正
自己赤血球	−196℃	凍結	決められていない	貧血の補正
自己新鮮凍結血漿	−20℃以下	凍結	1年間	凝固因子の補充
自己血小板	室温	液状	ただちに使用	再生医療（臨床研究）

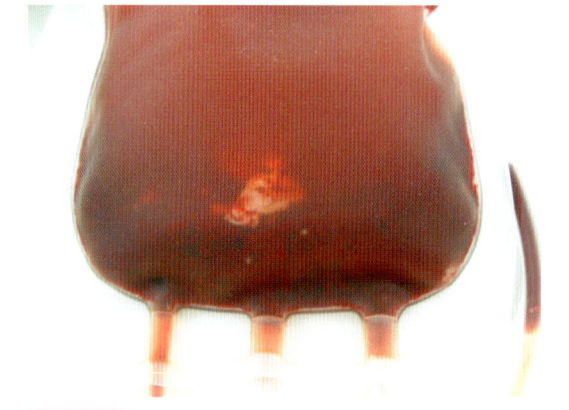

図 35 自己血保存中に生じた凝集塊

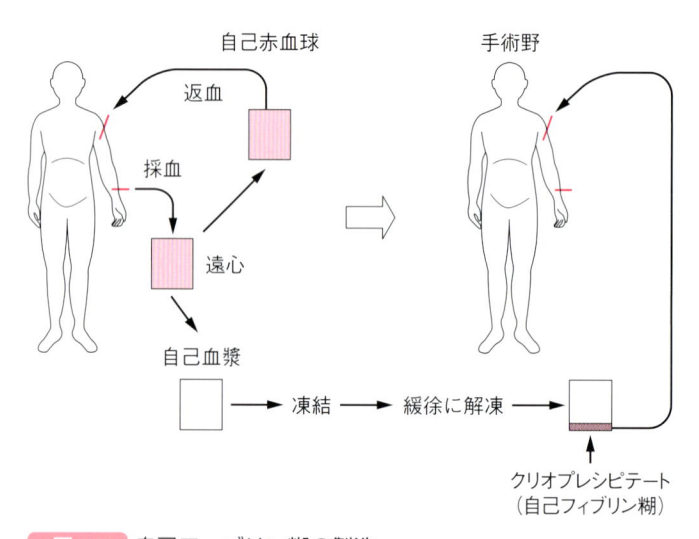

図 36 自己フィブリン糊の製造

いないことが特徴であるが，製剤としての品質性に欠ける欠点がある．

【室井一男】

5 その他の血液製剤
a．顆粒球製剤

A 顆粒球輸血とは

　健常人の末梢血中には，顆粒球（好中球，好酸球，好塩基球），リンパ球，単球という5種類の白血球が存在し，その中で最も多く占める（40〜60％）のが好中球である．好中球は，細菌感染に対する生体防御機構において中心的役割を果たしている．好中球の血管内における寿命は6〜8時間とされており非常に短い．好中球数500/μL以下が持続すると易感染性が増大し，真菌感染など日和見感染症が併発しやすくなる．したがって，好中球減少症に伴って感染症を併発した場合には，感染症に対する治療だけではなく，好中球数を増加させる手段を講じる必要がある．顆粒球コロニー刺激因子（G-CSF）は，生体内において好中球の産生を司る重要な造血因子であるが，種々の病態に伴う好中球減少症の治療薬として，好中球数を増加させる目的で広く使用されている．好中球数を増加させるもう1つの手段は，健常人ドナーから採取した顆粒球（本稿では好中球と同義とする）を投与する顆粒球輸血である．

　広域抗生物質や抗真菌剤などの感染症に対する治療法が進歩したにもかかわらず，高度の好中球減少症に合併する細菌感染症や真菌感染症は，依然として，がん化学療法や造血幹細胞移植の妨げとなっている．好中球減少症患者にG-CSFを投与しても好中球数が増加せず，合併した感染症が長期化ないし重症化する症例もしばしば経験される．このような患者に対する治療法の1つとして，健常人ドナーにG-CSFを投与して大量の顆粒球を採取し，得られた顆粒球製剤を好中球減少症患者に輸注する顆粒球輸血が選択される．

B 顆粒球輸血の目的と適応

　健常なドナー由来の顆粒球を輸注することでのみ患者の救命が可能であると判断される場合に，顆粒球輸血を考慮する．

　好中球減少症の患者が難治性感染症（敗血症，肝脾膿瘍，蜂窩織炎，骨髄炎など）に罹患し，G-CSFを投与しても好中球減少症が改善せず，抗生物質，抗真菌剤，外科的処置など種々の治療に反応しない場合に顆粒球輸血を考慮する．原則として，回復可能と考えられる好中球減少症を対象とする．具体的には，造血幹細胞移植症例およびがん化学療法による高度の好中球減少症患者に難治性感染症を併発した場合を対象とする．

C 顆粒球製剤の調製

　前述したように,好中球の血管内における寿命は6〜8時間と非常に短いため,顆粒球製剤は,輸血用血液製剤として日本赤十字社血液センターから供給されない.したがって,顆粒球輸血を行う場合には,自施設において顆粒球製剤を調製する必要があり,輸血部など輸血用血液製剤の院内調製が可能である部署が設置されていることが前提となる.

　顆粒球製剤を調製するステップとしては,まず,健常人ドナーの適格性を判断した後,ドナーの前処置,顆粒球採取,顆粒球製剤の調製という流れになる.

1 ドナーの選択

　ドナーの対象年齢は,日本赤十字社血液センターにおける血小板アフェレーシスの採血基準に準じ,原則として19〜54歳とする.採取される顆粒球製剤には一定量のドナー由来赤血球が混入するので,ドナーの血液型は原則として患者と同型とする.顆粒球輸血を行う際に多数のドナーを確保することが困難である状況において,同一ドナーから連日採取する場合は2回に止めることが望ましい.また,ドナー候補者に対して予備検査を実施し,ドナーの適格性を慎重に判断する.ドナーに実施する予備検査項目は,ABO血液型,Rh(D)血液型,不規則抗体スクリーニング,HBs抗原,HBc抗体,HCV抗体,HIV-1,2抗体,HTLV-I抗体,梅毒血清反応,全血球計算値(白血球分画を含む),肝機能(ALT)である.

2 ドナーの前処置

a. G-CSFの投与

　顆粒球の採取効率は,採取直前のドナー白血球数に依存するので,顆粒球採取を行う場合は,健常人ドナーにG-CSFを投与することになる.同種末梢血幹細胞移植時に末梢血幹細胞を採取する場合とは異なり,わが国では,顆粒球採取を目的として健常人にG-CSFを投与することは,現時点では健康保険適用が承認されていない.

　以下に,G-CSFをドナーへ投与する具体的な手順を示す.顆粒球を採取する12〜18時間前にG-CSF 5〜10 μg/kg/日を皮下注で1回投与する.1回の採取につき1回の投与を原則とする.同一ドナーから顆粒球を連日採取する場合には2日までに止めることを原則とし,G-CSFを連日投与する場合も2日までとすることが望ましい.G-CSFを連日投与するドナーに対しては,白血球数の推移に十分注意を払う必要がある.G-CSFの投与前に白血球数を計測し,白血球数が50000/μLを超えた場合にはG-CSFの減量を考慮し,75000/μLを超えた場合は投与を中止する.G-CSF投与中はG-CSF投与に伴う有害事象(表22)に留意し,発生時には適切に対処し,重篤な場合には投与を中止する.

b. G-CSFの併用薬

　G-CSFに副腎皮質ステロイド剤であるデキサメタゾンを併用した場合,G-CSF単独投与と比較して,採取される顆粒球数は有意に高いことが明らかとなっている.しかし,副腎皮質ステロイド剤の投与に伴って白内障などの有害事象が発生することが報告されている.顆粒球採

表22　顆粒球コロニー刺激因子（G-CSF）の投与に伴う有害事象

1. 短期的有害事象
    (1) 比較的高頻度に認められるもの
        骨痛，頭痛，全身倦怠感，悪心，嘔吐，発熱，不眠，食思不振，筋肉痛
        対策：いずれもG-CSFの投与終了後2～3日以内に消失するが，必要に応じて鎮痛剤などを投与する．
    (2) 稀ではあるが重篤なもの
        ショック，間質性肺炎，心筋梗塞，脳血管障害，脾破裂
        対策：G-CSFの投与中止，合併症に応じた治療を行う．
2. 長期的有害事象
        白血病を惹起する可能性が指摘されているが，健常人に対するG-CSF投与に伴う長期的有害事象に関して，十分なデータは得られていない．

取時に副腎皮質ステロイド剤を併用する場合には，ドナーに対して十分なインフォームドコンセントを行う必要がある．

また，hydroxyethyl starch（HES）などの赤血球沈降促進剤を使用することで，顆粒球の採取効率は上がることが明らかとなっているが，ドナーへの蓄積性など安全性に関しては未解決の部分も残されている．現在，国内で使用が認められているのは低分子量の製剤のみであり，欧米で使用されているような高分子量の製剤を使用する場合には，医療施設ごとの倫理委員会で検討するなど，注意して使用する必要がある．

3　顆粒球採取

a．バッグ法

　成分採血装置を用いない簡便な採取方法であり，小児や低体重の成人患者に適している．以下，バッグ法の具体的な手順を示す（図37）．まず，抗凝固剤入りの輸血バッグを使用して，ドナーより全血400 mLまたは200 mLを採血後，採血バッグを大型遠心分離器で遠心する．遠心後の採血バッグを分離スタンドにかけ，ゆっくりバッグを圧迫して血漿，バフィーコート，赤血球層の上1/3を子バッグへ分離する．子バッグをチューブシーラーで切断し，得られた血球成分を顆粒球製剤とする．残り2/3の赤血球層はほぼ当量の生理食塩水で希釈し，よく撹拌した後ドナーへ返血する．必要に応じて以上の操作を2～3回繰り返すことにより，目標の顆粒球数を確保する．一般的には，1回の輸注細胞数は1×10^{10}個以上必要とされている．

b．アフェレーシス法

　成分採血（血液アフェレーシス）とは，成分採血装置を用いてドナーから全血を採取し，遠心法などで各成分に分離した後，目的とする成分を採取し，残りの血液成分をドナーへ返血する方法である．アフェレーシスに使用する機種には間欠式（片腕―単針法）と連続式（両腕―2針法または片腕―単針法）があり，複数の機種が市販されているが，間欠式（片腕―単針法）が一般的と思われる．機種により顆粒球採取の設定は異なるので，医療施設により適切な機種を選択し，その機種のマニュアルなどを参考にして対処する．

　アフェレーシス当日は体調に関する問診を行ってバイタルサインをチェックし，採取困難な体調不良がないことを確認した後に採取を開始する．アフェレーシス中はバイタルサインや心

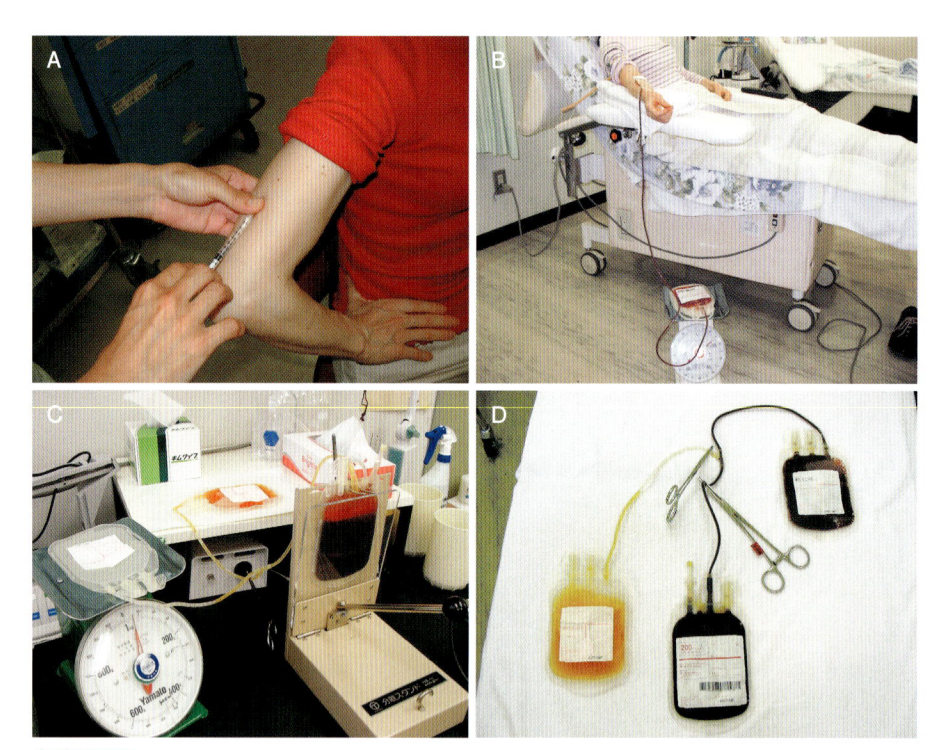

図37 バッグ法による顆粒球採取（福島県立医科大学　菊田　敦教授ご提供）
A：ドナーへのG-CSF投与（皮下注射），B：重力法による採血，C：遠心分離後の血球成分の分離，D：分離された顆粒球製剤（右上），返血用赤血球（中），血漿（左）

電図などの適切なモニターを行い，アフェレーシス終了後には異常な血小板減少がないことを確認する．アフェレーシス施行中に中等度ないし重度の有害事象が発生した場合にはただちに採取を中止する．アフェレーシスはリスクを伴う侵襲的手段であるので，健常人ドナーの安全性確保のために注意深く実施する必要がある．

4　顆粒球製剤の調製

採取された顆粒球製剤には一定量のリンパ球が混入しているため，輸血後移植片対宿主病（5章-2参照）を予防する目的で，顆粒球製剤に対して15〜50 Gyの放射線照射を行う．

小児患者の場合には，過剰な心負荷を避けるために製剤の用量を減ずる（血漿量を減らす）ことを考慮する．ただし，過度の遠心操作は顆粒球の凝集を惹起する可能性があるので注意を要する．

D　顆粒球製剤の投与

1　患者の前処置と顆粒球製剤の投与

患者の前処置として，顆粒球製剤の輸注前に，患者に抗ヒスタミン薬および副腎皮質ステロイド剤（ソル・コーテフ®100 mgなど）の予防投与を行う．

顆粒球製剤は，放射線照射後速やかに輸血を開始し，原則として3時間以内に使用する．200

mL を成人では 1〜2 時間，小児では 2〜4 時間かけて輸血する．注意点として，顆粒球輸血に際し白血球除去フィルターは使用しない．

深在性真菌症などを併発してアムホテリシン B を投与中の患者に顆粒球輸血を行う場合は，アムホテリシン B を中止後，少なくとも 4 時間は間隔を空けるべきである．

2 顆粒球輸血の効果判定と中止

顆粒球輸血は，原則として短期に集中して実施し，その度に効果判定を行う．臨床効果の判定の基準として，感染症の治癒あるいは解熱，CRP 低下または陰性化，細菌学的培養検査の改善，画像診断検査などを指標とする．

顆粒球輸血を中止する目安として，顆粒球輸血を継続しなくとも感染症のコントロールが可能である場合とし，臨床症状および炎症反応が完全に消失するまで行う必要はない．また，副作用出現時，あるいは顆粒球輸血を 3〜4 日連続施行しても臨床症状や検査所見が改善しない場合には，顆粒球輸血に不応と判定して中止する．

E 顆粒球輸血の注意点

顆粒球製剤は，通常の輸血用血液製剤とは多くの点で異なる．前述した内容と重複する点もあるが，以下に注意点を列挙する．

- 顆粒球輸血は，輸血療法の中でもとりわけリスクが大きい治療法であり，患者だけではなく，ドナーの安全も確保する必要がある．
- 顆粒球輸血および顆粒球採取を目的として健常人に G-CSF を投与することに対して，現時点では，健康保険が適用されていない．
- 顆粒球製剤は日本赤十字社血液センターから供給されないため，自施設で調製する必要がある．
- 輸血用血液製剤の院内調製を行う輸血部門が設置されている必要がある．
- ドナーと患者双方の安全性を確保するために，輸血療法委員会を設置して責任医師を置くなど，施設としての責任体制が確立されている必要がある．
- 未承認の薬剤を併用する場合には，施設内の倫理委員会の承認を得る必要がある．
- 採取された顆粒球製剤に対して放射線照射を行うことになるので，輸血用血液製剤に対する放射線照射装置が必要である．

【大坂顯通】

5 その他の血液製剤
b．アフェレーシスによる院内採血

　アフェレーシスとは，体外循環で末梢血を処理し，血液中の不要な物質を除いたり，必要な物質を採取したりする治療法である．血液科領域で行われる院内のアフェレーシスは，末梢血中の細胞を採取するために行われるが，採取する細胞には末梢血幹細胞，リンパ球，血小板，顆粒球，単球がある（表23）．細胞を採取するための機器として，血液成分採血装置が用いられる．最も広く行われているのが，末梢血幹細胞の採取である（6章-1参照）．

　末梢血幹細胞の採取に当たり注意すべき点がある．骨髄にある造血幹細胞（CD34陽性細胞）を末梢血に移動させるため（動員という），あらかじめ granulocyte colony-stimulating factor（G-CSF）を投与するが，G-CSF を投与すると動員された造血幹細胞が脾臓で髄外造血を起こし，脾腫をきたし脾破裂を起こした事例が報告されている．ドナーに G-CSF を投与した後，白血病が発生した事例があり，G-CSF と白血病発症との関係が疑われた．その後の調査で，ドナーから骨髄採取後にも白血病を発症した事例があり，ドナーへの G-CSF の投与とその後の白血病の発症との間に関係はないといわれている．体外循環を行うアフェレーシス自体に危険性があり，末梢血幹細胞の採取に関連して欧米から11人の死亡事例が報告されている（表24）．死亡事例の多くは，アフェレーシス施行前に心血管系疾患を有しており，アフェレーシスの適応ではなかったと推測される．末梢血幹細胞を採取する場合には，事前に心血管系の異常の有無を検査し，アフェレーシス施行中は心電図モニターを付け循環動態を監視する必要がある．ドナーから造血幹細胞を採取する方法には，骨髄血を採取する骨髄採取と末梢血幹細胞を採取する末梢血幹細胞採取の2つがあるが，提供者の心身の負担は末梢血幹細胞採取の方が骨髄採取より軽いことが報告されている．

　アフェレーシス施行中は，抗凝固剤として acid citrate dextrose solution（ACD）を投与するた

表23　アフェレーシスで採取される主な細胞

	採取前の処置	採取する人	治療法	診療形態
末梢血幹細胞	G-CSF	患者またはドナー	末梢血幹細胞移植	日常診療
リンパ球	なし	ドナー	ドナーリンパ球輸注療法	日常診療
血小板	なし	患者またはドナー	血小板輸血	日常診療
顆粒球	G-CSF＋ステロイド	ドナー	顆粒球輸血	臨床研究
リンパ球	なし	患者	活性化リンパ球輸注療法	臨床研究
単球	なし	患者	樹状細胞療法	臨床研究

G-CSF：顆粒球コロニー刺激因子

表24　末梢血幹細胞採取に関連した死亡例（http://www.jmdp.or.jp/documents/file/02_donation/gosetsumeisyo120615.pdf より）

症例	年齢	性	合併症	発症日	転帰
1	61	女	心不全	不詳	4日目死亡
2	57	女	脳卒中	帰宅24時間以内	死亡
3	64	男	心筋梗塞	動員終了後	死亡
4	73	男	脳血管障害	数日後	2週間後死亡
5	67	男	硬膜下出血	6日目頃	31日後死亡
6	47	男	鎌状赤血球貧血クライシス	4日目	6日目死亡
7	未報告	男	脳血管障害	未報告	死亡
8	50	女	空気塞栓	カテーテル抜去直後	翌日死亡
9	43	男	心拍停止	不詳	15日後死亡
10	52	男	心拍停止	不詳	17日後
11	27	男	心拍停止	採血時	死亡
12	21	女	出血死	採血時	死亡

表25　末梢血幹細胞採取における重篤な副作用
（http://www.jshct.com/donor/masyo-ichiran.pdf より）

重篤な有害事象	事例数	重篤な有害事象	事例数
血管穿刺に係る有害事象	3	狭心症様症状	1
血小板減少	5	Sweet病	1
肺炎，感染	3	突発性難聴	1
肝機能障害	2	全身の痛み	1
血栓，出血，血腫	3	左半身のしびれ	1
酸素飽和度低下	1		

め，ACDに含まれるクエン酸による中毒（口唇・手足のしびれ）や血管迷走神経反射（めまい，冷汗，嘔気など）がみられることがある．その他，アフェレーシスを行うと血小板も同時に採取されてしまうため，一過性の血小板減少がしばしばみられる．ドナーからの末梢血幹細胞採取については，日本造血細胞移植学会への登録が義務付けられており，有害事象の事例が随時公表されている（表25）．

　日常診療から外れる診療を行う場合には（表23），院内の倫理委員会の許可を得，患者に行う理由，予想される効果，起こり得る副作用などについて十分に説明してからアフェレーシスを行い，目的とする細胞を採取する．

【室井一男】

6 血漿分画製剤：血漿蛋白の役割

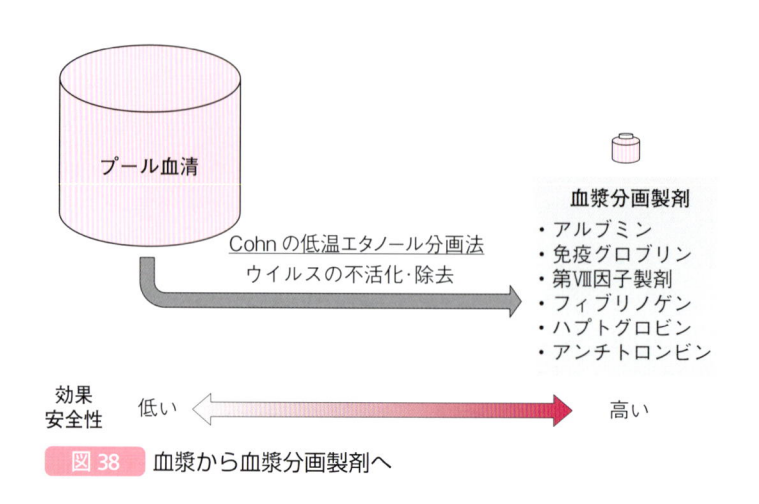

A 血漿分画製剤とは

　血漿分画製剤（plasma preparations）は血漿中の100種を超える蛋白質から，特に治療上有用で他にその役割を代替できない成分を分画・精製し，製剤としたものである．アルブミン製剤，免疫グロブリン製剤，血液凝固因子製剤，アンチトロンビン製剤などがあり，熱傷，出血，免疫異常，遺伝性凝固異常症などに使用される．1941年，米国Harvard大学のE.J. Cohnは，低温下の血漿にpH，イオン濃度，温度，蛋白濃度，エタノール濃度を段階的に変えていくことで，特定の蛋白質を析出させ，分離させてゆく方法を開発し，製剤の大量生産を可能にした（図38）．さらに近年，遺伝子組み換え製剤が開発され，従来の献血由来製剤とともに使用されている．

　新鮮凍結血漿（FFP）と比較して，必要な成分のみ十分に投与でき，ウイルスの不活化処理を行っていることから，より安全かつ効果的な製剤である．血漿分画製剤の種類と適応を表26に示す．

B 国内自給はどこまで進んでいるのか？

　わが国が自助努力を十分行わないまま他国に製剤の供給を依存することは，国際的な公平性の観点からも問題がある．1985年にはアルブミン製剤の90％近くを輸入に依存していたため，わが国は血液製剤の国内自給の達成を目指してきた．2011年では，主な血漿分画製剤のうち，

図38 血漿から血漿分画製剤へ

プール血清 → Cohnの低温エタノール分画法 ウイルスの不活化・除去 → 血漿分画製剤
- アルブミン
- 免疫グロブリン
- 第Ⅷ因子製剤
- フィブリノゲン
- ハプトグロビン
- アンチトロンビン

効果・安全性：低い ← → 高い

表26　血漿分画製剤

種類	働き	使用目的	遺伝子組み換え製剤
アルブミン製剤	血中（生体内）アルブミンは血漿蛋白の約60%を占めており，血液のコロイド浸透圧の約80%を担い循環血流量（特に血漿量）維持に主要な役割を果している．また薬剤や種々の化合物と結合し運搬する作用がある	1）アルブミンの喪失（熱傷，ネフローゼ症候群など）およびアルブミン合成低下（肝硬変症など）による低アルブミン血症 2）出血性ショック	あり
免疫グロブリン製剤	食細胞の貪食能，殺菌能の増強効果などのオプソニン効果が認められ，また正常な補体の活性化に基づく溶菌活性能を有する	1）低ならびに無ガンマグロブリン血症 2）重症感染症において抗生物質との併用 3）特発性血小板減少性紫斑病 4）川崎病の急性期 5）慢性炎症性脱髄性多発根神経炎	なし
血液凝固因子製剤	第Ⅷ因子 第Ⅸ因子 第Ⅶa因子 第Ⅸ因子複合体 活性化複合体 第Ⅰ因子 止血・凝固作用を有する	血友病，von Willebrand病 外傷に伴う止血困難な小血管，毛細血管および実質臓器からの出血凝固因子欠乏症	あり
アンチトロンビン製剤	血液凝固系のトロンビンをはじめとする種々のセリンプロテアーゼと複合体を形成することにより，その活性を阻害する．また，ヘパリンと複合体を形成し，その作用が即時的となる	1）先天性アンチトロンビン欠乏に基づく血栓形成傾向 2）アンチトロンビン低下を伴う汎発性血管内凝固症候群（DIC）	なし
活性化プロテインC製剤	活性化第Ⅷ因子，活性化第Ⅴ因子を分解し，凝固を阻害する	先天性プロテインC欠乏症に起因する血栓症	なし
トロンボモジュリン製剤	トロンビンと結合し，プロテインCを活性化して，活性化第Ⅷ因子，活性化第Ⅴ因子を分解し，凝固を阻害する	造血器腫瘍や重症感染症に伴うDIC	あり
ハプトグロビン製剤	Hbの腎への取り込みおよび尿中への排出を防止し，肝臓，脾臓および骨髄への取り込みを促進し，鉄の体外への漏出を防止する	熱傷・火傷，輸血，体外循環下開心術などの溶血反応に伴うヘモグロビン血症，ヘモグロビン尿症の治療	なし
フィブリノゲン接着剤	フィブリン生成過程を応用して組織の接着・閉鎖を行う．この安定化フィブリン塊中では，線維芽細胞が増殖し，膠原線維や肉芽基質成分が産生され，組織修復を経て治癒に至る	組織の接着・閉鎖（ただし，縫合あるいは接合した組織から血液，体液または体内ガスの漏出をきたし，他に適切な処置法がない場合に限る）	なし

アルブミン製剤の約59％，免疫グロブリン製剤の約95％，献血由来の血液凝固因子製剤のすべてを国内自給している（血液製剤調査機構だよりNo.131)[1]．

C アルブミン製剤

1 アルブミンについて

アルブミンは585個のアミノ酸からなる分子量69kDaの蛋白質で，血漿蛋白のうち最も多く35〜50g/dLである．アルブミン1gは約20mLの水分を保持するため，血漿膠質浸透圧の維持に重要である．またアルブミンはビリルビン，脂肪酸，甲状腺ホルモン，コルチゾールやアルドステロンなどのホルモン，ワルファリンやフェニトインなど多くの薬物と結合する．肝臓で1日に0.2g/kg合成されて，血中半減期は約18日，回転率は1日8％である．アルブミンの合成はエネルギー摂取量，血中アミノ酸，ホルモンなどにより調節される．

低アルブミン血症の原因は，出血，毛細血管の浸透性の増加，腎からの排泄過剰などによる喪失，代謝の亢進，肝の合成低下である．ネフローゼ症候群や蛋白漏出性の消化管疾患では，アルブミンの喪失から低蛋白血症となる．また，さらに，侵襲の大きな手術，敗血症，外傷，肝疾患，悪性腫瘍では合成の低下と，漏出のため低アルブミン血症となる．血清アルブミン値は栄養状態・予後の指標となるが，低アルブミン血症自体が有害ではないため，まず原疾患の治療を行い，病態を改善することが優先される．アルブミン製剤は急性の低蛋白血症に基づく病態，また他の治療法では管理が困難な慢性低蛋白血症による病態を一時的に改善させる目的で用いられる[2]．

2 アルブミン製剤の種類とその使用[3]

アルブミン製剤には等張の5％製剤と高張の20〜25％製剤がある．また，アルブミン濃度が4.4％以上で含有蛋白質の80％以上がアルブミンである製剤を加熱人血漿蛋白（plasma protein fraction：PPF）も正常血漿と等浸透圧である（表27，図39）．等張アルブミン製剤は出血性ショックや重症熱傷などの循環血漿量の補充に使用され，血漿浸透圧の4〜5倍の膠質浸透圧を有する高張アルブミン製剤は低蛋白血症に伴う腹水や肺水腫の治療に適している．5％製剤250mLと25％製剤50mLは，ともに12.5gのアルブミンを含有するが，それは成人が1日に産生するアルブミン量に相当する．

また，近年，遺伝子組換え技術を用いて大量製造を可能とした人血清アルブミン製剤が開発

表27 アルブミン製剤の種類と組成

分類	容量 （mL）	アルブミン濃度 （g/dL）	Na濃度 （mEq/L）
加熱人蛋白血漿	100，250	4.4	150〜160
5％アルブミン	100，250	5	142
20％アルブミン	20，50	20	87〜143
25％アルブミン	20，50	25	136〜161

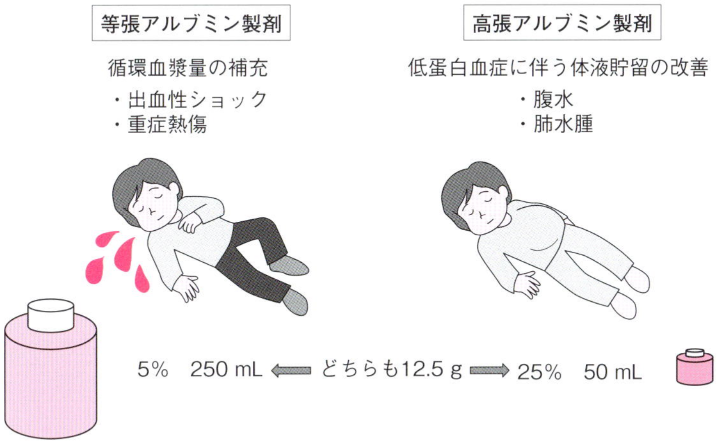

図39 2種類のアルブミン製剤の使い分け

された．

a．等張アルブミン製剤の使用が適している病態

①高度の出血性ショック
多量（循環血液量の50％以上）の出血が疑われる場合や血清アルブミン濃度が3.0 g/dL未満の場合．

②低容量性ショック
腹膜炎，急性膵炎，腸閉塞などで血管透過性が亢進し，血漿が体腔内に漏出しショックを生じた場合．

③重症熱傷
熱傷指数〔burn index：BI＝Ⅲ度熱傷面積（％）＋Ⅱ度熱傷面積（％）/2〕が15％以上，もしくはⅡ度（Ⅲ度）熱傷面積が体表面積の50％以上あり，細胞外液補充液では循環血漿量の不足を是正することが困難な場合．

④人工膠質液投与が困難な場合
腎機能障害などで人工膠質液の使用が不適切と考えられる場合や大量（1000 mL以上）の人工膠質液を必要とする場合．

⑤人工心肺を使用する心臓手術
術前より血清アルブミン濃度または膠質浸透圧の高度な低下のある場合，あるいは体重10 kg未満の小児の場合．

⑥循環動態が不安定な血液透析などの体外循環施行時
糖尿病を合併している場合や術後など，血圧が不安定で血液透析を施行する場合．

⑦交換輸血
高ビリルビン血症に対する交換輸血で5％アルブミンと赤血球の合成血を用いる場合．

⑧治療的血漿交換法
Guillain-Barré症候群，急性重症筋無力症など凝固因子の補充を必要としない場合．

b．高張アルブミン製剤の使用が適している病態

①肝硬変に伴う難治性腹水に対する治療

大量（4L以上）の腹水穿刺時に循環血漿量を維持するため，高張アルブミン製剤が投与される．また，治療抵抗性の腹水の治療に，短期的に高張アルブミン製剤を利尿剤に併用する．

アルブミン補給において，FFPとアルブミン製剤を比較すると，12.5gのアルブミンを塩分制限を必要とする腹水のある肝硬変患者に補充する場合，25％のアルブミン製剤を使用すれば，50 mL の投与でよいが，FFP は約 300 mL 必要である．その際に体内に入る Na は，アルブミン製剤では 7～8 mEq であるが，FFP では 50 mEq 以上となり，治療に用いにくいことがわかる．

②低蛋白血症に起因する肺水腫あるいは著明な浮腫が認められる場合

周術期，消化管からの蛋白漏出，またはネフローゼ症候群などによる低蛋白血症のため，治療抵抗性の肺水腫あるいは高度の末梢性浮腫が認められる場合には，利尿剤に加えて短期的に投与される．

c．目標値と期待上昇濃度

急性時 3.0 g/dL 以上，慢性時 2.5 g/dL 以上を目標値とする．等張アルブミン製剤は 100 mL 製剤と 250 mL 製剤があるが，投与前に症状の変化の予測が立てにくい場合は 100 mL 製剤を選択する．投与前後の血清アルブミン濃度と臨床所見の改善から有効性を評価する．

60 kg の成人男性に 25％製剤を 50 mL（12.5 g）投与すると，アルブミンの血管内回収率は 4/10（40％）であるので，

$$
\begin{aligned}
\text{期待上昇濃度}(\text{g/dL}) &= [\text{投与アルブミン量}(\text{g})/\text{循環血漿量}(\text{dL})]\times 0.4 \quad (\text{投与アルブミンの血管回収率40％}) \\
&= [\text{投与アルブミン量}(\text{g})/\text{体重 kg}\times 0.4\text{dL}]\times 0.4 \quad (\text{循環血漿量}\fallingdotseq\text{体重 kg}\times 0.4\text{dL}) \\
&= [\text{投与アルブミン量}(\text{g})/\text{体重 kg}] \\
&= [12.5\,(\text{g})/65\,(\text{kg})] \\
&\fallingdotseq 0.2\,(\text{g/dL})
\end{aligned}
$$

となる．

d．蘇生時におけるアルブミン投与は有効か

近年，アルブミン製剤の使用が病態の改善と患者の予後に関与しうるかどうかの検証が多くの疾患で行われ，新しいエビデンスが蓄積されている．これまで，多数のメタアナリシスにより，急性期疾患におけるアルブミン製剤の有用性が検討されてきたが，相反する結果が示されていた．2004 年に報告された 6997 例を対象とした集中治療室における輸液蘇生法に対するアルブミン製剤と生理食塩水のみの使用を比較した大規模比較試験（SAFE Study）では，死亡の相対リスク，臓器不全発生率，ICU 在室日数，入院日数，人工呼吸日数，腎臓置換療法日数のいずれにおいても 2 群間で有意差がなかった[4]．また，輸液蘇生法に 4％アルブミンと生理食塩水のどちらを用いても，28 日後同様のアウトカムが得られ，外傷性脳損傷患者のうちアルブミン投与群の死亡数が多かった．

新しいエビデンスを活用し，アルブミン製剤の適応を検討することが必要である．

e．使用時の注意

低アルブミン血症のみではアルブミン製剤の適応とはならない．

高張アルブミン製剤の投与により急激に循環血漿量が増加するので，肺水腫，心不全の発生に注意する．緊急性のない病態では，2〜3日で分割投与する．アルブミン1gあたり約20 mLの循環血漿量を増加させる．また，等張アルブミン製剤の大量使用はナトリウム負荷を生じる．

D 免疫グロブリン製剤

ヒト免疫グロブリン製剤は，血漿中に含まれるIgGを分離精製した製剤で，抗体の半減期は21〜25日で，抗体による感染予防効果は2〜3カ月である．多種の細菌やウイルスの感染予防や治療を目的とした広範囲の抗体を含む一般製剤（normal IgG）と特定の細菌やウイルスに対して高い抗体価を持つ特殊免疫グロブリン製剤（specific immune globulins）がある（図40）．

1 「重症感染症」の患者に対する免疫グロブリン製剤の使用

ヒト免疫グロブリン製剤は，多様な抗原に対するポリクローナルな抗体を含んでおり，オプソニン作用，毒素やウイルスの中和作用，溶菌効果を示す．

成人の重症感染症に対するポリクローナルIVIGは，DIC合併など重症敗血症あるいはショックといった重篤な敗血症を適応として，1日5g×3日間投与する[5]．

2 IVIG製剤のその他の使用

a．低ならびに無ガンマグロブリン血症

先天性の免疫異常があり，免疫グロブリンの産生能が低下している，無ならびに低ガンマグロブリン血症の患者は，胎盤を通して母親から供給された抗体が少なくなる生後6カ月頃から，繰り返し細菌感染症に罹患する．免疫不全状態による感染症の合併を予防するため，血清ガン

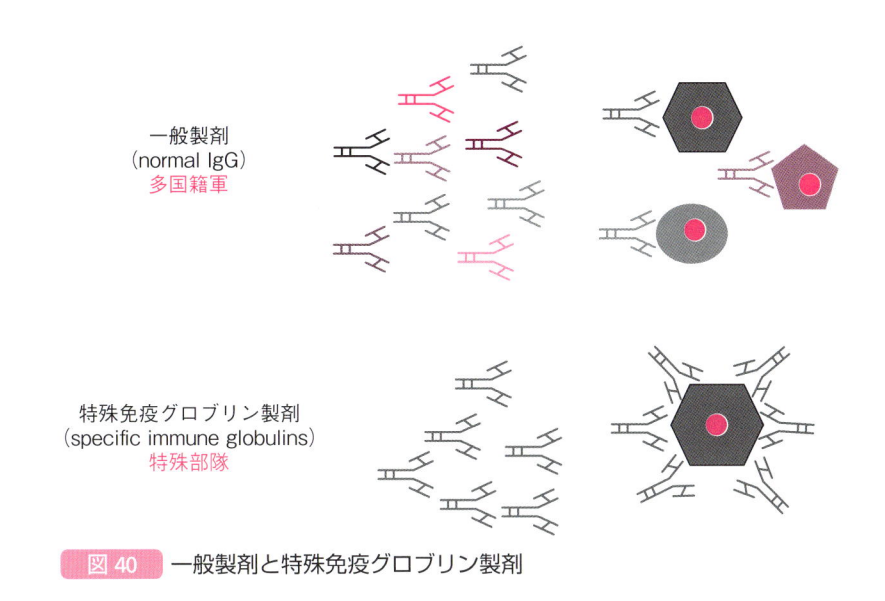

一般製剤
(normal IgG)
多国籍軍

特殊免疫グロブリン製剤
(specific immune globulins)
特殊部隊

図40 一般製剤と特殊免疫グロブリン製剤

マグロブリン値（IgG 値）を上昇させ，維持するために，免疫グロブリン製剤を定期的に投与することが必要となる．血清 IgG 値が 400 mg/dL 以下を適応とする．初回に 300〜400 mg/kg 投与し，維持量として 600〜800 mg/kg を 4 週間に 1 回投与し，血清 IgG 値を 5〜8 g/L に維持する．

b．特発性血小板減少性紫斑病

第一選択ではないが，短期間に血小板数を上昇させ，止血を図り，その間に必要な処置を行うために使用される．

適応は，①血小板数 1 万以下で，粘膜出血（鼻出血，口腔内出血，性器出血）を伴う場合，②血小板数 5 万以下で，術前，分娩前，外傷による大量出血時あるいは重篤な出血傾向（脳内出血，胸腔内出血，腹腔内出血，消化管出血，眼底出血）を伴う場合である．400 mg/kg/日を 5 日間投与する．投与開始 2〜3 日後で血小板数が上昇し始め，7〜10 日後にピークに達するが，3〜4 週間後に元の血小板数まで低下する．

c．川崎病の急性期

急性期の炎症反応を早期に終息させ，合併症である冠動脈瘤の発症頻度を最小にすることを目的に使用される．第 9 病日以内に 2 g/kg/日投与し，24〜48 時間後に解熱や炎症反応（白血球数，好中球数，CRP 値）の低下が認められた場合は有効とする．

d．慢性炎症性脱髄性多発根神経炎

ステロイド療法および血漿交換療法の継続が困難，もしくは抵抗性が認められた場合に，神経症状の改善を目的に投与する．

それ以外には輸血後紫斑病，新生児血球減少症，Guillan-Barré 症候群，皮膚筋炎や重症筋無力症にも臨床応用がなされている．

3 特殊免疫グロブリン製剤について

現在，次の特殊グロブリン製剤が市販されている．

a．乾燥抗 D ヒト免疫グロブリン

Rh 血液型の D 抗原陰性の妊婦に対して，D 抗原陽性の胎児を分娩した後に投与することにより，抗 D 抗体の産生を予防し，次回妊娠時の新生児溶血性貧血を予防する．

b．抗 HBs ヒト免疫グロブリン

①HBs 抗原陽性血液の汚染事故後の B 型肝炎発症予防（感染を受けて早い時期：好ましくは 48 時間以内，遅くとも 1 週間以内），②新生児の B 型肝炎予防（原則として，沈降 B 型肝炎ワクチンとの併用）に使用する．

c．抗破傷風ヒト免疫グロブリン

破傷風の発症予防ならびに発症後の症状軽減が適応となる．

E 凝固因子製剤

1 血友病患者に対する使用

　血友病はX染色体劣性遺伝性の凝固障害症で，血友病Aは凝固第Ⅷ因子，Bは第Ⅸ因子の欠乏（異常）による．幼少期より関節内・皮下・筋肉内・口腔内の出血や血尿を繰り返し，加齢とともに，慢性の関節・筋肉機能障害が進行し関節の拘縮をきたす．凝固検査では，PTは正常であるが，APTTが延長し，第Ⅷあるいは第Ⅸ因子活性の低下で診断される．出血症状の頻度と重篤度は第Ⅷや第Ⅸ因子活性値と相関し，凝固活性＜1％を重症，1〜5％を中等症，5％以上を軽症と分類する．わが国の血友病の患者数は約6000名で，血友病Aが65％，血友病Bが14％を占める（2007年エイズ予防財団「血液凝固異常症全国調査」）．

　von Willebrand病はvon Willebrand因子（vWF）の異常または欠損による常染色体性の遺伝性疾患で，わが国の血友病の患者の14％を占める．vWFは重合体となって損傷血管壁の血小板の粘着（1次止血）に関与するのみならず，第Ⅷ因子と複合体を形成し第Ⅷ因子の安定化と輸送に重要な役割を果たしている．したがって，血小板の機能低下による出血傾向と，APTTが軽度延長する．また症状も血友病と異なり，皮膚・粘膜出血と出血時間の延長を特徴とする．

2 血液凝固因子製剤による治療

　治療は低下した凝固因子を出血時に，早期に経静脈的に補充し止血する．また観血的処置や運動前には予防投与する．

　表28に血液凝固因子製剤の一覧を示す．凝固因子を1単位/kg投与により血中の第Ⅷ因子は約2％，第Ⅸ因子は1〜1.5％上昇する（第Ⅷ因子の半減期は8〜12時間，第Ⅸ因子の半減期は16〜24時間）．第Ⅷ因子製剤には血漿由来製剤と遺伝子組換え製剤がある．血漿由来製剤は，そのすべてが国内献血血漿から製造され，遺伝子組換え製剤は，すべてが輸入製剤である．遺伝子組換え製剤にはvWFがないため，von Willebrand病には使用できない．von Willebrand病患者の出血には血漿由来の第Ⅷ因子製剤を用いる．

表28　血友病治療に用いられる血液凝固因子製剤

疾患	種類
血友病A	血漿由来第Ⅷ因子製剤 遺伝子組み換え第Ⅷ因子製剤
血友病B	血漿由来第Ⅸ因子製剤 血漿由来第Ⅸ因子製剤複合体
インヒビター製剤	血漿由来第Ⅸ因子製剤複合体 活性化複合体 遺伝子組み換え第Ⅶa因子製剤
von Willebrand病	血漿由来第Ⅷ/vWF因子製剤

※コンコエイト-HT®は，第Ⅷ因子製剤としても承認されている．

表29 血友病患者の出血に対する凝固因子製剤の使用指針

症状	初期投与時に必要な最小活性 (％)	第Ⅷ因子の投与量 (IU/kg)	第Ⅸ因子の投与量 (IU/kg)	投与期間 (日)
高度の鼻出血・粘膜出血	20～30	10～15	20～30	1～2
関節内出血，血腫，持続する血尿，消化管出血，後腹膜出血	30～50	15～25	30～50	1～3
出血の症状のない外傷，舌もしくは咽後出血	40～50	20～25	40～50	2～4
出血の症状のある外傷，手術，頭蓋内出血	100	50	100	10～14

投与間隔は第Ⅷ因子の半減期が8～12時間であるため，1日2～3回，第Ⅸ因子は18～24時間であるため，1日1～2回となる．維持量は初期投与の半量である．症状に応じて投与回数・量を決定する．
手術，頭蓋内出血には持続投与が用いられることがある．1時間当たり，3 IU/kg投与する．

　凝固因子に対する抗体（インヒビター）が生じた場合は，投与した凝固因子が期待値まで上昇せず，抗体の産生が促進される．このような症例には活性型Xaを含む活性化複合体製剤，第Ⅸ因子複合体または活性型第Ⅶ因子製剤（rⅦa）を使用する（バイパス療法）．定期的な投与はインヒビター発生のリスクが高くなるので，できるだけ避けるべきである．

a. 投与方法と量（表29）

　高度の鼻出血や粘膜出血では初期投与時に凝固因子活性が20～30％，関節内出血では30～50％になるよう，凝固因子製剤を投与する．投与間隔は，第Ⅷ因子の半減期が約10時間であるため1日2～3回，第Ⅸ因子は約20時間であるため1日1～2回となる．維持量は初期投与の半量である．症状に応じて投与回数・量を決定する．手術，頭蓋内出血では凝固因子活性が100％になるように投与を行い，持続投与が必要な場合は，1時間当たり3 IU/kg投与する[6]．

b. 血漿由来製剤と遺伝子組換え製剤の違い

　血友病の治療においては，わが国の血液事業の汚点といわれた薬害エイズ事件やC型肝炎ウイルスが蔓延した時代をこえて，現在は高い安全性が確保されている．献血由来製剤は，輸血用血液製剤と同様の感染症検査で問題のない血漿を原料とし，イオン交換処理，ウイルス除去膜処理の後，60℃，96時間の乾燥加熱処理をしている．一方，遺伝子組換え製剤はハムスターの卵巣細胞を使って産生されており，培養培地成分にヒト血清アルブミンを使用しているが，ヒト由来のウイルス感染のリスクは低いと考えられる．

　利便性からみると，血漿由来製剤は冷蔵保存が必要なのに対して，遺伝子組換え製剤には常温保存が可能なもの（コージネイトFS®）がある．またインヒビター産生は，両者間に差は認めない．両者の価格は同じに設定されている．したがって，使用に当たり大きな違いはないが，遺伝子組換え製剤の供給量は増加傾向にあり，2011年（平成23年）には8割となった（血液製剤調査機構だよりNo.131）．

F 大量出血に有効な凝固因子製剤

緊急の大量出血時に，短時間に凍結しているFFPを解凍して使用することは困難な場合があり，フィブリノゲンが枯渇している状況では，フィブリノゲン製剤や活性型第Ⅶ因子製剤の投与が有効である．

1 フィブリノゲン製剤

フィブリノゲンは，血小板集合体と安定したフィブリンネットワークの形成に必要で，出血のコントロールにフィブリノゲン濃度を維持することが有益である．

フィブリン形成に必要なフィブリノゲン濃度である100 mg/dLまで上昇させるには，FFPが約1500 mL必要になり，容量過負荷のリスクが伴うばかりでなく，約220 mEqのNa負荷となる．3 gのフィブリノゲンは，約1 g/L血漿フィブリノゲンを上昇させる．日本ではフィブリノゲン製剤の適応は先天性低フィブリノゲン血症における出血傾向に限定されているが，ヨーロッパではフィブリノゲン製剤の臨床効果が示されている．

2 活性型第Ⅶ因子製剤（rFⅦa）

活性型第Ⅶ因子製剤（rFⅦa）は，組織因子がない状態でもX因子を活性化し，Ⅷ，Ⅸ，および，vWFに対する阻害物質をバイパスする．高度の出血と組織破壊をもつ外傷患者の凝固障害はrFⅦaの投与で改善が期待できる．外傷患者において，rFⅦaの投与は有意に赤血球輸血を減少させ，大量輸血の必要な患者，重症の合併症，死亡率を有意に減少させた．

日本では大量出血時の，フィブリノゲン製剤，rFⅦa製剤は保険適応となっていないが，欧米ではこれらの製剤使用のガイドラインが作成されている．

G 抗凝固因子製剤

1 アンチトロンビン製剤

アンチトロンビンは，活性化トロンビン，第X因子を中和し，凝固反応を抑制する．次の2つの病態で使用される．

a．先天性アンチトロンビン欠乏症における血栓形成

先天性アンチトロンビン欠乏症患者に血栓症が発生した場合，ヘパリンやワルファリンなどの抗凝固薬が投与されるが，血栓症の急性期には，アンチトロンビン製剤の投与〔1日1000〜3000単位（または20〜60単位/kg）〕が行われる．

b．アンチトロンビン低下を伴う播種性血管内凝固症候群（DIC）

DICの治療の原則は，基礎疾患に対する根本治療と抗凝固療法であるが，敗血症や外傷に伴うものは，凝固系の亢進が優勢となり，アンチトロンビンが消費される．低アンチトロンビン血症による凝固反応が進行することを改善する目的で，アンチトロンビン値が70％以下の症例

で，アンチトロンビン製剤が使用される．1日1500単位（または30単位/kg），産科的・外科的DICなどで緊急処置として使用する場合は1日40〜60単位/kg投与される．

2 活性化プロテインC製剤，遺伝子組換えトロンボモジュリン製剤

トロンボモジュリンとトロンビンが結合したトロンビン-トロンボモジュリン複合体はプロテインCを活性化して，活性化第VIII因子，活性化第V因子を分解し，抗凝固作用を示す．遺伝子組換えトロンボモジュリン製剤は，造血器腫瘍や重症感染症に伴うDICに用いられる．血漿由来の活性化プロテインC製剤は，先天性プロテインC欠乏症に起因する深部静脈血栓症，急性肺血栓塞栓症，電撃性紫斑病に使用される．

H ハプトグロビン製剤

ハプトグロビンは，ヘモグロビンと特異的に結合する．溶血により血中に遊離ヘモグロビンが大量に放出されると，過剰のヘモグロビンは糸球体を通過して尿中に排出され（ヘモグロビン尿症），尿細管上皮細胞を障害する．ハプトグロビン製剤はヘモグロビン複合体を形成し，肝臓で処理することで，尿細管上皮障害を予防する．遊離ヘモグロビンに起因する障害を防止することが期待される．成人では1回4000単位を緩徐に静脈内に点滴注射する．体外循環下開心術などの溶血反応には，体外循環の灌流液中に投与する．

I フィブリノゲン接着剤

血液凝固に必要なフィブリノゲンやウシ由来のトロンビンおよびアプロチニンをウマコラーゲンシートに固着させた血液凝固作用を利用した応用したシート状組織接着剤で，肝臓，肺，心・血管・産婦人科の手術で，組織の接着・閉鎖に使用する．

■ 文献

1) 血漿分画製剤の需給状況と自給率．血液調査機構だより．2012; 131: 8-10.
2) Caironi P, Gattinoni L. The clinical use of albumin: the point of view of a specialist in intensive care. Blood Transfus. 2009; 7: 259-67.
3) 厚生労働省，編．血液製剤の使用指針（改定版）―血液製剤の使用に当たって．4版．東京：じほう; 2009. p.77-80.
4) Finfer S, Bellomo R, Boyce N, et al. A comparison of albumin and saline for fluid resuscitation in the intensive care unit. N Engl J Med. 2004; 350: 2247-56.
5) 正岡 徹，長谷川廣文，高久史麿，他．重症感染症に対する抗菌薬との併用療法における静注用ヒト免疫グロブリンの効果．日本化学療法学会雑誌．2000; 48: 199-217.
6) 田中一郎，吉岡 章．血友病の診断と治療．血栓止血誌．2007; 18: 568-71.
7) 術中大量出血時の輸血療法．In: 高松純樹，山本晃士，監修．図解 臨床輸血ガイド．東京：文光堂; 2011. p.118-32.

【安村　敏】

5章

輸血の副作用・合併症とその対策

1 輸血感染症

A 感染対策で安全になった日本の輸血用血液製剤

　わが国では，B型肝炎ウイルス（HBV）持続感染者（キャリア）は約150万人，C型肝炎ウイルス（HCV）キャリアは約200万人と推定され，慢性ウイルス肝炎は国民病といわれている[1]．日本人の献血による輸血事業は，安全な血液製剤を供給し，輸血後肝炎をいかに減らすかという戦いの歴史であった．現在，日本赤十字社血液センター（日赤）では献血時に，梅毒・HBV・ヒト免疫不全ウイルス（HIV）・ヒトTリンパ向性ウイルスI型（HTLV-I）・HCV・ヒトパルボウイルスB19の血清学的検査と，血清学的検査よりも感度が高く，ウインドウピリオドを短縮できるHBV・HIV・HCVの核酸増幅検査（nucleic acid amplification test：NAT）を行っている．

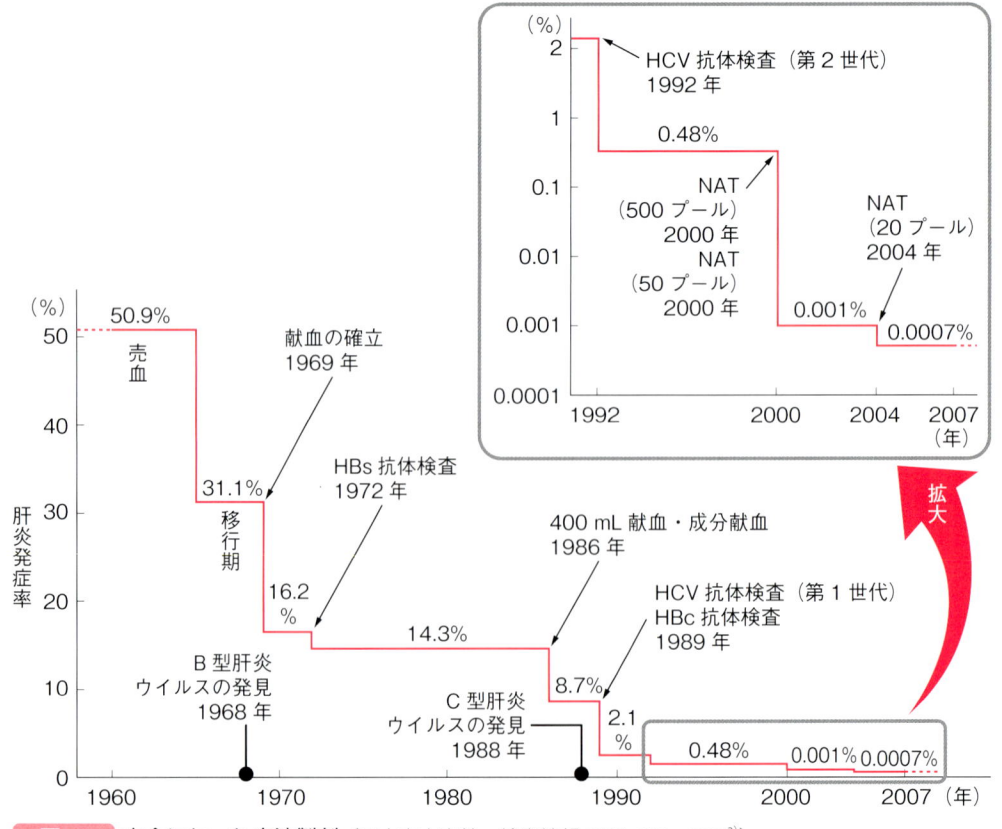

図41 安全になった血液製剤（日本赤十字社．輸血情報 0811-115, 2008[2]）

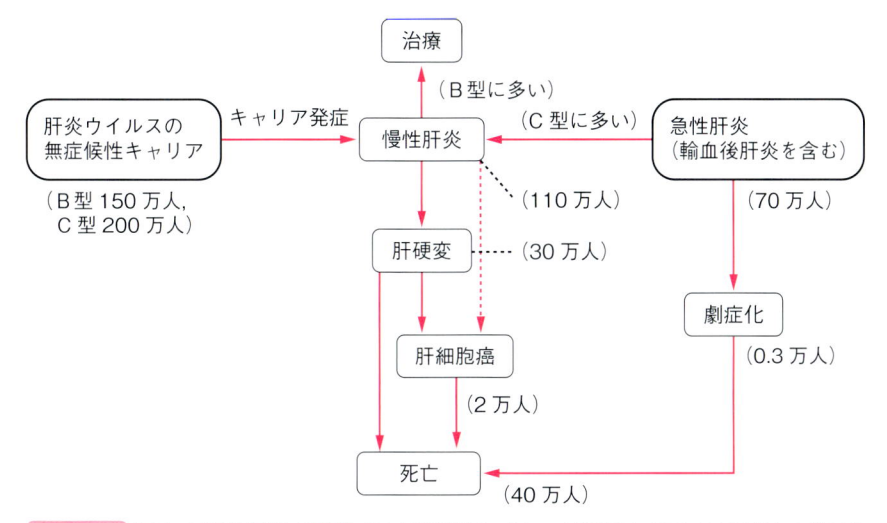

図42 日本の慢性肝炎の現状（日本肝臓学会，編．C型肝炎に起因する肝がんの撲滅をめざして．2007[3)]）

　戦後の売血の時代は，輸血患者の50％以上で輸血後肝炎がみられたが，これらの検査により，輸血による感染リスクは大幅に減少した．日本では年間約100万人の患者が輸血を受けていると推定されるが，日赤の副作用報告によると，2004～2007年の4年間で輸血後感染症であった可能性が高いとされた症例は，HBVで50例，HCVで3例で，肝炎発症率は0.0007％にまで減少した[2)]（図41）．HIVは1997～2003年の間に4例感染したが，その後は報告されていない．

　輸血によりすべての感染症は感染しうるが，欧米で一部行われている病原体の不活化技術が日本でも導入されれば，さらにリスクが低減すると期待されている．一方でグローバル化が進むなか，爆発的に感染が拡大した新型インフルエンザ，SIRS，米国で多数の死亡例の出たウエストナイル熱や，南米からの定住者がもつChagas病などの輸入感染症の対策を検討する必要がある．また近年，輸血によるE型肝炎ウイルス（HEV）が報告されたため，感染者が多い北海道で試験的にNAT検査が実施されている．

　一方，近年，若い世代を中心に性的交渉によるHIV感染や急性HBV感染の増加が問題となっている．また，頻度は低いが，血液製剤の細菌汚染は致死的な敗血症を合併することがあり，注意が必要である．

B　B型肝炎ウイルス（HBV）

　世界的には，約20億人のHBV感染者のうち，4億人がキャリアで，年間100万人が死亡している．HBVは人類の始まりとともに，主に出生時の母子感染（垂直感染）により受け継がれてきた．わが国ではHBVキャリアは約150万人（キャリア率：約1％）といわれている（図42）が，1986年から開始されたB型肝炎母子感染防止事業により，新規のHBVキャリアは年間300～400人に減少（キャリア率：0.05％）している．

　また，輸血によるB型急性肝炎は，1年で10～20件程度まで減少した．しかし，近年は性感染症として欧米型の遺伝子を持つB型急性肝炎が報告されるようになった．

1 ウイルスの構造と増殖様式

HBVはヘパドナウイルス属に属し，部分2本鎖DNAをもつウイルスで，ヒトとチンパンジーにのみ感染する．ウイルスは幹細胞に侵入し，コアから閉環2本鎖DNAとなり，核内でmRNAに転写される．mRNAは複製に必要な構造蛋白（エンベロープ，HBs抗原，HBコア関連抗原，DNAポリメラーゼ）に翻訳されるとともに逆転写酵素で（−）鎖DNAを合成し，それが再度，部分2本鎖DNAを形成して外殻に入り，細胞外に放出される．

HBVは遺伝子型によりA〜Gの7種類に分類される．日本ではB, C型が多いが，欧米ではA, D, F型が多い．遺伝子型の違いによって，感染様式，肝癌の発生率，インターフェロン（IFN）の反応性が異なることが明らかにされている．

2 B型肝炎の自然史

HBVは母子感染により感染した児の肝臓で増殖するが，免疫寛容が成立し，HBVを異物とみなさないため肝炎は生じない「無症候性キャリア」として思春期までを過ごすことが多い．しかし，免疫寛容状態から離脱すると，細胞障害性T細胞（cytotoxic T lymphocyte）がHBVが感染した肝細胞を破壊するため肝炎が生じる．肝炎は慢性化し慢性肝炎となる．免疫によってHBVが減少し，HBe抗体を獲得した症例は，肝炎は沈静化し再度「無症候性キャリア」となるが，肝炎が持続する症例は，肝の破壊と線維化が進行し肝硬変となる．「無症候性キャリア」から1年に0.1〜0.4％，慢性肝炎から0.5〜0.8％，肝硬変から約3％の割合で，肝細胞癌が発生する（図42）．

急性B型肝炎は，健常者が血液や体液を介してHBV感染者と接触することにより発症する．日本では，献血時の感染症検査により減少したが，NATを行っても年間10〜20件の報告（34万〜45万本の輸血に対して1件）があり，HCVやHIVよりはるかに感染のリスクは高い．その理由は，HBVの感染力の強さのためと考えられている．チンパンジーを使った感染実験では，HBV粒子10個で感染が成立する．たとえば2単位の赤血球製剤に，10個のHBV粒子が存在する状況では，サンプリングを行っても1粒子も入っていない確率が高く，NATを行ってもすり抜けてしまう．

近年報告が増えているのが，若年者の性感染症（STD）としての急性肝炎で，外国の遺伝子型をもつ症例が増加している．1〜6カ月の潜伏期間の後，急激に肝炎が生じ，倦怠感，黄疸，食欲不振などの症状が出て，生化学検査では高度のトランスアミナーゼの上昇がみられる．肝炎の発症でHBVは減少し，中和抗体であるHBs抗体が産生され，肝炎は終焉する．しかし最重症の急性肝炎である劇症肝炎となった場合は，50〜80％が死亡し，予後は不良である．生体肝移植の適応となる．また近年，急性B型肝炎が治癒した患者が，発癌やステロイド投与などの免疫不全状態でB型肝炎の再活性化による肝炎を発症することが明らかになってきた．

3 治療

慢性肝炎患者で肝炎が持続する症例には治療が必要になる．HIVの逆転写酵素の阻害剤として開発された核酸アナログは，逆転写の過程を有するHBVの複製を阻害する．非常に効果的であるが，薬剤の中止とともにHBVが増加し，肝炎が再燃する．また耐性HBVウイルスの

出現が問題となっている．それ以外に，肝庇護剤やIFNが投与される．

C C型肝炎ウイルス（HCV）

　HCVは持続性に感染し，無症候性の慢性肝炎から肝硬変，肝不全，および肝細胞癌へ進展する．全世界で1億7000万人（世界集団の3％）が感染していると推定されている．C型肝炎は，感染した血液によって感染する．アジア，アフリカでは人口の2〜10％，欧米では約1％が感染している．これは汚染された血液製剤，血漿分画製剤，医療機器や入れ墨が原因で，性交渉や垂直感染は稀である．日本では，HCV持続感染者（HCVキャリア）は約200万人存在すると推定されているが，これは輸血後肝炎や薬害によるものも含まれ，日本の負の遺産となっている．

1 ウイルスの構造と増殖様式

　HCVは直径60 nmのフラビウイルス属に属するRNAウイルスである．RNAはコアとエンベロープをコードする構造領域と5つの非構造領域からなる．遺伝子型は1〜6まであり，わが国では1b型と2a型が多く，北米では1a, 1B型と2B型，欧州では1a型と3a型が多い．2型と比較して1型はIFNを含む抗ウイルス治療の感受性が低い．

2 C型肝炎の自然史

　HCVはHBVと同様に血液や体液を介して感染する．

　日赤のデータでは4年間に1人（約2200万人に1人）の献血者がスクリーニング検査陰性で個別NAT陽性であった．感染症例が少なく感染リスクの推定は困難とされ，1年に1例程度の輸血後HCV感染が報告されている．

　急性C型肝炎は，HCV感染後，1〜6カ月の潜伏期をおいて発症する．黄疸，全身倦怠感，食欲不振が出現するが，比較的症状に乏しい例が多い．200〜300 IU/L程度のトランスアミナーゼの上昇が持続する．劇症肝炎に移行することは稀である．約20〜30％は患者の免疫力でHCVが排除され，トランスアミナーゼが正常化し，肝炎は終焉するが，約70〜80％はHCV抗体が産生されてもHCVは排除されず，慢性的に炎症は継続して慢性肝炎となる（図43）．

　慢性肝炎では，軽度から中等度のトランスアミナーゼの上昇を認めるが，無症候性であることが多い．20〜30年で肝の破壊と線維化が進行し肝硬変となる．肝硬変では，黄疸，腹水，食道静脈瘤からの出血，肝性脳症などの症状が出現し，アルブミンや血小板の低下，プロトロンビン時間の延長などの検査値の異常がみられる．また，1年に慢性肝炎から0.5〜4％，肝硬変から約8％の高い割合で，肝細胞癌が発生する[3]．

3 治療

　急性C型肝炎で，血清トランスアミナーゼが多峰性に上昇を示し，慢性肝炎に移行しそうな場合は，短期のIFN治療が奏効する．

　慢性肝炎では，徐放性のペグインターフェロンとリバビリンを用いた抗ウイルス療法が行われる．ウイルス量の少ない症例は，多い症例より奏効率は高い．わが国に多い1b型では48〜72週，2a型では24週投与され，ウイルス排除率はそれぞれ約45％と80％である．それ以外に

図43　ウイルス肝炎の発症機序

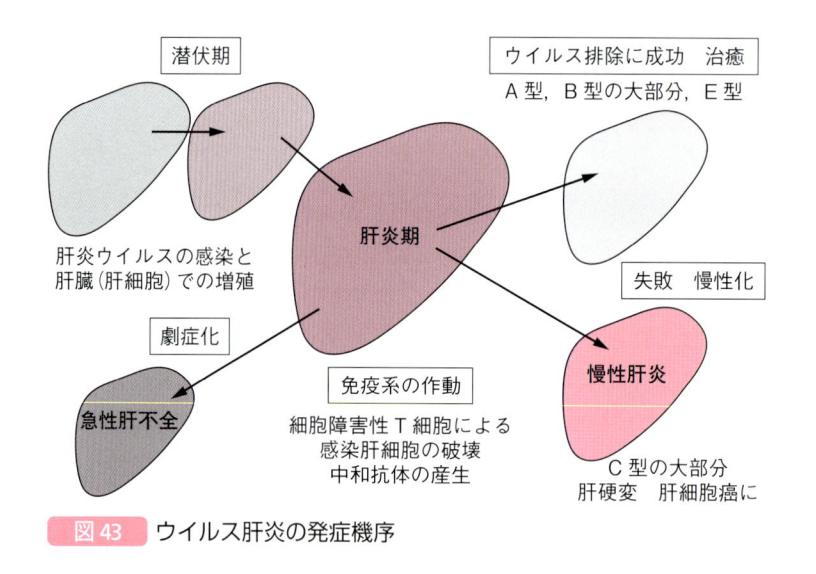

HIV治療薬と類似したHCVポリメラーゼやプロテアーゼを標的にした薬剤が開発され，1型のウイルス排除率は改善されている．また，抗ウイルス療法以外には，肝庇護剤が使用される．
　肝硬変では，肝庇護剤，利尿剤，分枝アミノ酸製剤などが病態に応じて投与される．肝臓癌には，手術，ラジオ波焼灼療法，経動脈的化学塞栓療法，抗癌剤の投与などの治療がある．

D　ヒト免疫不全ウイルス（HIV）

　HIV（human immunodeficiency virus）は，ヘルパーT細胞など細胞性免疫に重要な働きをもつCD4陽性Tリンパ球に感染し，破壊することによって，後天性免疫不全症候群（AIDS）を発症させる．WHOの報告では，2008年には全世界で約3340万人が感染し，そのうち15歳以下の小児は約210万人で，1年に270万人が新たに感染し，270万人が死亡している．地域別ではサハラ以南のアフリカが2200万人と世界の2/3を占め，南・東南アジア380万人，ラテンアメリカ200万人である[4]．

　日本では，2011年には，HIV感染者は1056人，AIDS発症者は473人と報告されている（厚生労働省エイズ動向委員会のエイズ発生動向報告：図44）が，先進国の中で唯一その数が毎年増加した．都道府県別では，東京都1729人，大阪府566人，愛知県437人と都市部で感染者が多い．いわゆる「薬害エイズ」による凝固因子製剤を介しての感染者は1439人で，死亡者は638人であった．献血によるHIV陽性件数（2011年）は，献血件数5,252,182件のうち，89件（1.7件/10万件あたり）であった．HIV感染検査は保健所で匿名・無料で受けることができるにもかかわらず，検査の目的で献血するものが増え，問題となっている[5]．

1　ウイルスの構造と増殖様式

　HIVは，レンチウイルスに属し，HIV-1とHIV-2の2種に分けられる．HIV-1は全世界に蔓延し，感染力は強いが，HIV-2は西アフリカに限局し，感染力は弱い．球状の粒子であり，直径は約100 nmの粒子で，エンベロープの中には2本のRNA，GAG蛋白質，プロテアーゼ，逆

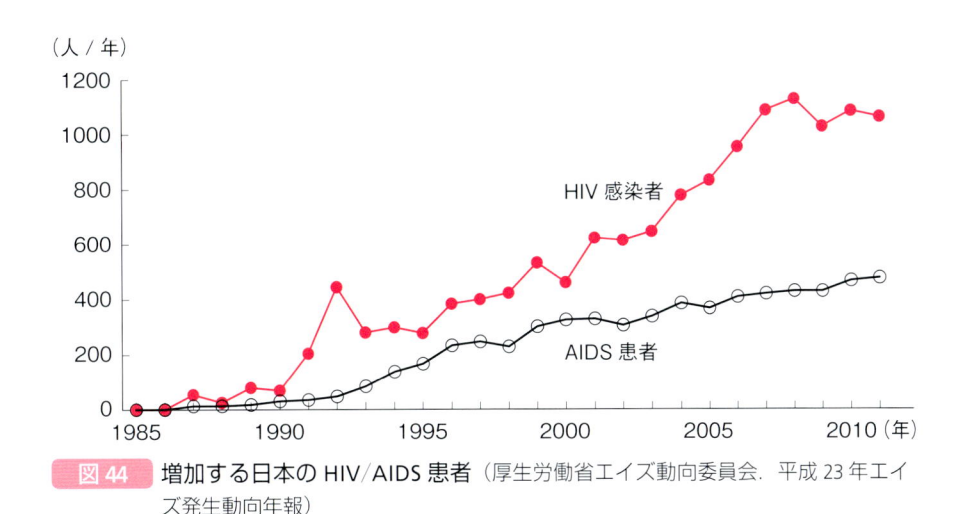

図44 増加する日本のHIV/AIDS患者（厚生労働省エイズ動向委員会．平成23年エイズ発生動向年報）

転写酵素などによって構成される，正二十面体構造をもつ核様体がある．HIVのRNAは9000塩基対の1本鎖のRNAで，9個の遺伝子がコードされている．HIVはCD4陽性Tリンパ球表面のCD4分子やケモカインレセプターであるCCR5やCXCR4を介して，細胞表面に吸着し，RNAが細胞内に取り込まれる．RNAは逆転写酵素によって2本鎖DNAに変換され，宿主DNAに組み込まれ，RNAを転写されるとともに，複製に必要な構造蛋白および酵素が翻訳される．これらが新しいウイルス粒子を形成し，細胞外に放出される．

2 HIV感染の自然史

感染経路には，同性間や異性間の性的接触，薬物の静脈内投与，母子感染があるが，わが国での感染経路は性的接触が大半を占める．輸血による感染はこれまで4例報告されているが，感染症例が少なく感染リスクの推定は困難とされている．

HIV感染症には3つの病期（急性感染期，無症候期，AIDS期）がある．CD4陽性Tリンパ球とマクロファージに感染したHIVはリンパ組織の中で急速に増殖し，感染後1～2週に発熱，発疹，リンパ節腫脹などの症状がみられる（急性感染期）．HIVに対する免疫反応により，ウイルスは減少するが完全には排除されず，一定のウイルス量が保たれて，症状が出ないまま，感染は約10年持続する（無症候期）．無症候期の間もHIVによりCD4陽性Tリンパ球数は破壊されて，緩やかに減少する．CD4陽性Tリンパ球が$200/\mu L$以下になると免疫不全状態となり，カンジダ症，ニューモシスチス肺炎，サイトメガロウイルス感染症などの日和見感染症や非ホジキンリンパ腫，Kaposi肉腫などの日和見腫瘍を発症する（AIDS期）．無治療であれば，AIDS発症後1年以内に死亡するといわれている．

3 治療

逆転写酵素阻害剤，非核酸系逆転写酵素阻害剤，プロテアーゼ阻害剤の3種類を組み合わせて使用する抗レトロウイルス療法（HAART: highly active anti-retroviral therapy）が標準治療となっている．HAARTにより，HIV数は減少し，CD4陽性Tリンパ球が増加して，日和見感染から離脱することが可能となったことから，HIV感染者の生命予後は著しく改善された．しか

し，体内のHIVを完全に駆除することはできず，休薬によって感染は再発するため，長期間治療を継続する必要がある．

　厚生労働省のガイドラインによると，CD4陽性T細胞数が350個/μL以下になる前，もしくはAIDSを発症している場合に，HAARTを開始することが推奨されている．

　欧米では，HIVとCD4陽性T細胞の結合を抑制するフュージョンインヒビターも使用されている．

E　ヒトTリンパ向性ウイルスI型（HTLV-I）

　HTLV-Iは，感染者のCD4陽性T感染細胞が他のT細胞に接触することによって感染するウイルスである．主に母乳内のCD4陽性T感染細胞を介して母親から児に感染するが，感染したキャリアから年間0.1〜0.2％の割合で成人T細胞白血病（adult T-cell leukemia：ATL）が発症する．ATLは難治性で，2年以内にほとんど死亡する．

　全国のキャリア数は約100万〜200万人，ATL発症数は年間約700例といわれる．特に四国南西部，九州と沖縄にキャリアが多く，母子感染を予防するために，母乳の加熱や凍結処理が効果を上げている．人工乳に切り替えると母子間感染率が20％から3％に低下する．

　それ以外に性交渉や輸血でも感染する．結婚後2年で20％程度に男性から女性に感染するとされているが，性交渉による感染者でATLを発症することは稀である．また，日本では1986年より献血者の血液検査が実施されており，輸血による感染は報告されていない．

　レトロウイルスであるHTLV-Iは，CD4陽性T細胞に取り込まれ逆転写後，CD4陽性T細胞のDNAに組み込まれて複製を開始する．感染細胞で産生されたHTLV-Iは二次感染する．一部の感染細胞は不死化する．感染者の免疫能により感染細胞は排除されるが，感染は生涯持続する．CD4陽性T感染細胞に，数種類の突然変異が生じて腫瘍化すると考えられている．

　ATLは，1976年に高月清らによって発見された疾患で，急性型，リンパ腫型，慢性型，くすぶり型の4つの病型に分類される[6]．60〜70歳代の患者が最も多い．末梢血液中に出現するATL細胞は，花びらのような核をもつことが特徴で，「花細胞」（図45）とよばれる．免疫担当細胞であるT細胞ががん化するため，高度の免疫不全を示し，日和見感染症が高頻度にみられる．急性型，リンパ腫型では顆粒球コロニー刺激因子（G-CSF）を加えた多剤化学療法が行わ

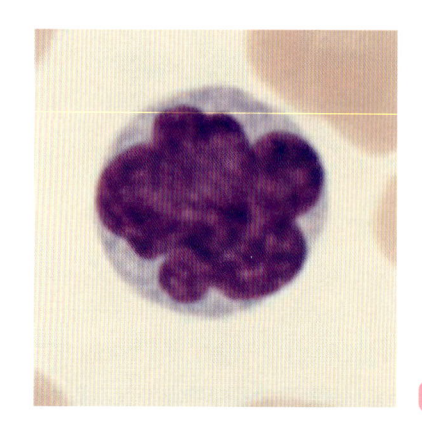

図45　ATLの「花細胞」

れているが，平均生存期間は 13 カ月と非常に予後は悪い．くすぶり型と慢性型は進行が緩徐であるため，経過観察とする．

F その他のウイルス感染症

1 サイトメガロウイルス（CMV）

ヒト CMV は，幼小児期に母乳，唾液から水平感染し，症状がないまま宿主に持続感染するが，免疫能が低下したときに再び活性化し，間質性肺炎や網膜炎などの症状を引き起こす．

CMV は，ヘルペスウイルス科 β ヘルペスウイルス亜科に属する．直径約 180 nm で 2 本鎖 DNA をもつ．

妊婦が CMV に初感染した場合，ウイルスが胎児に感染し，低出生体重，小頭症などの症状を引き起こす（先天性 CMV 感染症）．思春期以降に初感染を受けた場合には，Epstein-Barr ウイルスによる伝染性単核症に似た症状がみられる．

骨髄移植において，ドナーが CMV 抗体陰性でレシピエントが CMV 抗体陽性の場合は，ドナーのリンパ球が CMV に対するメモリーをもたないため，間質性肺炎，網膜炎，脳炎などの重篤な感染症と，骨髄抑制による白血球や血小板減少を認めることが多い．治療には CMV 高力価 γ グロブリンとガンシクロビルが投与される．

CMV 抗体陰性の妊婦，あるいは CMV 抗体陰性の妊婦から生まれた極小未熟児に血小板輸血をする場合には，CMV 抗体陰性の血液製剤を使用する．また，造血幹細胞移植時に患者とドナーの両者が CMV 抗体陰性の場合には，CMV 抗体陰性の血液製剤を使用する．現在，保存前に白血球除去された血液製剤が供給されており，CMV の伝播防止に有用とされている．

2 パルボウイルス B19

パルボウイルス B19 はエンベロープ（脂質膜）をもたないきわめて小さい DNA ウイルスで，一般的に飛沫感染により一過性の感染を起こし，小児に好発する伝染性紅斑（リンゴ病）や成人の多発性関節炎を起こすことが知られている．これらの症状は一般に軽度で，予後も良好であり，危険性は比較的少ない．しかし，流産や胎児死亡の原因となることがあり，また免疫不全患者では持続性感染による貧血の原因となる．わが国でも輸血によるパルボウイルス B19 感染が報告されている．また，他のウイルスに比べて加熱や膜（フィルター）などによる不活化・除去が容易でないため，血漿分画製剤へ混入する可能性がある．海外では製剤投与後にパルボウイルス B19 に感染し，発熱，発疹，関節痛，血球減少症や敗血症などの症状を呈した例が報告されている．

3 E 型肝炎ウイルス（HEV）

HEV は水や食物などにより経口的に感染し，急性肝炎を引き起こすが，慢性化しない．衛生環境の悪い開発途上国に多く発生しているが，汚染された飲料水を介し大規模な流行を引き起こす．開発途上国への旅行者の感染例が多かったことから「輸入感染症」とされてきたが，渡航歴のない「国内発症例」も報告されており，それらは地域に特有の「土着株」であることが明らかになった．

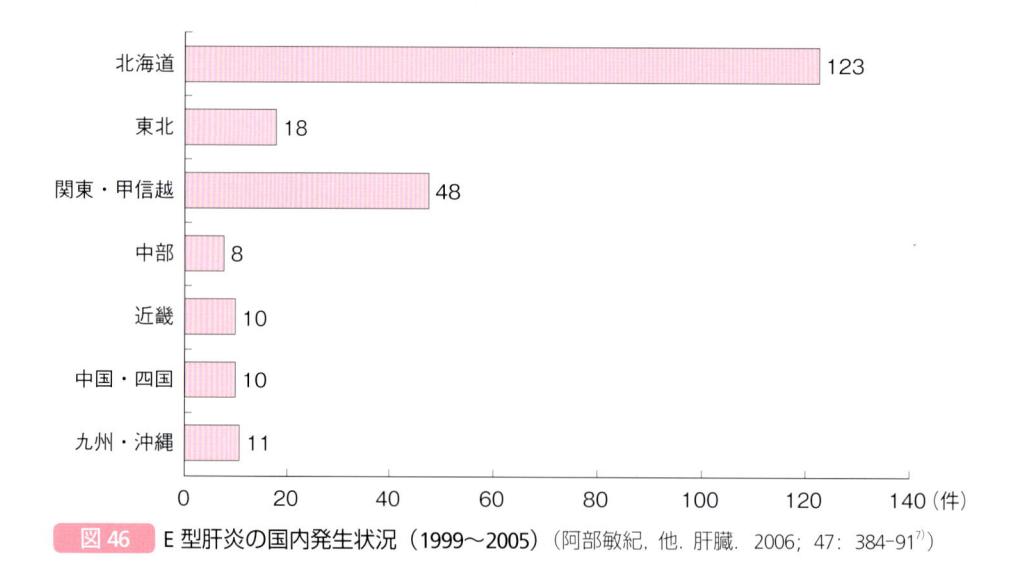

地域	件数
北海道	123
東北	18
関東・甲信越	48
中部	8
近畿	10
中国・四国	10
九州・沖縄	11

図46 E型肝炎の国内発生状況（1999〜2005）（阿部敏紀, 他. 肝臓. 2006; 47: 384-91[7]）

　E型肝炎は，イノシシ，ブタ，シカにも感染し，これらの動物の生肉を摂食するとヒトにも感染する人獣共通感染症である．日本では，北海道に感染者が多く[7]（図46），血液製剤を介した感染例があったため，試験的にNATによるスクリーニングが行われている[8]．

　HEVはエンベロープをもたない30 nmのRNAウイルス（7.5 kb）で，肝臓を唯一の標的臓器とする．1990年に遺伝子がクローン化され，4つの遺伝子型がある．

　症状は，平均6週間の潜伏期の後に，発熱，悪心，肝腫大が出現し，高率に黄疸を伴う．肝機能検査では，トランスアミナーゼ上昇がみられる．ほとんどの症例は安静により治癒するが，稀に劇症化する．

　HEV IgMおよびIgA抗体価の上昇やNATによるHEV RNAの検出により診断する．

　急性期には対症的に治療する．ワクチンはまだ開発されていない．

4　ウエストナイルウイルス

　ウエストナイルウイルスは，1937年アフリカのウガンダ West Nile 地方で熱発患者から分離されたウイルスで，フラビウイルス科フラビウイルス属に属する．直径40〜60 nm，エンベロープをもつRNAウイルスである．トリを宿主とし，蚊によって媒介され，ウマやヒトに感染し，ウエストナイル熱を引き起こす．オセアニア，北アメリカ，ヨーロッパから中央アジアにかけてみられる．

　ウエストナイル熱の潜伏期間は2〜6日で，発熱，頭痛，咽頭痛，関節痛などの感冒様症状を示すが，ほとんどの症例は約1週間で治癒する．感染者の約1％に脳炎や髄膜炎を発症し，死亡する例もある．

　米国では，2003年に患者数が6830人まで増加し，脳炎や髄膜炎の発症者は2866人，死者が119人と大流行した．また，感染者からの献血により，輸血や臓器移植による感染例が報告されている．

5 その他

輸血において，ウエストナイルウイルス以外に，SARSや新型インフルエンザなどのパンデミックなウイルス感染症は重要である．

G その他の病原体

1 細菌

輸血用血液製剤の細菌汚染は稀ではあるが，受血者に敗血症性ショックを引き起こし，致命的となることがある．1998年から3年間米国で行われた血液製剤による細菌感染の調査（BaCon Study）では，赤血球製剤2371.1万単位に5例（うち死亡3例），血小板製剤283.8万単位に29例（うち死亡6例）の感染を認めた．

日赤では細菌汚染のスクリーニングは行っていないが，採血の際に，細菌の混入のリスクの高い初流血を捨てることにより，細菌汚染の防止に努めている．1998年から2008年の11年間に，医療機関から日赤へ輸血用血液製剤による細菌感染の疑いとして報告された症例は366例で，細菌培養試験などの結果，細菌が検出され，患者菌株との遺伝子型別試験などの比較により輸血と感染に因果関係が高いと評価された症例は7例と報告されている．

室温で保管する血小板製剤では，多くの細菌が増殖しうる．黄色ブドウ球菌や肺炎球菌による死亡例がみられている．また，4℃でも増殖する*Yersinia*，*Serratia*や*Bacillus*による細菌感染が赤血球製剤で報告されている．

細菌汚染により血液製剤が変色や溶血を起こすことがあるため，外観のチェックを必ず行う必要がある．敗血症が疑われたら，ただちにショックに対する治療を行い，広域スペクトルの抗生物質を投与する．また，輸血用血液製剤を介した細菌感染の調査のため，各医療機関で使用済みバッグを一定期間冷蔵保存することが推奨されている．

2 梅毒

梅毒は代表的なSTDで，*Treponema pallidum*感染により生じる．感染後3週間程度の潜伏期（第一潜伏期）の後に発症し，病期は1～4期に分類される．ペニシリン治療により感染者は急激に減少したが，世界では1000万人以上の新規梅毒患者が発生している．国立感染症研究所の感染症発生動向調査では，日本の梅毒患者数は増加傾向にあり，2005年は543人，2006年は637人，2007年は737人であった．2004～2007年に報告された2452例のうち，約3/4が男性で，男性は20～40代前半，女性は10代後半～30代が多かった．感染経路は，1993例（81.3％）が性的接触によるものであったが，それ以外に母子感染31例，輸血8例，静注薬物常用4例が報告されている．また，HIV感染を合併した梅毒患者も増加している．

3 プリオン病

プリオン（prion）は生物に広くみられる蛋白で，正常なプリオンは，αヘリックス構造をもち，正常な神経伝達の調節，小脳の神経細胞の維持などの役割を担っている．病原性をもつ異常プリオンはβシート構造様に変化している．異常プリオンが体内に入ると，正常なプリオン

と結合し，正常なプリオンを異常プリオンに変化させ，神経障害を引き起こすと考えられている．

1985年に異常プリオンによるウシ海綿状脳症（いわゆる狂牛病）が英国で確認された．約5年の潜伏期間の後に発症し，脳が萎縮してスポンジ状になり，体の硬直，手足の痙攣が起こり，数カ月から数年で死亡する．1993年には週に1000頭ものウシが狂牛病で死亡した．

ヒトのプリオン病として非常に稀な古典的Creutzfeldt-Jokob病（CJD）が知られていたが，それとは病型の異なる変異型CJD（variant Creutzfeldt-Jakob病：vCJD）が1996年に英国で10人報告され，ウシからヒトへの感染が疑われた．古典的CJDは，中高年層に多く発症し，痴呆，体全体の硬直，手足の痙攣が急速に進行し，呼吸不全や肺炎などで平均4カ月で死亡する．脳の硬膜の移植手術を受けた患者に多い．一方，vCJDは，20代の若年層に好発し，不安や感覚異常で発症し，進行性の痴呆と手足の複雑な動きをする痙攣が出現する．発症から死亡まで約1年といわれている．vCJDでは古典的CJDではみられないリンパ系組織での異常プリオンの増加があり，扁桃の組織から異常プリオンを検出することで診断が可能である．2005年に日本で初めてのvCJDが確認された．患者は50代の男性で，1989年に英国に約1カ月の渡航歴があった．2004年6月現在，vCJDの患者は世界で157人報告されているが，このうち英国が147人と大半を占めた．

2003年には，英国で輸血によるプリオン感染が報告された．供血者は献血の3年4カ月後にプリオン病で死亡し，輸血された患者は，輸血から6年半後にプリオン病を発症し，1年後に死亡した．英国では，vCJD感染に白血球が関与している可能性があると考え，1999年から輸血用血液製剤の白血球除去を行っている．

■ 文献

1) 日本肝臓学会，編．慢性肝炎理解のための手引き．2007.
2) 日本赤十字社．血液製剤の安全性の向上について．輸血情報 0811-115, 2008.
3) 日本肝臓学会，編．C型肝炎に起因する肝がんの撲滅をめざして．2007.
4) UNAIDS: Report on the Global AIDS epidemic
   http://www.unaids.org/en/media/unaids/contentassets/documents/epidemiology/2012/gr2012/20121120_FactSheet_Global_en.pdf
5) 厚生労働省エイズ動向委員会．平成23（2011）年エイズ発生動向エイズ予防情報ネット
   http://api-net.jfap.or.jp/status/2011/11nenpo/h23gaiyo.pdf
6) Yodoi J, Maeda M. Discovery of ATL: an odyssey in restrospect. Int J Hematol. 2011; 94: 423-8.
7) 阿部敏紀，相川達也，赤羽賢浩，他．本邦に於けるE型肝炎ウイルス感染の統計学的・疫学的・ウイルス学的特徴：全国集計254例に基づく解析．肝臓．2006; 47: 384-91.
8) Matsubayashi K, Kang JH, Sakata H, et al. A case of transfusion-transmitted hepatitis E caused by blood from a donor infected with hepatitis E virus via zoonotic food-borne route. Transfusion. 2008; 48: 1368-75.

【安村　敏】

2 溶血性副作用・非溶血性副作用

A 溶血性副作用

　溶血性副作用は，免疫学的機序による輸血副作用の代表的なものであり，患者の循環血液中に存在する赤血球に対する抗体によって起こる．輸血後24時間以内に発生する急性（即時型）溶血反応と輸血後24時間以降に発生する遅発性溶血反応に大別される．発症時間による分類は形式的ではあるが，血管内溶血（主に急性）と血管外溶血（主に遅発性）の鑑別に有用である．

1 急性溶血反応（acute hemolytic transfusion reaction）

　急性溶血反応の大部分は「ABO血液型不適合輸血」であるが，稀にLewis血液型でも認められることがある．急性溶血反応の特徴は，血管内溶血による著しいヘモグロビン尿とヘモグロビン血漿であり，血管外溶血とは大きく異なる点である．

　ABO血液型不適合輸血による急性溶血反応は，24時間以内というよりは，輸血開始5分以内に発症することが多い．「輸血療法の実施に関する指針（平成24年3月一部改正）」においても，「輸血開始後5分間はベッドサイドで患者の状態を観察する必要がある．」と明記されている．仮に，ABO血液型不適合輸血による急性溶血反応が発症したとしても，速やかに対処することで輸注された不適合赤血球量を最低限に止めることにより，患者の救命率が上昇するからである．急性溶血反応の診断のためには，免疫学的機序によらない細菌汚染や物理的な原因による溶血を除外する必要がある．以下，ABO血液型不適合輸血について概説する．

a．ABO血液型不適合輸血の病態生理

　患者の規則抗体（抗A抗体，抗B抗体）と誤って輸血された赤血球の膜抗原（A抗原，B抗原）との抗原抗体反応により，循環血液中に大量の抗原抗体複合物が生じる．その結果，補体活性化による血管内溶血，凝固系活性化による播種性血管内凝固症候群（DIC），サイトカイン作用の連鎖が引き起こされる．血管内溶血の結果，破壊された赤血球から多量のカリウムが放出されること，急性溶血反応に引き続くショックや反応性の血管収縮，DICによるフィブリン血栓形成など複数の要因が重なり，腎血流障害に伴う腎虚血により腎不全が引き起こされる．

b．ABO血液型不適合輸血の臨床経過

　不適合輸血による急性溶血反応の症状として，輸血開始後間もなく，悪寒戦慄，発熱，不穏状態，呼吸困難，胸痛，腹痛，嘔吐，血色素尿（血管内溶血の特徴）などが出現し，やがてショッ

ク状態となり，DICや急性腎不全を併発し，不適合の輸血量が多い場合には死亡することもある．麻酔下の手術患者や意識障害のある患者の場合には，血圧低下や血色素尿およびDICによる出血症状以外には上記の症状が発現しにくく，不適合輸血の発見が遅れることがあり注意を要する．

c．ABO血液型不適合輸血の発生原因

日本輸血・細胞治療学会が実施した「ABO血液型不適合輸血」に関する全国調査において，「患者あるいは血液バッグの取り違え」がABO血液型不適合輸血の最大の原因であり，つづいて多かったのが「検査検体の採血間違い」であった．輸血実施時における患者あるいは血液バッグの取り違え，および検体採血時における患者の取り違えを引き起こす原因のほとんどは，ヒューマンエラーが原因であると考えられる．他の原因として，医師による血液型判定ミス，輸血依頼伝票への血液型誤記，カルテの血液型確認ミス，カルテの血液型誤記などのミスが多かった．したがって，患者の確認（確かに当該患者であるか），血液製剤の確認（どの患者に準備された血液か），採血した試験管の確認（どの患者のための採血か），患者血液型の確認など，複数の医療スタッフによるダブルチェックを日常的に遵守することが重要である．

d．ABO血液型不適合輸血発生時の対処法

不適合輸血を早期に発見する（疑う）ことがその後の治療の成否を決めることになるので，医師はベッドサイドで輸血を実施する際，患者を確認後に輸血を開始し，5分間は患者の観察を行うことを軽視すべきではない．初期治療として最も重要なことは，不適合輸血を疑ったらただちに輸血を中止して血管ルートを確保し，輸液療法と利尿を行うことである．当初は1～2時間で1000～3000 mLの輸液を行うが，尿量をモニタリングしながら，輸液過剰による心不全や肺水腫に注意することも重要である．この初期治療は，患者から採血して不適合輸血の確認を行うことよりも優先される．また，躊躇せずに集中治療室へ収容して全身管理することも，不適合輸血の治療を成功させる上で重要である．

e．ABO血液型不適合輸血の防止対策

輸血を実施するすべてのステップにおいて，「複数のスタッフによる読み合わせ確認」を確実に行うことが重要である．

①患者検体の採血

輸血療法を行う場合，まず輸血関連検査を行う必要があるが，患者検体を採血する場合には，患者誤認に注意すべきである．特に，初診の患者で緊急に輸血を行う場合，1回の採血で（同じ検体で）血液型検査と交差適合試験を同時に依頼することは危険であり，行ってはならない．輸血部門において，患者の過去の検査履歴と照合ができないため，仮に患者を取り違えて採血した場合には過誤輸血に直結する．

②輸血検査の実施

臨床検査技師による輸血業務が24時間体制で行われていない医療施設においては，宿日直帯は担当医師が輸血検査を行うことになると思われるので，医師は輸血検査の手技に習熟しておく必要がある．血液型検査や交差適合試験の判定ミスおよび記載ミスは過誤輸血に直結する

ので注意が必要である.

③輸血の申込み

　輸血の申込みに際し，依頼伝票への血液型誤記あるいはオーダリング端末での血液型入力ミスが起こると，過誤輸血が発生するリスクは高くなる．患者血液型をカルテやオーダリング端末で必ず参照してから申込みを行うことを習慣づける必要がある．

④輸血実施時の確認

　ベッドサイドにおいて，輸血を実施する直前に「患者の取り違え」あるいは「血液バッグの取り違え」が起これば過誤輸血が発生する．輸血の実施時は，医師と看護師など2人での読み合わせ確認（ダブルチェック）を行うことが基本である．また，輸血開始後5分間は，医師や看護師がベッドサイドにいて，患者の様子を観察することが重要である．仮に，過誤輸血が発生したとしても，5分以内に輸血を中止して適切な処置を行うことができれば患者を救命する確率が高くなるからである．

f．電子照合の重要性

　ABO血液型不適合輸血を防止するためには，ベッドサイドにおいて，その血液製剤が当該患者に準備されたものであることを確認することが最も重要である．「輸血療法の実施に関する指針」によれば，「確認，照合を確実にするために，患者のリストバンドと製剤を携帯端末（PDA）などの電子機器を用いた機械的照合を併用することが望ましい．」と明記されている．2人による読み合わせ確認だけではなく，電子照合を併用することで，ベッドサイドにおける照合確認をより確実に行って，安全な輸血療法を実践すべきであることが謳われている．

　患者誤認を防止する目的でリストバンドを使用することは，輸血療法に限らず，あらゆる医療行為において有用である．近年，バーコードを利用した輸血照合システムが臨床現場へ導入されている．輸血照合システムの概要を図47Aに示す．輸血用血液製剤が輸血実施場所へ届いたら，まず2人による読み合わせ確認を行い，その後バーコードリーダー付き携帯端末で血液製剤ロット番号のバーコードを読み取り「受入時照合」を行う．この手順は，届いた血液製剤が当該患者に準備されたものと相違ないかどうかを確認するために必要である．次に，患者取り違えあるいは血液バッグの取り違えを防止するために，ベッドサイドにおいて血液製剤ロット番号のバーコードと患者リストバンドのバーコードを携帯端末で読み取り「実施時照合」を行う．携帯端末画面上でOKを確認してから輸血を開始する（図47B）．患者と血液製剤のバーコード照合が一致しない場合には，携帯端末画面上でNGが表示され警告音が鳴る．

　ヒューマンエラーは発生するものであるという前提にたち，いったん発生した個々のミスを未然に防止して患者に実害を及ぼさないことが重要である．安全な輸血療法は確認作業の積み重ねで成立するものであり，輸血照合システムは，従来の目視による確認作業を補うことでヒューマンエラーを回避するツールなのである．

2　遅発性溶血反応（delayed hemolytic transfusion reaction：DHTR）

a．不規則抗体について

　不規則抗体とは，ABO血液型以外の血液型の赤血球抗原に対する抗体をいう．輸血や妊娠などの免疫感作によって産生される免疫抗体でIgGクラスが主体であり，胎盤通過性がある．

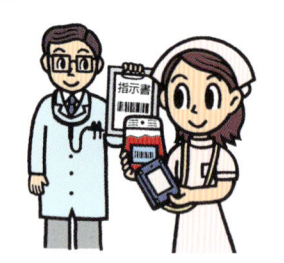

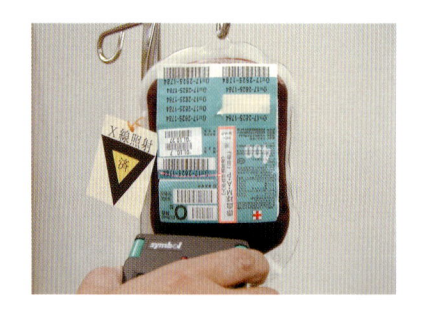

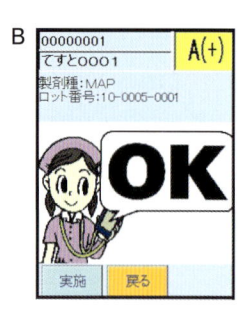

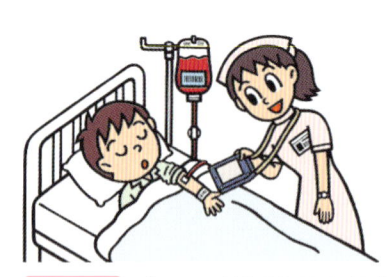

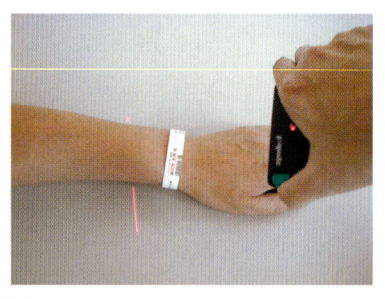

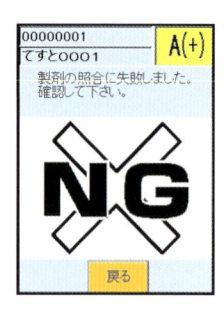

図47 バーコードを利用した輸血照合システム

輸血歴がない患者でも，高齢の女性では妊娠により感作されて不規則抗体が存在することがある．不規則抗体を保有する患者に輸血を行う場合は，まず，抗体の同定検査を行って抗体が反応する抗原を同定する．その抗体が臨床的に副作用を起こし得る可能性がある場合には（37℃で反応する抗体），該当する抗原を含まない輸血用血液製剤を選択して交差適合試験を行い，凝集が認められなければ適合と判断して輸血を行うことができる．

b. 遅発性溶血反応

遅発性溶血反応の発症時期は，輸血後24時間以降ということで急性溶血反応と区別されるが，典型的には3～14日で発生する．輸血や妊娠などにより前感作された患者に対して，対応抗原が陽性の赤血球輸血が行われると，抗原刺激により二次免疫応答が刺激されて不規則抗体が急激に増加し，輸血された赤血球と反応して溶血反応（主に網内系での血管外溶血）が起こる．輸血前に実施した不規則抗体検査や交差適合試験において，検出限界以下の抗体でも二次免疫応答により溶血反応を起こすことがあるため（輸血前の検査で検出されない），未然に防止することは難しい．わが国では，抗Jk^{a}抗体，抗Jk^{b}抗体，Rh血液型抗体（抗E抗体，抗c抗体，抗C抗体，抗e抗体）が原因となることが多い．

また，過誤輸血が行われた場合にも（不規則抗体を保有する患者に対して，その抗体が反応する抗原を含む赤血球輸血を行う），同様の副作用が発生する．この場合には，輸血前の交差適合試験において，明らかに凝集反応が認められるはずであり，輸血を行ってはならない．

B 非溶血性副作用

輸血用血液製剤中に残存している白血球（主にTリンパ球）あるいは同種抗体によるものと

表30　発熱を認める輸血副作用

1．ABO血液型不適合輸血
2．輸血用血液製剤による細菌感染症
3．輸血関連急性肺障害（TRALI）
4．発熱性非溶血性輸血副作用（FNHTR）

考えられるが，原因が不明なことも多い．

1 発熱性非溶血性輸血副作用（febrile non-hemolytic transfusion reaction：FNHTR）

a．定義

輸血中〜輸血終了後数時間以内に，「38℃以上または輸血前より1℃以上の体温上昇，あるいは悪寒・戦慄」のいずれかあるいは両者を認める場合をいう．悪寒・戦慄のみで，発熱を認めない場合もある．発熱を認める輸血副作用を表30に示すが，他の発熱の原因を認めない場合にFNHTRと診断する．

b．原因

輸血用血液製剤中の残存白血球と患者血液中の抗白血球抗体との抗原抗体反応，および血液製剤の保存中に血液バッグ内で産生されたサイトカインなどが原因として考えられている．赤血球輸血においては抗白血球抗体の役割が重要であり，患者の抗白血球抗体が血液製剤中の白血球抗原と結合し，その抗原抗体複合物が患者マクロファージを活性化して発熱性サイトカイン〔インターロイキン1β（IL-1β），腫瘍壊死因子（TNF-α）など〕を放出すると考えられている．血小板輸血においては，血液製剤の保存中に残存白血球から産生される発熱性サイトカインの役割が重要であると考えられる．

c．対策

症状に応じて，アセトアミノフェンを投与することがある．抗ヒスタミン薬の適応はないと考えられる．

白血球除去フィルターを使用して，輸血用血液製剤中の白血球数を減少させることによりFNHTRを防止することが可能である．わが国では，2007年1月より，すべての輸血用血液製剤に対して保存前白血球除去を実施しており，現在，FNHTRを認めることは少ない．したがって，輸血開始後早期に発熱が出現した場合には，急性溶血反応など他の重篤な輸血副作用を疑って対処する必要がある．

2 アレルギー反応・アナフィラキシー反応

皮膚粘膜症状のみを呈する軽症の「アレルギー反応」と呼吸器・心血管系の症状を伴う重篤な「アナフィラキシー反応」に大別される．

a．アレルギー反応

搔痒感を伴う麻疹用発疹，蕁麻疹，局所性の血管性浮腫，唇・舌・口蓋垂の浮腫，眼窩周囲の搔痒感，眼瞼結膜の浮腫など，皮膚や粘膜に限局したアレルギー反応で，輸血中〜輸血終了後 4 時間以内に発症する．

b．アナフィラキシー反応

皮膚粘膜症状に加えて，嗄声，喘鳴，呼吸困難など気道狭窄に伴う症状や重篤な低血圧やショックなどの全身症状を伴う重症即時型のアレルギー反応である．患者の大多数は頻回輸血患者であり，その半数に蕁麻疹や発熱などの副作用歴がある．日本赤十字社の副作用報告によると，アナフィラキシーショックは輸血開始後 10 分以内に 20％が，30 分以内では 55％が発症するとされており，ベッドサイドにおいて，輸血開始 5 分後および 15 分後に患者の状態を観察することの重要性が明らかである．重篤な症例ほど発症が速く，わずか数 mL の輸血量でも発症することがある．

c．原因

アレルギー反応は，患者血液中の IgE と輸血用血液製剤中の抗原との反応であると考えられる．重篤なアナフィラキシー反応では，IgE によるマスト細胞の脱顆粒が原因と考えられ，診断として，マスト細胞由来の血中トリプターゼの測定が推奨される．ほとんどの症例では原因が不明であるが，患者が血漿蛋白質欠損症〔IgA，ハプトグロビン，補体第 4 成分（C4），補体第 9 成分（C9）など〕の場合には，各々の蛋白質に対する同種抗体が原因と考えられる．

d．治療

局所的で軽症なアレルギー反応では，抗ヒスタミン薬や副腎皮質ステロイド剤の投与により速やかに改善する．重篤なアナフィラキシー反応では，エピネフリンの投与，血管および気道の確保などショック症状に応じた治療を行う．

3 輸血後移植片対宿主病（post-transfusion graft-versus-host disease: PT-GVHD）

a．病態

輸血用血液製剤中に残存する献血ドナー由来のリンパ球（移植片：graft）が，患者に輸血された後異物として排除されずに患者体内で増殖し，患者組織を攻撃・破壊する病態である．主要組織適合抗原である HLA（human leukocyte antigen）抗原のヘテロ接合体に，その抗原のホモ接合体のリンパ球を輸注すると，そのリンパ球は宿主（host）に拒絶されず，宿主体内で生き続ける．輸注されたリンパ球（移植片）は，宿主であるヘテロ接合体のリンパ球とは HLA 抗原が異なるため，宿主を異物として認識し排除しようとして攻撃する反応が GVHD である（Billingham の 3 条件）（図 48）．

同種移植において認められることが多い GVHD であるが，移植よりも一般的な輸血療法においても GVHD が発生しうるという点は，「輸血療法が同種移植と相同の治療法」といわれる所以である．欧米では HLA 抗原のホモ接合体の頻度はきわめて稀である．輸血療法を行うすべての患者に対して放射線照射血を使用することが求められているのは日本特有のものである．

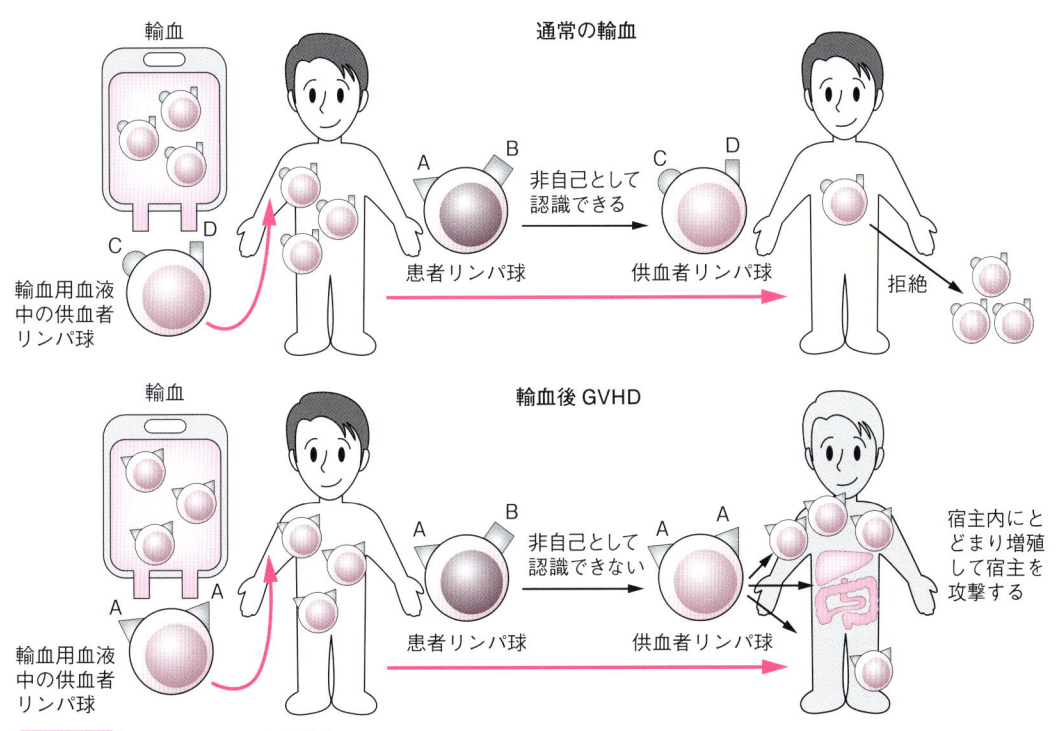

図48 PT-GVHD の発症機序

患者の HLA を簡略化して A と B と仮定する．通常の輸血において，供血者の HLA を C と D と仮定すると，抗原が異なるので非自己と判断する．輸血後 GVHD において供血者の HLA が A と A（ホモ接合体）と仮定すると，宿主は自分と同じ抗原である供血者を自己と認識してしまう．

b．臨床症状

輸血した 1〜2 週間後に，発熱と皮膚の紅斑（全身の水疱を伴う紅皮症）が出現し，続いて肝機能障害，下痢や下血などの消化器障害が起こり，さらに骨髄無形成による汎血球減少症（白血球減少症，貧血，血小板減少症）を呈する．最終的に敗血症などの重症感染症や大量出血により，95％以上の患者が死の転帰をとる．

c．危険因子

PT-GVHD は，輸血された献血ドナー由来のリンパ球（輸血用血液製剤中に残存している）が拒絶されずに患者体内で生き残り，患者の組織を攻撃する病態である．したがって，非自己のリンパ球を拒絶できない場合が危険因子となる．まず，患者が免疫不全（細胞性免疫）であることがあげられる．

また，基礎疾患に免疫不全がない患者でも起こりうる．献血ドナーが HLA 抗原のホモ接合体で，患者がこの抗原のヘテロ接合体である組み合わせである．患者からみると，献血ドナーのリンパ球を非自己として認識できず拒絶しないが，献血ドナー由来のリンパ球（移植片）からみると，患者（宿主）を非自己と認識して攻撃する，「一方向性の適合」が生ずるために PT-GVHD が発症すると考えられる．

確定診断は，患者体内の献血ドナー由来リンパ球の存在を証明することである．発症後の患

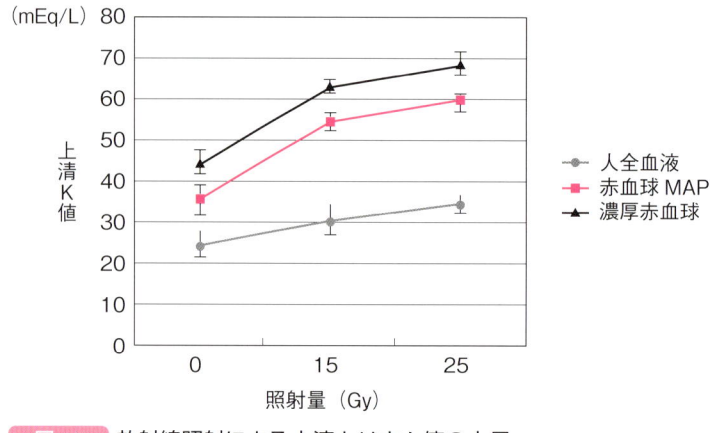

図 49 放射線照射による上清カリウム値の上昇

者末梢血および患者の爪や皮膚の DNA を増幅し，その microsatellite 部分の異同を確認する．

d．予防策

　確立された治療法がなく，いったん発症すると致死率は非常に高いので，現時点では予防法が重要である．リンパ球は，他の血球と比較して放射線感受性が高いことから，新鮮凍結血漿を除く（血球成分を含まない）輸血用血液製剤に対して，最低 15 Gy，最高 50 Gy の条件下で放射線を照射してリンパ球を不活化する．2000 年より，輸血を行うすべての患者に対して，放射線照射済みの血液製剤を使用することが求められたことにより，その後新規の PT-GVHD 患者は発生していない．しかし，日本赤十字社血液センターより放射線未照射血を購入し，自施設において放射線照射を行う医療機関においては，患者に放射線未照射血を輸血する可能性が残っている．緊急時といえども，放射線未照射血を輸血することは，治療法が確立しておらず致死的な PT-GVHD を発症するリスクがあり危険である．

　他の予防策としては，輸血をなるべく行わない，輸血の代替療法を考慮する，HLA が近似している血縁者（親子，兄弟）からの輸血は避ける，新鮮血は特に避ける，待機手術においては自己血輸血を行うなどの予防策も重要である．

　ちなみに，輸血用白血球除去フィルターを使用しても PT-GVHD は防止できない．放射線照射済みの血液製剤の取り扱いで注意すべき点は，照射後の赤血球製剤では上清のカリウム値が上昇するので（図 49），新生児や腎不全患者の輸血および急速大量輸血ではカリウムの負荷を考慮する必要がある．上記の患者においては，照射後時間が経過した血液製剤は避けること，およびカリウム除去フィルターを使用するなどの対策を講じる必要がある．

4　輸血関連急性肺障害（transfusion-related acute lung injury：TRALI）

a．定義

　輸血中または輸血後 6 時間以内に，急性の呼吸困難で発症する非心原性肺水腫であり，低酸素血症と胸部 X 線像における両肺野の浸潤影を特徴とする．後述する輸血関連循環過負荷および他の原因を除外する必要がある．輸血副作用・合併症の中で，最も重篤になる可能性が高

表31 輸血関連急性肺障害（TRALI）の診断基準

1. TRALI
   (1) 急性肺障害
      1) 急激な発症
      2) 低酸素血症
      3) 胸部X線像における両側肺浸潤影
      4) 循環負荷を認めない
   (2) 輸血前に急性肺障害を認めない
   (3) 輸血中または輸血後6時間以内の発症
   (4) 急性肺障害に関連する輸血以外の危険因子を認めない
2. Possible TRALI
   (1) 急性肺障害
   (2) 輸血前に急性肺障害を認めない
   (3) 輸血中または輸血後6時間以内の発症
   (4) 急性肺障害に関連する輸血以外の危険因子を認める

く，ときに死亡することもある．TRALIの診断基準を表31に示す．

b．病態

輸血用血液製剤中の抗白血球抗体〔抗HLA抗体，抗好中球抗体（human neutrophil antigen: HNA）〕と患者の白血球との抗原抗体反応により補体が活性化され，その結果，好中球の凝集および肺の毛細血管の透過性が亢進して発症すると考えられている（図50）．頻度は少ないが，

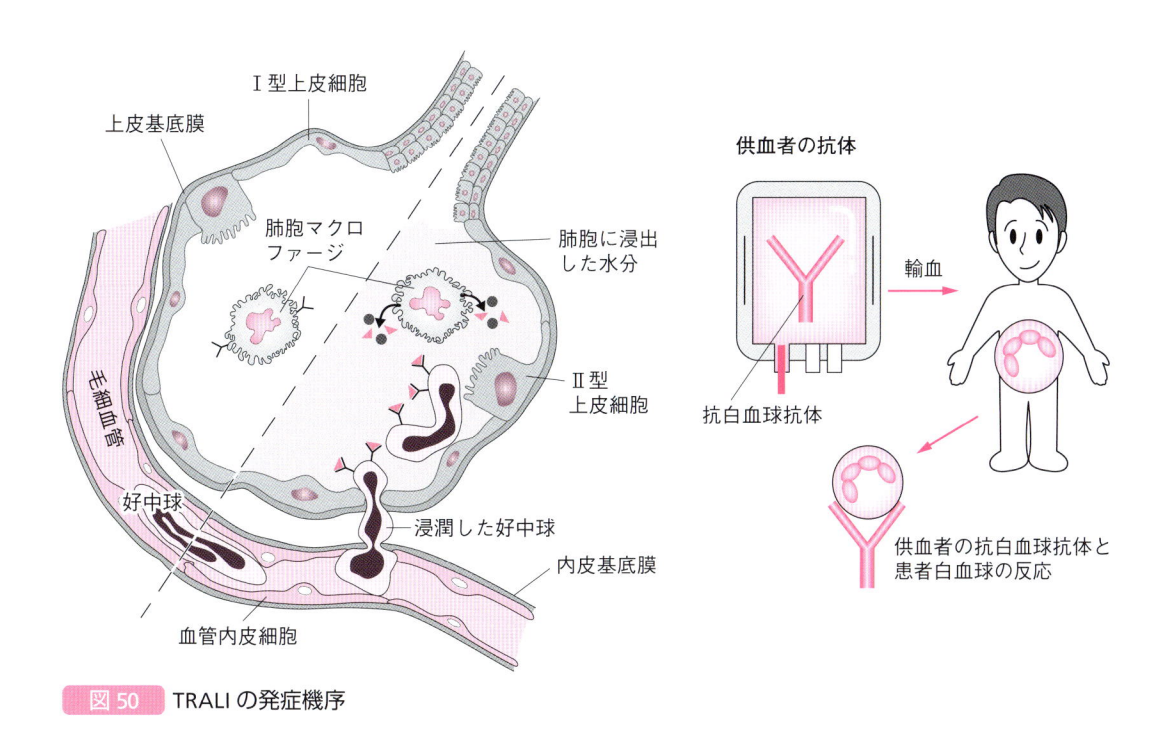

図50 TRALIの発症機序

患者由来の抗白血球抗体と血液製剤中の残存白血球との反応によってもTRALIが発症するとされている．抗HLA抗体は，class I抗体だけではなくclass II抗体がTRALIの発症に関与すると考えられている．抗HNA抗体は，抗HLA抗体より検出される頻度は少ないが，HNA-1a, 1b, 2a, 3aがTRALI発症に関与する．とりわけ，HNA-3aは危険性が高いと考えられている．TRALIの病態は，急性呼吸促迫症候群（acute respiratory distress syndrome：ARDS）と類似する．

c. 予防策

TRALIは，抗HLA抗体を保有している女性献血者（経産婦あるいは妊娠経験のある女性）から採血された血液を原料として製造される輸血用血液製剤，とりわけ血漿成分が多く含まれている血液製剤（新鮮凍結血漿，血小板製剤）で発生しやすい．日本では，年間30〜40例のTRALIが発生しているようである．抗HLA抗体は，経産婦の血液中に検出されることが多く，妊娠回数とともに陽性率が上昇するとされている．英国では，男性献血者由来の血漿製剤を優先的に利用することで，TRALIの発生率が減少した．日本において，女性献血者，とくに経産婦を献血ドナーから排除すると輸血用血液製剤の供給量が不足することが危惧されることから，その実現は難しいと推測される．献血ドナーに対して，抗HLA抗体のスクリーニング検査を導入することが，実現性のある予防策と考えられる．

d. 治療

TRALIの死亡率は10〜15％程度とされている．薬物療法は確立されていないが，好中球エラスターゼ阻害薬などが検討されている．早期に副作用を発見し，人工呼吸器の使用を含め適切な呼吸管理ができる医療施設で治療することが重要である．

表32 輸血関連急性肺障害（TRALI）と輸血随伴循環過負荷（TACO）の特徴

	TRALI	TACO
体温	発熱を認めることがある	変化なし
血圧	低下	上昇
呼吸器症状	急性呼吸不全	急性呼吸不全
頸静脈	変化なし	怒張することがある
胸部X線像	両側肺野のびまん性浸潤影	両側肺野のびまん性浸潤影
肺水腫液	滲出性	漏出性
水分バランス	正負どちらもありうる	正
利尿薬の効果	わずか	有効
白血球数	一過性の白血球減少	変化なし
BNP値	<200 pg/mL	>1200 pg/mL

5 輸血随伴循環過負荷（transfusion-associated circulatory overload: TACO）

　基本的な病態は，輸血に伴って起こる循環負荷による心不全である．輸血後6時間以内に，呼吸困難を主徴として発症するため，前述のTRALIとの鑑別を必要とする．典型例におけるTRALIとTACOの鑑別点を表32に示した．両者の鑑別が困難な場合があるが，TACOによる呼吸困難は心原性であることが大きな相違点である．診断は，一般的なうっ血性心不全と同様であるが，TACOは，①急性呼吸不全，②頻脈，③血圧上昇，④胸部X線像における心原性肺水腫，⑤水分バランスの超過のうち，4項目を満たした場合に診断する．大量の輸血を行った場合だけではなく，輸血開始前の輸液などにより循環負荷が生じておれば，実際の輸血量がそれほど多くなくてもTACOは発生しうるので注意が必要である．心不全のマーカーであるBNP（brain natriuretic peptide）の測定はTACOの診断に有用と考えられる．

【大坂顯通】

3 その他の輸血合併症

　輸血によりその直後から副作用，合併症が認められることがある[1]．輸血開始後15分程度経過した時点で再度患者の状態を観察する．即時型溶血反応のないことを確認した後にも，発熱・蕁麻疹などのアレルギー症状がしばしばみられるので，その後も適宜観察を続けて早期発見に努める．輸血による免疫修飾などによるがん再発や感染症のリスク上昇も報告されている．

A クエン酸中毒

　輸血用血液製剤の保存液として，CPD液が用いられている．Cはcitrate（クエン酸）の略である．クエン酸は血液に含まれているカルシウムイオンをキレート化して取り除くために加えられている．カルシウムイオンは血液凝固因子の1つである．したがって，クエン酸を加えられた血液は凝固することがないため，保存が可能となる．クエン酸は赤血球濃厚液や全血だけでなく，新鮮凍結血漿にも含まれている．
　これらの製剤を急速輸血すると，製剤中のクエン酸が血液中のカルシウムイオンをキレート化するため低カルシウム血症を起こす．クエン酸中毒の本体は，低カルシウム血症である．カルシウムイオンは心収縮性においても重要な役割を果たしている．高度の低カルシウム血症が起きると，心収縮性の低下から低血圧，循環虚脱，心停止を起こす可能性がある．

B 高カリウム血症

　赤血球濃厚液や全血製剤の中では，血球の代謝が継続して起きている．保存された赤血球内のカリウムが血漿中に流出することにより，輸血用血液製剤の血漿成分中のカリウム濃度は上昇する．保存期間が長くなるほど，カリウム濃度は上昇する．また，放射線照射した赤血球製剤ではカリウム濃度がより上昇する（表33）．赤血球濃厚液中の血漿成分は少ないため，たとえそのカリウム濃度が高くても，カリウム量としては多くはない．しかし，赤血球製剤を急速投与したり，1時間に6単位以上の高用量を輸血すると，高カリウム血症を起こす可能性がある[2]．血行動態が不良で，もとからアシドーシスなどがある場合には，高カリウム血症が起こりやすくなっている．小児においても急速輸血により高カリウム血症により心停止を起こす可能性がある[3]．

表33　赤血球製剤の保存期間と上清総カリウム量（mEq/L）の変化
（日本赤十字社資料より）

製剤種類	採血後1日目	採血後7日目	採血後14日目	採血後21日目
WB-LR	0.9±0.1	3.3±0.3	4.7±0.4	5.7±0.5
Ir-WB-LR	0.9±0.1	5.7±0.4	7.8±0.4	9.1±0.4
RCC-LR	0.2±0.1	2.5±0.3	3.9±0.4	4.9±0.4
Ir-RCC-LR	0.2±0.1	4.6±0.7	6.2±0.8	7.1±0.8

採血した日を保存期間の1日目とし，放射線は，採血した日に照射している．
WB-LR：人全血-LR「日赤」，Ir-WB-LR：照射人全血-LR「日赤」，RCC-LR：赤血球濃厚液-LR「日赤」，
Ir-RCC-LR：照射赤血球濃厚液-LR「日赤」

C　空気塞栓

　輸血用血液を自然落下で輸血している場合には，大量の空気が血管内に入り重大な空気塞栓を起こすことはない．しかし，急速輸血装置や，輸血用血液製剤を加圧して輸血している場合には，大量の空気塞栓を起こす可能性がある．また，右-左シャントが存在する先天性心疾患のある患者では，少量の空気であっても重大な合併症を起こす可能性がある．左心系に入った空気が，脳血管や冠動脈に入り血流を阻害することにより，脳梗塞や心筋虚血・梗塞を起こしうる．

D　感染，敗血症（transfusion-associated sepsis：TAS）

　細菌などにより汚染された血液製剤を輸血した場合には，敗血症を起こしうる．院内採血時の不潔操作，保管時の不適切な温度管理などが要因となる．1998年1月から2000年12月に米国で行われた BaCon Study（Assessment of the Frequency of Blood Component Bacterial Contamination Associated with Transfusion Reaction）では，34例が報告されたが，そのうちの29例は血小板製剤によるものであり，5例は赤血球製剤によるものであった[4]．血小板濃厚液は20～24℃で保存されるため，細菌感染の危険性が他の製剤よりも高い．

　血小板製剤の保存による細菌汚染の事例では，*Staphylococcus aureus* や *Streptococcus pneumoniae* などが報告されている．また，赤血球製剤の細菌汚染の事例では，*Serratia liquefaciens*，*Yersinia enterocolitica* などの低温発育性細菌によることが多い．*Yersinia* 感染は無症状の胃腸疾患を有した健康供血者から採血したときに生じる．ただちに輸血を中止して適切な処置をするとともに，使用された製剤バッグを適切に（無菌的かつ冷所）保管し，赤十字血液センターに返却する．製剤バッグや患者検体の確認と血液培養などを行う必要がある．

　同種血輸血により術後感染症の頻度が上昇するという報告もある．これは，別に述べる免疫系の変化にも関係している可能性がある[5]．

E 免疫修飾（immunomodulation）

輸血により免疫系が抑制され，予後を悪化させたり，悪性腫瘍の再発率を上昇させるという報告がある[6-8]．

■ 文献

1) 日本輸血・細胞治療学会輸血療法委員会．輸血副作用対応ガイド．ver. 1.0. 2011年10月．
2) Jameson LC, Popic PM, Harms BA. Hyperkalemic death during use of a high-capacity fluid warmer for massive transfusion. Anesthesiology. 1990; 73: 1050-2.
3) Brown KA, Bissonnette B, McIntyre B. Hyperkalemia during rapid blood transfusion and hypovolaemic cardiac arrest in children. Can J Anaesth. 1990; 37: 747-54.
4) Kuehnert MJ, Roth VR, Haley NR, et al. Transfusion-transmitted bacterial infection in the United States. 1998 through 2000. Transfusion. 2001; 41: 1493-9.
5) Kinoshita Y, Udagawa H, Tsutsumi K, et al. Usefulness of autologous blood transfusion for avoiding allogenic transfusion and infectious complications after esophageal cancer resection. Surgery. 2000; 127: 185-92.
6) Blumberg N. Deleterious clinical effects of transfusion immunomodulation: proven beyond a reasonable doubt. Transfusion. 2005; 45(2 Suppl): 33-9S.
7) Dresner SM, Lamb PJ, Shenfine J, et al. Prognostic significance of peri-operative blood transfusion following radical resection for oesophageal carcinoma. Eur J Surg Oncol. 2000; 26: 492-7.
8) Takemura M, Osugi H, Higashino M, et al. Immunologic effects of allogeneic versus autologous blood transfusion in patients undergoing radiacal oesophagectomy. Eur Surg Res. 2003; 35: 115-22.

【稲田英一】

6章

細胞療法

1 造血幹細胞移植

A 自家移植と同種移植

1 造血幹細胞移植の原理

　造血幹細胞移植とは，骨髄破壊的な治療法（移植前処置という）を行った後，造血幹細胞を補充し造血を回復させる治療法である．造血幹細胞は，細胞表面に CD34 とよばれる糖蛋白抗原を有している（図51）．血液細胞では，CD34 を発現している細胞は造血幹細胞のみであるので，造血幹細胞移植とはこの CD34 陽性細胞を移植することを意味している．造血幹細胞は，骨髄に存在し自己複製しながら分化成熟し，赤血球，白血球，血小板を作り出す（図52）．造血幹細胞は，定常状態の末梢血にはきわめて少数しか存在しない．一方，臍帯血には多量の造血幹細胞が存在する．造血幹細胞移植における「移植」とは，造血幹細胞を含んだ血液を静脈から輸血のように入れる（輸注する）ことである（図53）．末梢血に投与された造血幹細胞は，ホーミングとよばれる機構によって骨髄に到達し造血を開始する（生着とよばれる）．造血幹細胞移植は，自家造血幹細胞移植と同種造血幹細胞移植に大別される．

2 自家造血幹細胞移植

　自家造血幹細胞移植とは，あらかじめ自身の造血幹細胞を生細胞として凍結しておき，移植前処置の後，凍結していた造血幹細胞を解凍し輸注する治療法である（図54）．対象は，抗癌剤に感受性を有する悪性腫瘍で，悪性リンパ腫と多発性骨髄腫が代表的な疾患である．移植前処

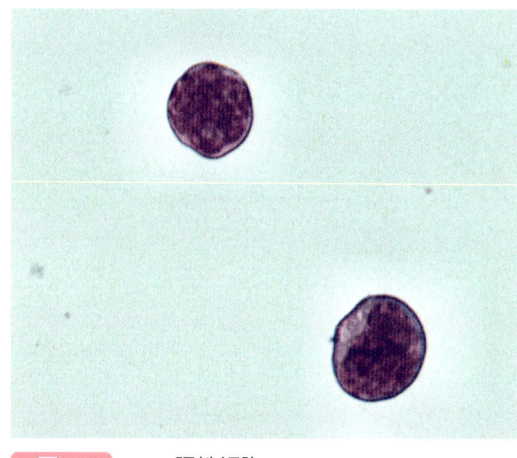

図51　CD34 陽性細胞

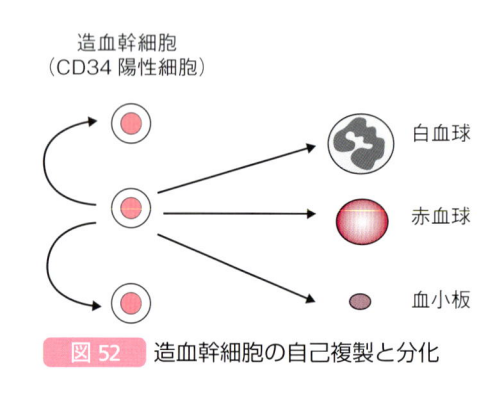

図52　造血幹細胞の自己複製と分化

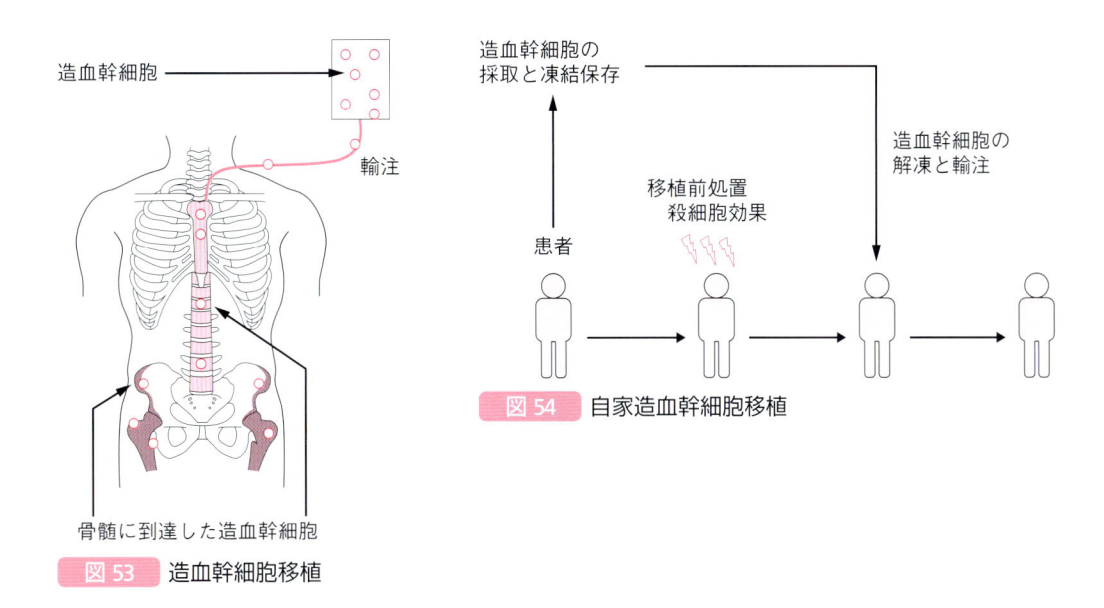

造血幹細胞 ⎯⎯⎯⎯

輸注

骨髄に到達した造血幹細胞

図 53 造血幹細胞移植

造血幹細胞の採取と凍結保存

移植前処置 殺細胞効果

造血幹細胞の解凍と輸注

患者

図 54 自家造血幹細胞移植

置として，複数の抗癌剤の大量投与が行われることが多く，移植前処置による腫瘍細胞への最大限の殺細胞効果を期待する．移植前処置の骨髄毒性によって骨髄の造血幹細胞は障害されるが，解凍した造血幹細胞を輸注することによって造血を回復させることができる．自家造血幹細胞移植には，自身の骨髄血を移植する自家骨髄移植と，末梢血に移動した造血幹細胞を移植する自家末梢血幹細胞移植の2つがあるが，後者が最も広く行われている．後者では，造血幹細胞の採取に全身麻酔が不要であること，多量の造血幹細胞が採取され移植後の末梢血の回復が速いためである．

3 同種造血幹細胞移植

同種造血幹細胞とは，造血幹細胞の提供者（ドナー）から造血幹細胞を採取し，移植前処置が終わった患者（レシピエント）に輸注する治療である（図55）．基本的に，ドナーとレシピエ

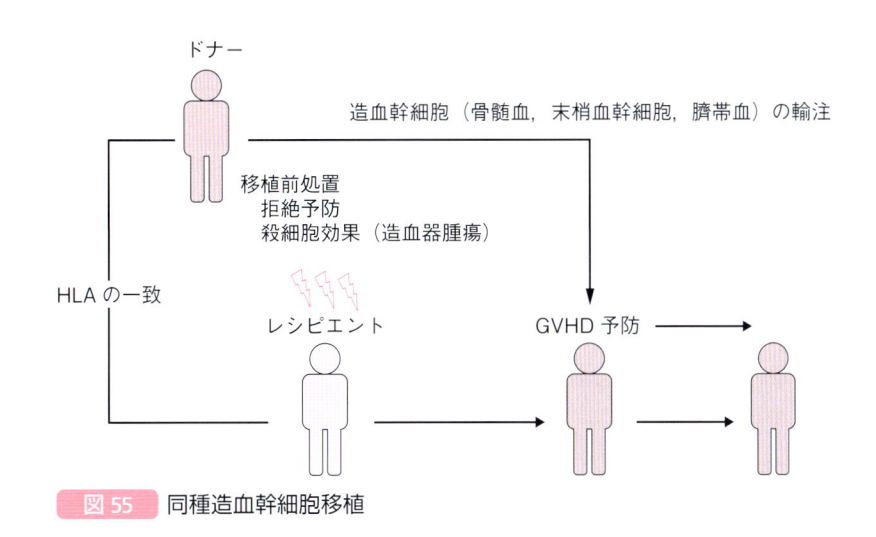

ドナー

造血幹細胞（骨髄血，末梢血幹細胞，臍帯血）の輸注

移植前処置
拒絶予防
殺細胞効果（造血器腫瘍）

HLA の一致

レシピエント

GVHD 予防

図 55 同種造血幹細胞移植

1．造血幹細胞移植　143

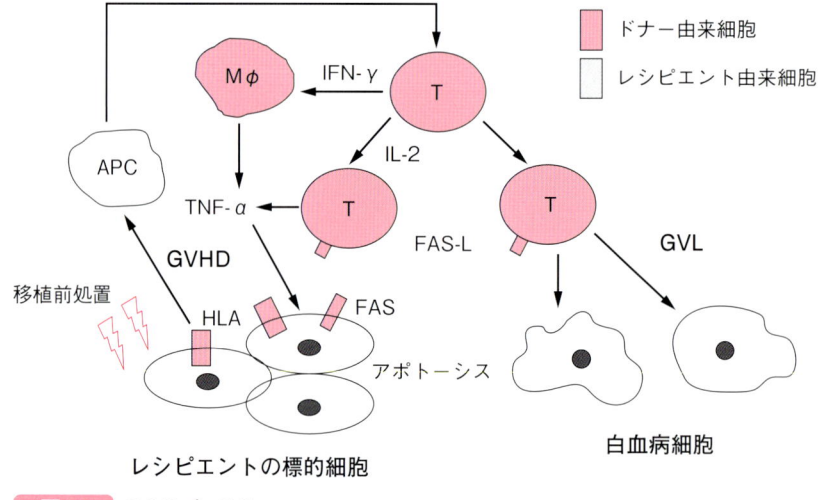

図56 GVHDとGVL
APC: 抗原提示細胞, Mφ: マクロファージ, T: T細胞

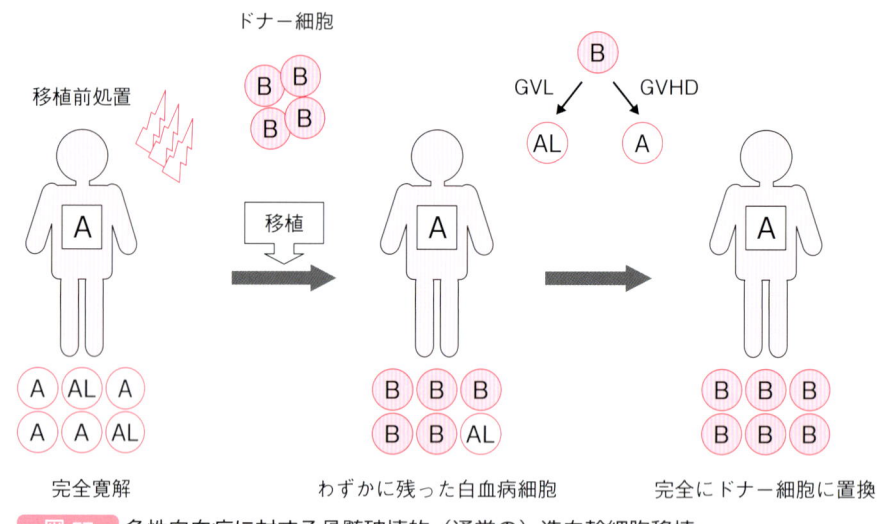

図57 急性白血病に対する骨髄破壊的（通常の）造血幹細胞移植
A: 患者の正常血液細胞, AL: 患者の白血病細胞, B: ドナーの血液細胞

ントのHLAの一致が必要である．HLAが合っていないと，移植した造血幹細胞が排除される（拒絶または生着不全とよばれる），移植後に重い移植片対宿主病（graft-versus-host disease: GVHD）を起こす可能性が高いためである．同種造血幹細胞移植は，主に急性白血病を代表とする造血器腫瘍と造血幹細胞が枯渇し造血不全を呈する再生不良性貧血に行われる．移植前処置は，レシピエントの免疫を強く抑制し拒絶を防ぐために行われるが，造血器腫瘍では腫瘍細胞への最大限の殺細胞効果も期待する．同種造血幹細胞移植では，移植後にドナーのリンパ球がレシピエントの細胞を攻撃するGVHDが起きることがある．GVHDが起きると，移植前処置後に生き残った腫瘍細胞に対するドナーリンパ球の攻撃〔移植片対白血病（graft-versus-leukemia: GVL）〕が起きることが期待される（図56, 57）．一般に，同種造血幹細胞移植の方

表34　骨髄移植，末梢血幹細胞移植，臍帯血移植

骨髄移植	末梢血幹細胞移植	臍帯血移植
・最も古い歴史がある ・確実に造血幹細胞を移植できる ・非血縁骨髄移植が可能	・移植後の末梢血の回復が早い ・GVHD/GVL が強い ・非血縁末梢血幹細胞移植が可能	・移植までの時間が最も短い ・HLA が 2 座不一致でも移植可能 ・輸注する容量が少ない ・移植後の末梢血の回復が遅い ・非血縁臍帯血移植が可能 ・GVHD が少ない ・拒絶が多い

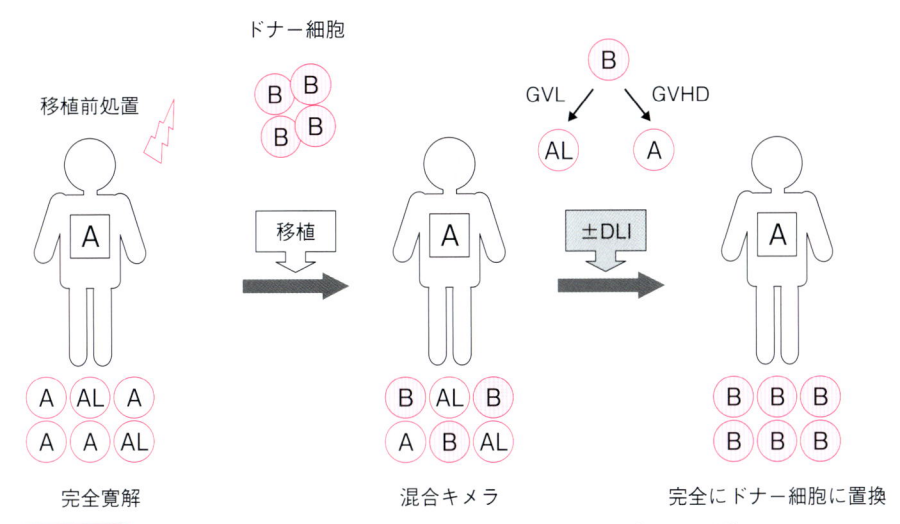

図58　急性白血病に対する骨髄非破壊的造血幹細胞移植（ミニ移植）
A：患者の正常血液細胞，AL：患者の白血病細胞，B：ドナーの血液細胞，
DLI：ドナーリンパ球輸注療法

が自家造血幹細胞移植より再発が少ないが，これは同種造血幹細胞移植では GVL が起きるためである．輸注する造血幹細胞によって，骨髄血（骨髄移植），末梢血幹細胞（末梢血幹細胞移植），臍帯血（臍帯血移植）の3つがあり，各々特徴がある（表34）．

4　ミニ移植

　同種造血幹細胞はレシピエントへの負担が重いため，レシピエントが高齢（55～60歳以上）の場合や合併症がある場合には，同種造血幹細胞移植を行うことができない．そこで，免疫抑制を主体とした移植前処置が開発され，この移植法を骨髄非破壊的造血幹細胞移植（ミニ移植）とよんでいる（図58）．ミニ移植の原理は，造血幹細胞移植後，ドナーの細胞とレシピエントの細胞は混じりあう（混合キメラ）が，その後 GVHD を誘導することによって GVL が誘導され，レシピエントの腫瘍細胞が排除される．通常の骨髄破壊的な移植前処置（図57）に比して，ミニ移植の移植前処置は弱いため，レシピエントへの負担が少ない．GVHD の誘導は，GVHD 予防に投与する免疫抑制剤の急速減量や，ドナーから採取したリンパ球の輸注（ドナーリンパ球

輸注療法）によって行う．

B 骨髄移植

　同種骨髄移植を行うためには，ドナーから骨髄血を採取する必要がある（図59）．生着に必要な骨髄血はレシピエントの体重（kg）当たり15〜20 mLである．一方，ドナーから安全に採取できる骨髄血の上限は，ドナーの体重（kg）当たり20 mLである．したがって，ドナーは，

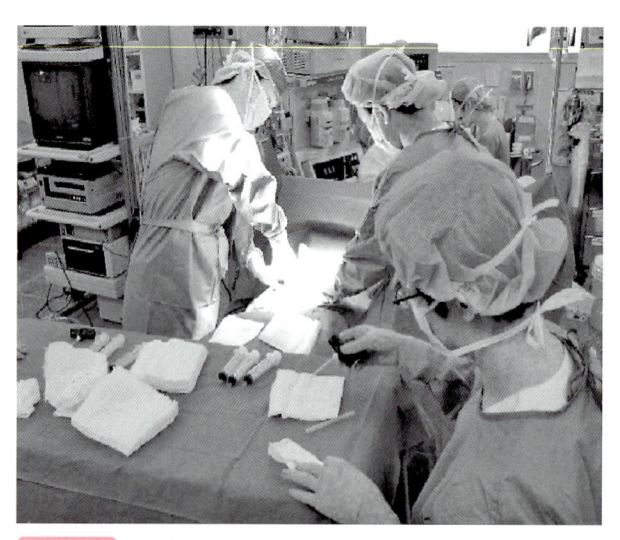

図59　骨髄採取

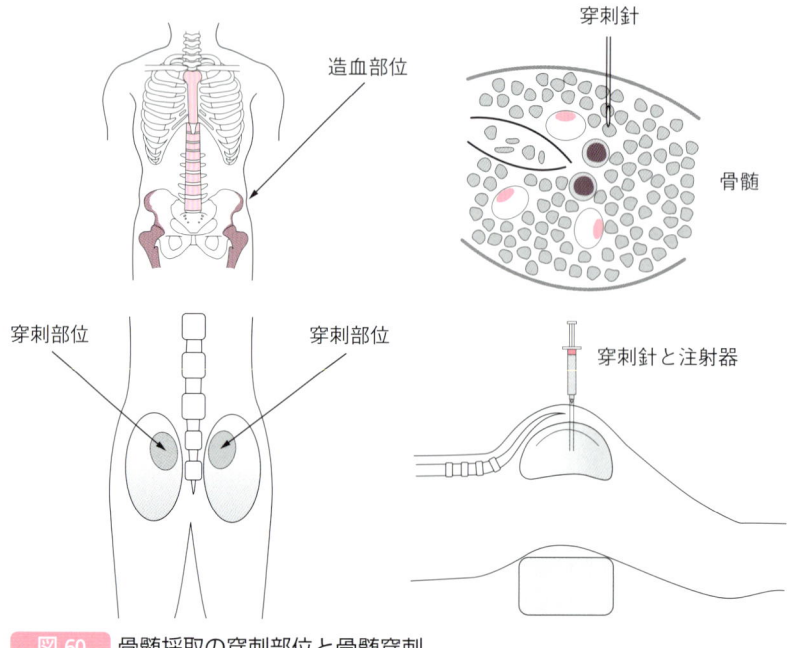

図60　骨髄採取の穿刺部位と骨髄穿刺

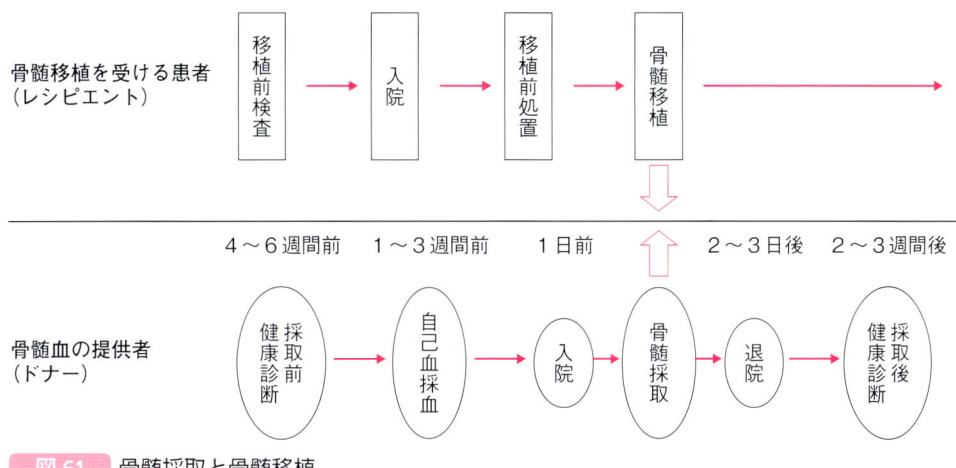

```
骨髄移植を受ける患者     移植前検査 → 入院 → 移植前処置 → 骨髄移植 →
（レシピエント）

              4～6週間前  1～3週間前  1日前        2～3日後  2～3週間後

骨髄血の提供者   健康診断採取前 → 自己血採血 → 入院 → 骨髄採取 → 退院 → 健康診断採取後
（ドナー）
```

図61 骨髄採取と骨髄移植

レシピエントと同じ，またはそれ以上の体重が必要である．骨髄血の採取量にもよるが，骨髄血の採取に先立ち，1回または2回の自己血を採血する．採血した自己血は，骨髄採取時に返血する．生着に必要な有核細胞数の最低値は，レシピエントの体重 (kg) 当たり $1×10^8$ 個以上である．

造血が行われている骨髄の中で，穿刺による危険性が最も少ない後腸骨稜が穿刺部として選ばれる（図60）．採取針で骨髄を穿刺し，注射器で骨髄血を吸引する（図59）．骨髄採取は，全身麻酔下で行う．ドナーとレシピエントに対する処置は，同時並行に進められる（図61）．ドナーとレシピエントのABO血液型が同型の場合には，採取した骨髄血はそのまま輸注されるが，メジャー不適合（交差適合試験の主試験陽性）の場合には採取した骨髄血から赤血球の除去が，マイナー不適合（交差適合試験の副試験陽性）の場合には採取した骨髄血から血漿の除去が行われる．これは，移植した骨髄血による溶血反応を予防するためである．骨髄移植は，造血幹細胞移植の中で最も古くから行われてきた標準的な移植法である（表34）．HLAが一致した同胞ドナーがいない場合には，日本骨髄バンク（http://www.jmdp.or.jp）に登録し適合ドナーから骨髄移植を受けることができる．患者自身の骨髄血を採取し，いったん骨髄細胞を凍結し，その後解凍して輸注する自家骨髄移植はほとんど行われていない．

C 末梢血幹細胞移植

自家末梢血幹細胞移植と同種末梢血幹細胞移植の2つがある．どちらの移植でも，造血幹細胞を骨髄から末梢血に移行させる必要がある．自家末梢血幹細胞採取では，まず患者に大量の抗癌剤を投与する．その後，白血球の最低値からG-CSFを投与し，造血を回復させると，白血球の増加に伴い，造血幹細胞が末梢血に移動（動員）する（図62）．末梢血の造血幹細胞を，血液成分採血装置で採取する（図63）．体重 (kg) 当たり150～200 mLの末梢血を処理するので，約3～4時間かかる．通常，1日または2日間末梢血幹細胞の採取を行う．採取した末梢血幹細胞は，凍結防止剤を加え，生細胞として凍結する．後日，移植前処置を行った後，凍結しておいた末梢血幹細胞を解凍し（図64）輸注する（自家末梢血幹細胞移植）．生着に必要なCD34陽性細胞は，患者の体重 (kg) 当たり $1×10^6$ 個以上である．

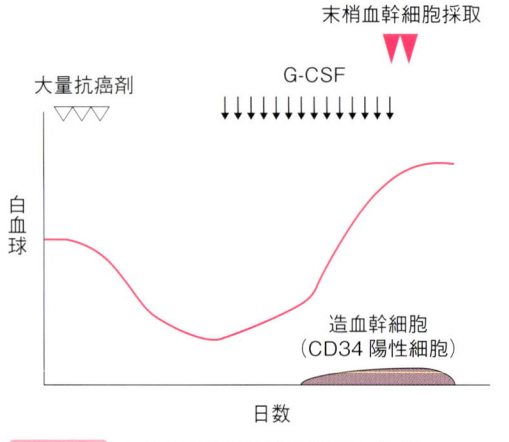

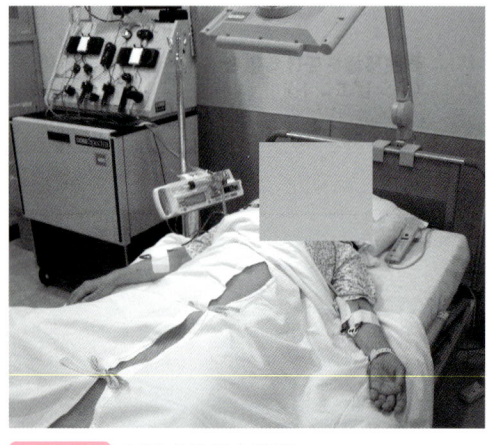

図62 自家末梢血幹細胞の動員と採取

図63 血液成分採血装置

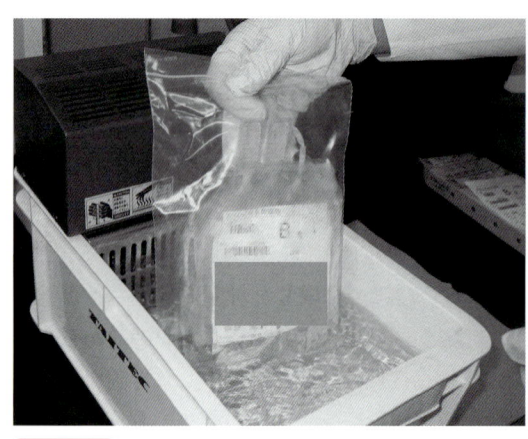

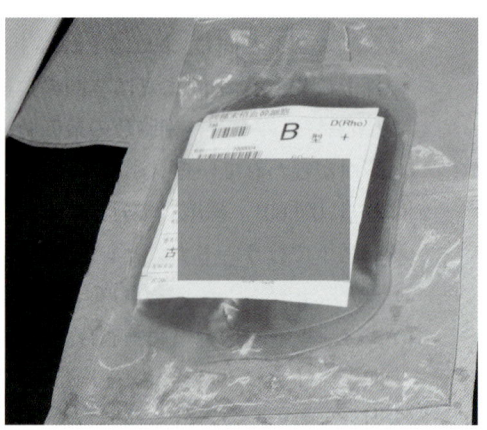

図64 凍結した末梢血幹細胞の解凍

　同種末梢血幹細胞移植では，まずドナーにG-CSFを5，6日間投与し，骨髄から末梢血に動員された造血幹細胞を血液成分採血装置で採取する（図65）．処理量は，自家末梢血幹細胞採取と同じである．採取は，1日または2日間行われる．本邦では，採取した末梢血幹細胞をいったん生細胞で凍結し，移植前処置を行った後，凍結しておいた末梢血幹細胞を解凍し輸注する（同種末梢血幹細胞移植）ことが多い．一方，欧米では，同種骨髄移植と同様に，ドナーとレシピエントへの対応は同時に行い，採取した末梢血幹細胞を凍結せず，ただちに輸注することが一般的である．生着に必要なCD34陽性細胞は，患者の体重（kg）当たり$2×10^6$個以上である．平成22年度，骨髄バンクを介する非血縁者間末梢血幹細胞移植が始まることが決定された．同種末梢血幹細胞移植と同種骨髄移植の成績はほぼ同等と考えられているが，同種末梢血幹細胞移植ではより強いGVLが期待できるため，進行期の造血器腫瘍に行われることが多い（表34）．

D　臍帯血移植

　臍帯静脈血には，多量の造血幹細胞が含まれている．児の出産後，娩出された胎盤の臍帯静

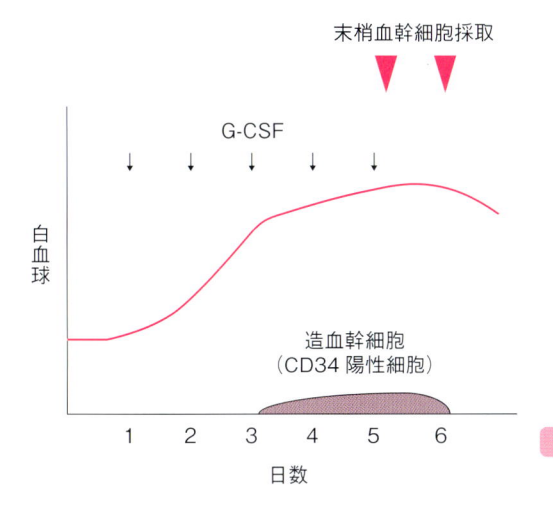

図65 ドナーからの末梢血幹細胞の動員と採取

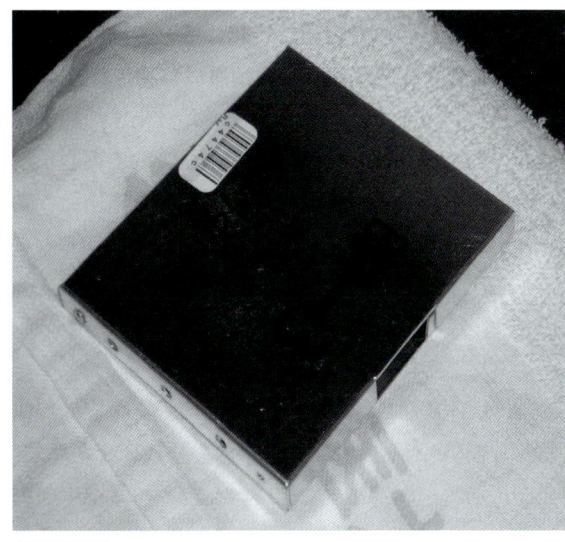

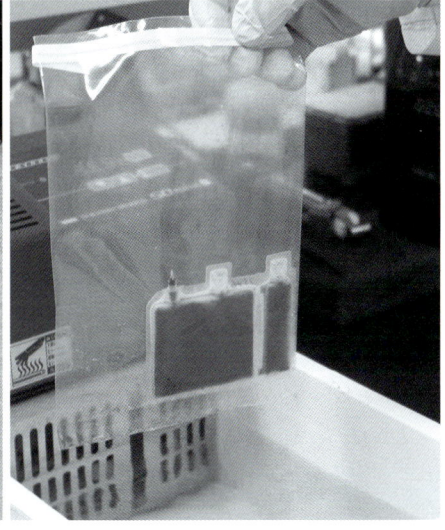

図66 臍帯血の解凍

　脈から無菌的に臍帯血を採取し，赤血球を除き白血球を分離する．細胞のHLAや感染症等の検査をした後，臍帯血細胞に凍結防止剤を加え液体窒素のタンクで保管される．現在，全国に8つの臍帯血バンクがあり，個々のバンクの細胞は，日本さい帯血バンクネットワーク（http://www.j-cord.gr.jp/index.jsp）で統合されている．臍帯血細胞は未熟であるため，HLAが不適合でもGVHDを起こしにくく，血清学的HLAが2座不一致でも移植可能である．臍帯血を申し込んでから提供されるまでの時間が数週間以内と短く，臍帯血移植は迅速な移植に適している（表34）．容量も約30 mLであるので，輸注に伴う容量負荷がないことも利点である（図66）．臍帯血移植には，患者の体重（kg）当たり2×10^7個の臍帯血細胞が必要であるので，体重の重い患者では適合臍帯血がみつからないことがある．臍帯血移植の欠点としては，移植後の末梢血の回復が遅いこと，拒絶が多いことである．

【室井一男】

2 血管新生療法

A 血管新生

　血管内皮前駆細胞と造血幹細胞は，共通の血管芽細胞に由来し，ともに細胞表面にCD34とよばれる糖蛋白抗原を発現している（図67）．近年，血管内皮前駆細胞は，骨髄中に存在し，種々の刺激によって末梢血に移動し組織の損傷部位に到達し，血管内皮の修復に重要な役割を果たすことが明らかとなった（図68）．虚血などの血管の損傷が起こると各種のサイトカインが産生され，サイトカインは骨髄に作用し血管内皮前駆細胞を末梢血に移動させる（動員）．末梢血に移動した血管内皮前駆細胞は虚血部位に遊走し，新たな血管を作り出す（血管発生）と考えられている．一方，虚血部位の血管の再構築に関しては，既存の血管内皮細胞が増殖し新たな血管を作り出す機構（血管新生）も知られている．血管内皮前駆細胞を末梢血に動員する薬剤に，顆粒球コロニー刺激因子（G-CSF），高脂血症に用いるスタチンなどが知られている．

B 血管新生療法

　閉塞性動脈硬化症やBürger病では，四肢末梢の血管の閉塞により，血管支配領域の血行障害（びらん，潰瘍形成，壊死）とそれによる激しい痛みを呈する．以前，薬物療法が無効な場合，罹患部位の切断が行われていた．血管内皮前駆細胞の発見を契機として，血管内皮前駆細胞を

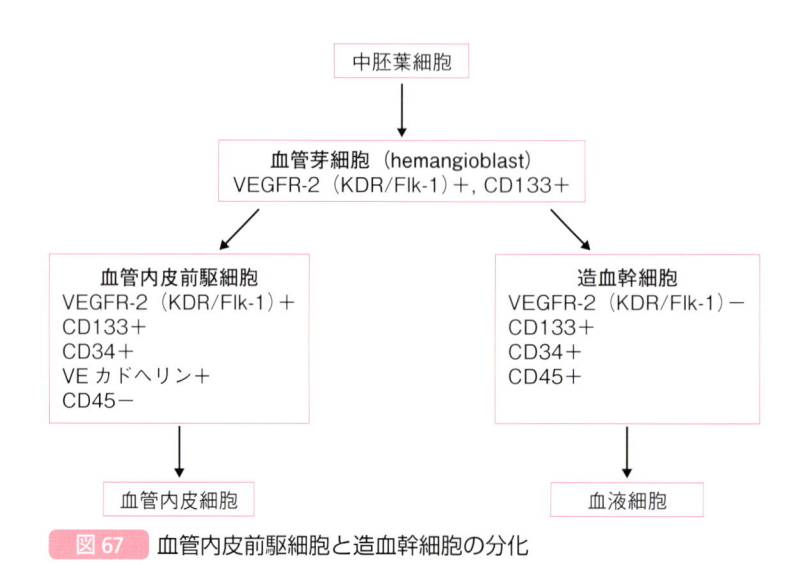

```
          中胚葉細胞
              ↓
    血管芽細胞（hemangioblast）
    VEGFR-2（KDR/Flk-1）＋, CD133＋
         ↙            ↘
  血管内皮前駆細胞         造血幹細胞
  VEGFR-2（KDR/Flk-1）＋   VEGFR-2（KDR/Flk-1）－
  CD133＋                 CD133＋
  CD34＋                  CD34＋
  VEカドヘリン＋           CD45＋
  CD45－
         ↓                  ↓
    血管内皮細胞            血液細胞
```

図67 血管内皮前駆細胞と造血幹細胞の分化

図68 血管新生と血管発生

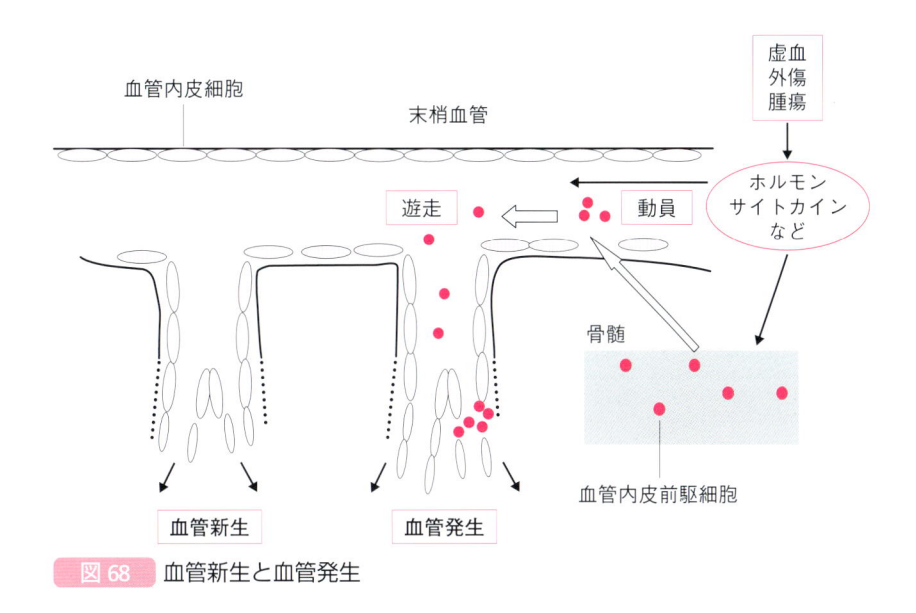

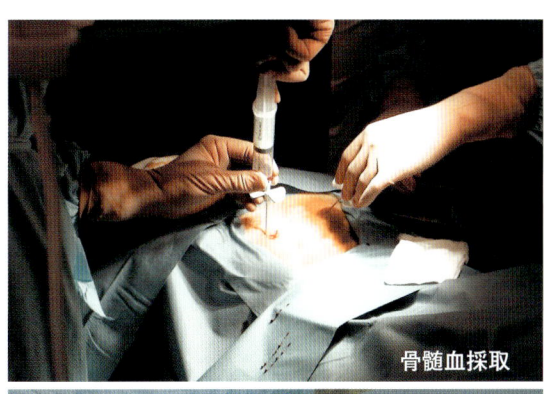

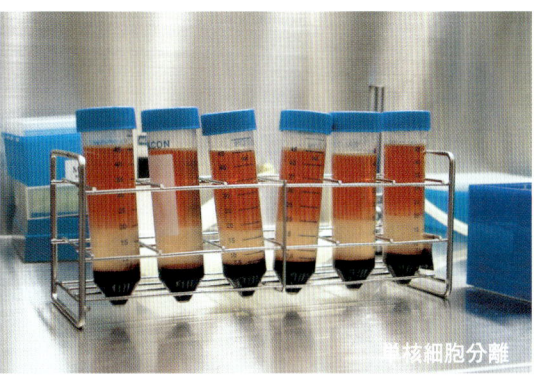

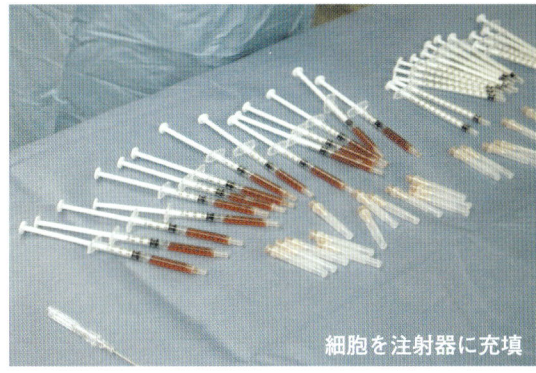

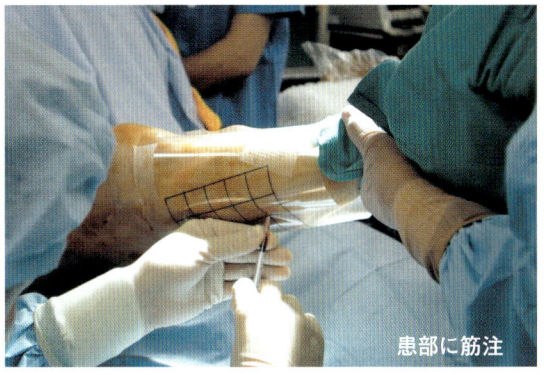

図69 血管新生療法

虚血部位に注射することによって新生血管を作り出し,虚血を改善させる試みが行われている.血管内皮前駆細胞は骨髄に存在するため,全身麻酔下に患者の骨髄血を採取し,血管内皮前駆細胞を含む単核細胞を分離し,虚血部位の筋肉内に注射する治療法(血管新生療法)である(図69).血管新生療法に反応する例では,血管の新生による血流の改善(図70),虚血の改善,痛

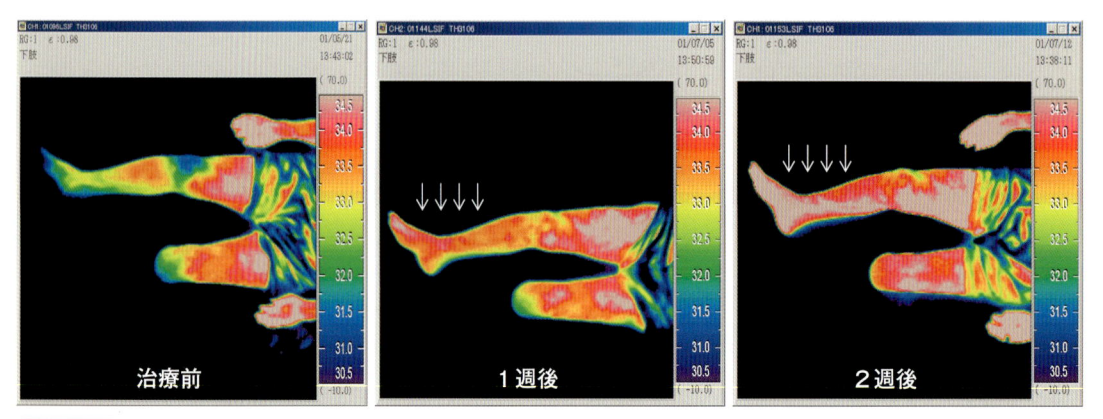

図70 血管新生療法後の血流の改善

サーモグラフィーによる皮膚温の変化．矢印は移植した部位を示す．

表35 血管新生療法

投与する細胞	疾患	医療
骨髄単核細胞	閉塞性動脈硬化症，Bürger 病 その他	高度先進医療 臨床研究
G-CSF で動員した末梢血細胞 　採取した単核細胞 　濃縮した CD34 陽性細胞	 閉塞性動脈硬化症，Bürger 病，その他 閉塞性動脈硬化症，Bürger 病，その他	 臨床研究 臨床研究
定常状態の末梢血単核細胞	閉塞性動脈硬化症，Bürger 病，その他	臨床研究

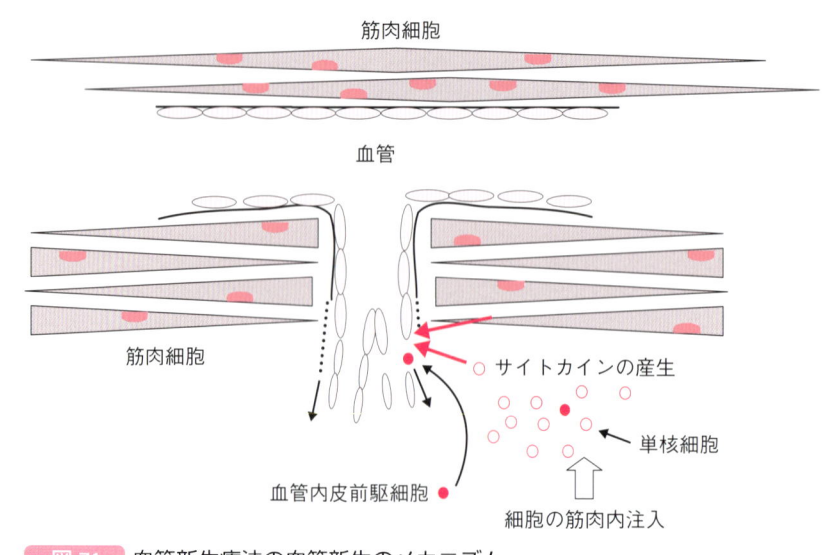

図71 血管新生療法の血管新生のメカニズム

みの軽減が認められる．

　骨髄細胞移植による血管新生療法は，現在高度先進医療として認められている．患者から骨

6章　細胞療法

髄血を採取するのは手間がかかり，患者への負担が重いため，G-CSF で CD34 陽性細胞を動員した末梢血細胞を使った血管新生療法や定常状態の末梢血細胞を使った血管新生療法が試みられている（表35）．血管新生療法の作用機序として，投与した血管内皮前駆細胞による血管発生が主体と考えられてきたが，その後投与した単核細胞から産生されるサイトカインの作用や筋細胞から産生されるサイトカインの作用による血管新生が主体と考えられている（図71）．血管新生療法によって，虚血部位以外の組織にも血管新生が生じる可能性があり，糖尿病の網膜症や癌の患者に対する血管新生療法は禁忌である．最近，心筋虚血に対する血管新生療法が臨床試験として行われている．

【室井一男】

3 ドナーリンパ球輸注療法

 同種造血幹細胞移植を行った後，原病の造血器腫瘍の再発，Epstein-Barr (EB) ウイルスに感染したB細胞の増殖（移植後リンパ増殖性疾患：post-transplant lymphoproliferative disorder），難治性ウイルス感染症の併発，ミニ移植後のドナーとレシピエントの細胞が混じり合う混合キメラが起こることがある．これらの状態に対して，造血幹細胞を提供したドナーのリンパ球を改めて患者に輸注し，病態を改善させることができ，ドナーリンパ球輸注療法（donor lymphocyte infusion：DLI）とよばれている．DLIが有効な疾患・病態が知られている（表36）．DLIは，輸注したTリンパ球が患者の細胞に作用して効果を表す．たとえば，移植後リンパ増殖性疾患では，輸注されたTリンパ球は，増殖したB細胞を排除することができる．

 ドナーのリンパ球は，末梢血幹細胞採取と同様に血液成分採血装置を用いて採取する．末梢血幹細胞採取とは異なり，ドナーに薬剤などの処置は行わず，定常状態の末梢血を処理しリンパ球を採取する．採取したリンパ球中のTリンパ球の数を測定し，必要なTリンパ球を輸注する．DLIの副作用に，GVHDの発症がある．致命的なGVHDの発症を防ぐため，少数のTリンパ球の輸注〔患者の体重（kg）当たり約 1×10^7 個以下から〕を開始し，数週間の間隔をおいて輸注する方策がとられる．DLI後のGVHDの発症と臨床効果との間に有意な関係がみられる（表37）．GVHDの発症を抑えながら臨床効果を高める工夫がなされており，採取したリンパ球からCD4陽性リンパ球を体外で選択的に増幅し投与する活性化CD4陽性リンパ球輸注療法や，ウイルスに特異的に反応するTリンパ球を体外で選択的に増幅し投与する治療法が臨床研究として行われている．

表36 DLIの適応
(http://www.jmdp.or.jp/documents/file/07_about_us/iryou_dli.pdf より)

A．DLIが有効である可能性が高い
- EBウイルスによるリンパ増殖性疾患
- 慢性骨髄性白血病の細胞遺伝学的再発

B．DLIの効果は不確定であるが可能性がある
- 急性白血病の再発後の寛解期
- 慢性骨髄性白血病の移行期
- 骨髄異形成症候群の再発
- 混合キメラ状態

C．DLIの効果は期待しにくい
- 急性白血病の非寛解期
- 慢性骨髄性白血病の急性転化

表37 DLIの有効性とGVHDの発症との関係
(http://www.jmdp.or.jp/documents/file/07_about_us/iryou_dli.pdf より)

		DLIの有効性 あり	DLIの有効性 なし	合計
GVHDの発症	あり	15	7	22
	なし	17	18	35
合計		32	25	57

$P=0.0323$

【室井一男】

7章

輸血に関する法規と医療関係者の責務

本章では，輸血療法を行う上で，医療関係者が遵守すべき法規や各種の通知について解説し，輸血療法においてどのように関わるべきであるかについて触れることにする．医療を行う上で種々の法規が存在し，それを遵守することは医療関係者の責務である．また，医療機関において適正な輸血医療を行うためには，輸血療法に関連した情報（行政からの通知，指針の改訂など）を共有し実践する体制が必要である．輸血療法委員会は，診療報酬の要件となっているだけではなく，医療機関における輸血医療が円滑に行われるために必須の体制であることから，学生諸君にとっても学んでほしい項目である．

A 血液法

1 血液新法施行以前の輸血に関連する法規など

　輸血療法に関する法規としては，1952年に厚生省（当時）告示として提示された「輸血に関し医師または歯科医師の準拠すべき基準」(医師法)が最初のものである．これは，供血者の選択，試験および検査，採血および輸血などに関しての基準であった．その後，1986年に「血液製剤の使用適正化の推進について」が厚生省局長通知として出され，新鮮凍結血漿，アルブミン製剤，赤血球濃厚液の3製剤について使用基準が示された．1989年に「輸血療法の適正化に関するガイドライン」が策定され，代わりに1952年の基準が廃止された．以後，表38に示すような指針などが策定され，重要な通達が順次提示されてきた．1995年に施行されたPL法は，

表38　輸血に関する法規・通達など（主なものを抜粋）

1952年	輸血に関し医師または歯科医師の準拠すべき基準
1956年	採血および供血あっせん業取締り法
1960年	薬事法
1964年	「献血の推進について」閣議決定
1971年	薬事法改正（生物学的製剤基準）
1986年	血液製剤の使用適正化の推進について
1986年	採血基準の改正（400 mL採血，成分献血の導入）
1989年	輸血療法の適正化に関するガイドライン
1993年	血液製剤保管管理マニュアル
1994年	血小板製剤の使用基準
1994年	自己血輸血：採血および保管管理マニュアル
1995年	製造物責任法〔PL（product liability）法〕
1996年	緊急安全性情報（輸血後移植片対宿主病）
1997年	輸血時のインフォームドコンセントの義務化
1998年	放射線照射輸血用血液の製造承認
1999年	輸血用血液に対する放射線照射のガイドラインIV
1999年	血液製剤の使用指針
1999年	輸血療法の実施に関する指針
2000年	生物学的製剤基準の一部改正（核酸増幅検査の要件化）
2003年	**血液新法（改正薬事法および血液法）**
2006年	輸血管理料の新規保険収載
2006年	保存前白血球除去輸血用血液（全血由来）の製造承認

輸血用血液製剤をその対象物として含めたことに意義がある．1996年の輸血後移植片対宿主病（GVHD）に関する通達は，その後の放射線照射輸血用血液製剤の製造承認および「輸血用血液に対する放射線照射のガイドライン」の改訂に繋がり，わが国において，すべての患者に対して放射線照射血を使用する基盤のきっかけとなった．2003年に施行された「血液新法」は，従来の指針が示す基準が「望ましい」という表現であったことを，「遵守しなければならない」レベルへと明確化したことに意義がある．

2 血液新法

「血液新法」が従来のガイドラインやマニュアルなどと大きく異なる点は，法的拘束力を有する点である．血液新法の画期的な点は，従来，日本赤十字社などに委ねられてきたわが国の血液事業に関して，国の責任を明記したことにある．さらに，国のみならず，地方自治体，採血事業者（日本赤十字社），製造業者などおよび医療関係者に対して，各関係者の責務が明確化された．また，医療関係者の責務として，「血液製剤の使用指針」「輸血療法の実施に関する指針」（1999年）をもとに，適正使用の推進が明記されたことにも大きな意義がある．これにより，従来，医師の裁量権で行われていた輸血療法においても，適正な輸血療法を遵守することが求められるようになった．

血液新法は，2つの既存法である「薬事法」（1960年）と「採血および供血あっせん業取締り法」（1956年）を一括して改正したものである．その結果，「改正薬事法」と「安全な血液製剤の安定供給の確保等に関する法律」の2つの法律が生じたことになる．

a．改正薬事法

薬事法は，1960年に法律第145号として施行されたが，以降複数回の改正を経て，2003年の改正薬事法に繋がった．改正のポイントは，生物由来製品全般についての安全性の確保・向上ならびに市販後対策の充実強化である．まず，「生物由来製品」と「特定生物由来製品」を定義し，輸血用血液製剤すべてと遺伝子組み換え凝固因子製剤などは特定生物由来製品に含まれるとした．「生物由来製品」とは，人その他の生物（植物を除く）に由来するものを原料または材料として製造される医薬品のうち，保健衛生上特別の注意を要するものをいう．このうち，販売し，賃貸し，または授与した後において当該生物由来製品による保健衛生上の危害の発生または拡大を防止するための措置を講ずることが必要なものを「特定生物由来製品」と定義している．

この結果，表39に示すように，医療関係者には4つの責務が発生した．第1は，特定生物由来製品の有効性と危険性について，患者またはその家族からインフォームドコンセントを取得することである．第2は，特定生物由来製品の使用記録（患者氏名，住所，投与日，製品名，製品番号を含む）を作成し，従来の輸血用血液製剤の保存期間10年よりも長い20年間の保存を義務づけ，使用対象者（患者）に対する遡及調査の体制を確保することを求めたものである．いずれも，輸血用血液製剤だけではなく，アルブミン製剤などの血漿分画製剤にまで責務を拡大したことがポイントである．第3は，エイズなどの感染症発生時に，使用対象者の利益になる時に限り，使用記録などの情報を製造承認取得者（製造業者）などへ提供することである．第4は，感染症発生時など必要があると認めた時は，その旨を厚生労働大臣に報告することである．

表 39 血液新法における医師およびその他の医療関係者の責務

Ⅰ．改正薬事法
1．特定生物由来製品の有効性と危険性に関わるインフォームドコンセント取得
2．特定生物由来製品の使用記録の作成と 20 年間の保存
3．感染症発生時など，使用記録などの患者情報の製造承認者への提供
4．感染症発生時など，厚生労働大臣への報告

Ⅱ．血液法
1．血液製剤の適正使用
2．血液製剤の安全性に関する情報の収集および提供

b．安全な血液製剤の安定供給の確保等に関する法律（血液法）

　血液法は，血液事業に関する法律として，1956 年に供血者の保護を目的として策定された「採血および供血あっせん業取締り法」を大幅に変更したものである．血液法の基本理念において，血液製剤については，安全性の向上，国内自給の原則，安定供給，適正使用，血液事業の公正の確保と透明性の向上，の 5 点が明文化された．また，関係者の責務として，血液事業における国の責任が明確化され，地方自治体，採血事業者（日本赤十字社），製造業者などの責務が記載されている．さらに，医療関係者の責務として，血液製剤の適正使用，血液製剤の安全性に関する情報の収集および提供に努めることが明文化された．

　血液法が，医療関係者に求めている「安全かつ適正な輸血療法」を実践するためには，輸血療法委員会を含めた輸血管理体制を整備して，現状の輸血療法の問題点を解析し，血液製剤の使用基準や輸血実施手順を確立することが重要である．

B 輸血療法を行う上で重要な指針

　輸血医療は法律のみで行われるわけではなく，医学的な根拠に基づいて行われるのであり，そのために多くの指針が出されている．その中で，以下の 2 つの指針が重要であり，概要を解説する．紙数の関係で本書では全文を引用できないため，興味のある学生諸君は，厚生労働省ホームページ（http://www.mhlw.go.jp/new-info/kobetu/iyaku/kenketsugo/tekisei120319.html）から「輸血療法の実施に関する指針」（改訂版）および「血液製剤の使用指針」（改訂版），平成 17 年 9 月（平成 24 年 3 月一部改正）をダウンロードし，参照していただきたい．

1 輸血療法の実施に関する指針

　「輸血療法の実施に関する指針」は，輸血医療において最も基本的な指針である．輸血実施管理体制の在り方，すなわち，安全かつ適正な輸血医療を実践する上での基本的条件が示されている．輸血前検査，血液管理，輸血の効果判定，副作用追跡システム，輸血実施手順書，輸血療法委員会の在り方などが具体的に記載されている．管理体制の整備の要点として，輸血責任医師の任命，輸血検査を担当する臨床検査技師の配置，関連業務の一元化と輸血業務 24 時間体制の確立，輸血療法委員会があげられている．特に，輸血療法委員会に関しては，委員構成，検討事項，改善項目の検証などの活動要領が示されている．輸血過誤の防止対策として，血液

型検査のダブルチェックおよび輸血実施直前の照合確認の重要性が強調されている．ベッドサイドにおいて，2人で声を出し合って読み合わせを行う照合に加え，「確認，照合を確実にするために，患者のリストバンドと製剤を携帯端末（PDA）などの電子機器を用いた機械的照合を併用することが望ましい」と記載されている．さらに，緊急時の輸血や大量輸血時の対処方法についても具体的に記載されている．

2 血液製剤の使用指針

「血液製剤の使用指針」は，各血液製剤の適応，使用基準，輸血効果の評価判定方法などが記載されており，種々の病態における輸血療法の判断基準を示したものである．冒頭において，各血液製剤の一般的使用方針が要約され，主な病態における基本方針が巻末に示されている．血小板製剤の使用において，輸血を開始すべき血小板値が示されている．新鮮凍結血漿の使用は，複合的な凝固因子の補充にほぼ限定されていること，新鮮凍結血漿とアルブミン製剤を単に蛋白質源の補充目的で使用することは不適切であることなどが記載されている．

C 診療報酬と輸血管理料

わが国では，ほぼすべての医療機関において保険診療を行っているので，医療関係者は診療報酬体系を理解しておく必要がある．輸血に関連した診療報酬には，輸血管理料，検査料，輸血手技料（輸血料），薬剤料（輸血用血液製剤とアルブミン製剤），注射料，放射線照射料，自己血液採取料がある．診療報酬体系において，輸血は手術のカテゴリーに分類され，現時点で特定機能病院を対象とした包括医療制度（DPC，入院患者に適用）では出来高払いとなっている．しかし，新鮮凍結血漿は輸血用血液製剤にもかかわらずアルブミン製剤と同様に点滴注射剤として取り扱われるために，輸血手技料を算定できないこと，およびDPCにおいて病棟で使用する場合には包括されるために保険請求ができないことなどの問題点がある．

輸血管理料（ⅠおよびⅡ）は，平成24年4月の診療報酬改訂において，従来輸血管理料として合算されていた要件が，輸血管理料の施設基準（院内体制整備に対する基礎報酬）と適正使用加算（適正かつ効果的な運用に対する成功報酬）に分離された（表40）．輸血管理料Ⅰは輸血管理料Ⅱと比較して保険点数は2倍であるが，専任の輸血責任医師と専従の臨床検査技師の配置，輸血部門でのアルブミン製剤の一元管理など取得条件が厳しくなっている．両者に共通した取得基準としては，輸血関連検査（ABO血液型，Rh血液型，交差適合試験，不規則抗体検査）の24時間実施体制の構築，輸血療法委員会の設置，輸血副作用監視体制の構築，前述した「輸血療法の実施に関する指針」と「血液製剤の使用指針」の遵守である．また，適正使用加算とは，新鮮凍結血漿（FFP）の使用量（血漿交換療法における使用量の1/2を減じた値）およびアルブミン製剤（ALB）の使用量を赤血球濃厚液（RCC）の使用量で除した値である．FFPとALBの使用量を削減する目的で策定されたものであるが，この指標が，血液製剤の適正使用を的確に表現しているかどうかについては議論が残るところである．輸血部門が主導して血液製剤の適正使用を実践すれば，RCCの使用量は減少するはずであり，計算式の分母が小さくなれば割り算の値（適正使用加算の基準値）は大きくなるのである．今後，他の適正使用評価基準の設定が求められる．

表40 　輸血管理料

	輸血管理料 I	輸血管理料 II
施設基準	220点（月1回を上限に輸血患者1人につき）	110点（月1回を上限に輸血患者1人につき）
	輸血部門での専任の常勤医師の配置	輸血部門での常勤医師の配置
	輸血部門での臨床検査技師の常時配置 専従の常勤臨床検査技師が1名以上配置	輸血部門での専任の常勤臨床検査技師が1名以上配置
	輸血部門での輸血用血液製剤及びアルブミン製剤の一元管理	輸血部門での輸血用血液製剤の一元管理
	輸血用血液検査の常時実施体制の構築	
	輸血療法委員会の設置（年6回以上開催）	
	輸血副作用監視体制の構築	
	血液製剤の使用指針の遵守	
適正使用加算	120点	60点
	FFP/RCC＜0.54かつALB/RCC＜2	FFP/RCC＜0.27かつALB/RCC＜2

D 輸血療法委員会の役割

1 輸血療法委員会

　　輸血療法委員会は，輸血を実施している医療機関において，輸血療法を適切に実施するために，病院全体で連携して運営する委員会である．前述した「輸血療法の実施に関する指針」において，輸血管理体制の在り方として，輸血療法委員会の設置が推奨されている．

a．輸血療法委員会の構成

　　委員会のメンバーは，病院管理者および輸血療法に関わる各職種（医師，看護師，臨床検査技師，薬剤師，病院事務担当者など）から構成される．医師に関しては，輸血責任医師を含め，輸血療法を行っている複数診療科の医師をメンバーとすることが望ましい．医療機関における輸血療法に客観性を持たせる意味で，多面的な議論が行えるメンバーで委員会を構成することが肝要である．輸血療法委員会の委員長は，原則として，輸血責任医師以外の委員が望ましいとされている．

b．輸血療法委員会の開催

　　診療報酬における輸血管理料の施設基準として，輸血療法委員会の設置と年6回以上の委員会の開催が必須とされている．輸血療法委員会の委員長は，特記すべき検討内容が生じた場合，具体的には，行政からの通知や指針が改定されその情報を速やかに伝達する必要がある場合，および医療機関内において輸血に関連する事故や重大な副作用・合併症が発生した場合には，適宜，委員会を招集する必要がある．

c．輸血療法委員会における検討事項

　　輸血療法委員会では，以下の項目について検討する：輸血療法の適応，輸血用血液製剤（血

漿分画製剤を含む）の選択，輸血検査と精度管理，輸血実施手順とマニュアルの整備，血液製剤の使用状況（診療科別の使用量および患者数，血液製剤の廃棄状況など），輸血療法に伴う副作用・合併症および事故，輸血関連情報の通達，臨床各科からの情報と意見交換など．指針から大きくはずれ，適正使用から逸脱している場合には，当該診療科の主治医らと検討を行い，協力して輸血療法の適正化を目指す必要がある．

d．議事録の作成

輸血療法委員会の開催後，議事録を作成して保管し，検討内容を院内に周知することが重要である．また，診療報酬請求の拠り所として，議事録の保管は必須であり，行政による医療監視などにおいても閲覧を求められることがある．

2 合同輸血療法委員会

輸血療法委員会は医療機関単位の組織であるが，合同輸血療法委員会は，都道府県単位で組織される委員会である．医療機関によって輸血管理体制や安全対策が様々であることが予想されることから，わが国全体の輸血医療の適正化を進め，輸血の安全性を担保するためには，都道府県内の各医療機関における輸血の実施状況を比較検討し，輸血用血液製剤の適正使用や安全対策の向上を目的とした体制が必要である．

a．合同輸血療法委員会の構成

委員会のメンバーは，主要医療機関において輸血療法に係わる医師，臨床検査技師，薬剤師などに加え，日本赤十字社血液センターの所長および職員，各都道府県の医療行政に係わる担当者などで構成される．

b．合同輸血療法委員会における検討内容

合同輸血療法委員会では，以下の項目について検討する：都道府県内の各医療機関における輸血の実施状況や血液製剤の廃棄状況，血液製剤の適正使用を推進するための輸血関連の講演会開催など．医療機関において不適切な使用がある場合には，それを正すために，相談や意見交換を行う体制をつくる必要がある．輸血医療に取り組む姿勢は，医療機関によって温度差があることが予想され，都道府県によっては，日本赤十字社血液センターや行政が主導せざるをえない状況も考えられる．本来の医療は，医療関係者が自ら行うべき行為であるが，時に理想通りには運ばないこともある．合同輸血療法委員会の存在意義は，正にそこにあるといえよう．

【大坂顯通】

輸血学実習

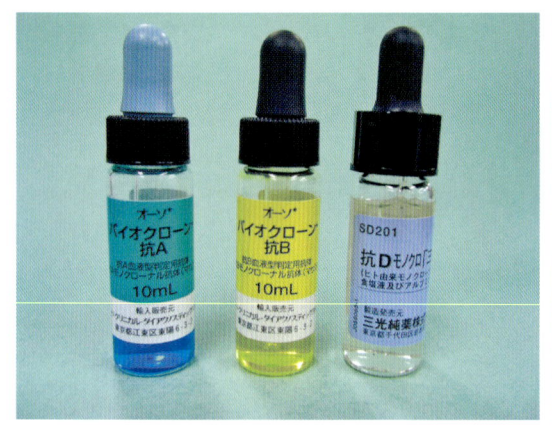

I 血液型検査

1. ABO 血液型検査オモテ試験用試薬と Rh（D）血液型検査用試薬

抗体試薬を用意する．写真は，左から抗 A 血清（青色），抗 B 血清（黄色），抗 D モノクローナル抗体を示す．

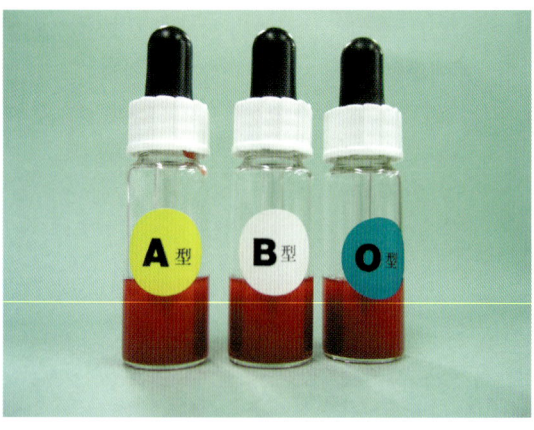

2. ABO 血液型検査ウラ試験用試薬

血球試薬（3～5%に調製済み）を用意する．写真は，左から A1 血球，B 血球，O 血球を示す．

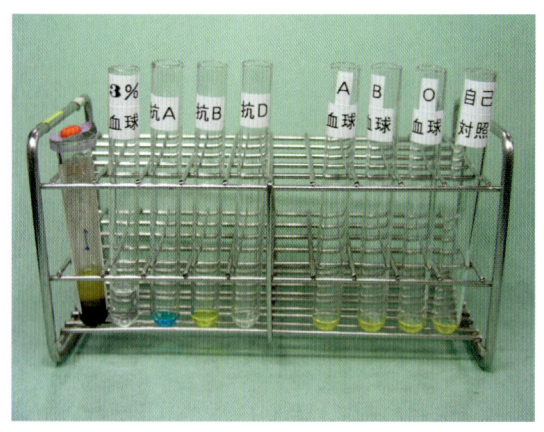

3. ABO 血液型検査（試験管法）：混合前

検体（一番左）と試験管 9 本を用意する．まず，試験管に各々滴下するものの名前を記入する．左から右に向かって「3%血球」，「抗 A」，「抗 B」，「抗 D」，「A 血球」，「B 血球」，「O 血球」，「自己対照」と記入する．「3%血球」用試験管に生理食塩液 1 mL を入れる．「抗 A」「抗 B」「抗 D」のオモテ試験用試験管 3 本に個々の抗血清を 1 滴ずつ滴下する．次に，検体の上清部分（血漿）をピペットで吸い取り，「A 血球」「B 血球」「O 血球」のウラ試験用試験管 3 本と「自己対照」用試験管に 2 滴ずつ滴下する．吸い取った残りの血漿とピペットは，別の分離用試験管（写真にない，9 本目）に入れておく．分注忘れを目視で確認できるように，血漿（血清）や抗体試薬は，赤血球試薬や赤血球浮遊液よりも先に添加するのが原則である．

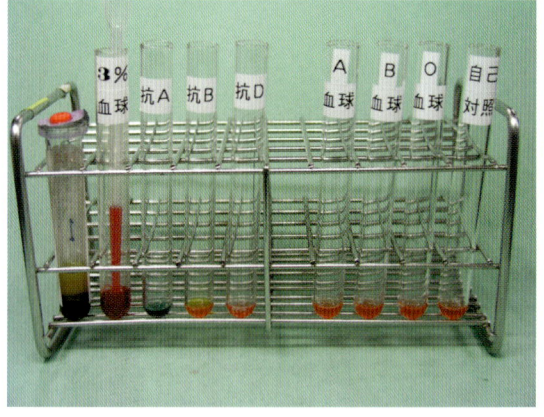

4. ABO 血液型検査（試験管法）：混合後

血漿を吸い取ったピペットを使って，検体の赤血球部分を少量吸い取り，生理食塩液が入った「3%血球」用試験管に 1 滴を滴下する．吸い取った残りの赤血球を検体に戻した後，同じピペットを使って生理食塩液と赤血球を混和し 3%血球とする．3%血球を「抗 A」「抗 B」「抗 D」のオモテ試験用試験管 3 本と「自己対照」用試験管に 1 滴ずつ滴下する．「A 血球」「B 血球」「O 血球」のウラ試験用試験管 3 本に個々の血球試薬を 1 滴ずつ滴下する．試薬を混合したすべての試験管をよく振って，試薬と検体を混和する．3400 rpm で 15 秒間遠心した後，凝集の有無を判定する．

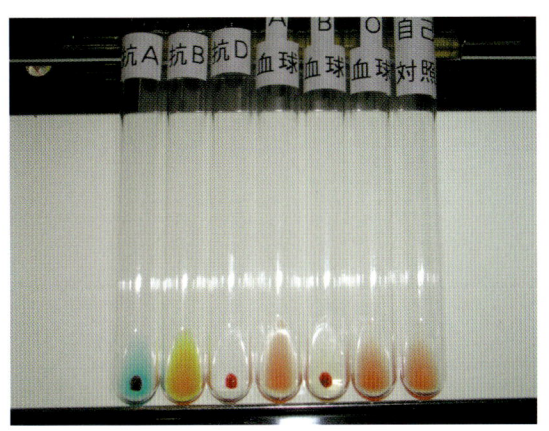

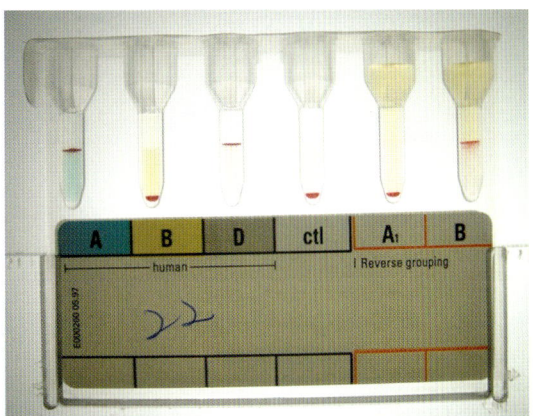

5．ABO 血液型検査の判定：A 型，Rh(D)＋

　試験管法（左）では，抗 A 血清（青色），B 血球，抗 D 血清の試験管に凝集を認める．A 抗原（＋），B 抗原（－），抗 A 抗体（－），抗 B 抗体（＋），D 抗原（＋）より，A 型，Rh(D)＋と判定される．カード法（右）において，凝集を認めた場合は，チューブ部分の中間層に赤色のバンドが認められる．一方，凝集を認めない場合は，チューブの底に赤血球の沈渣が認められる．凝集パターンは試験管法と同じである．

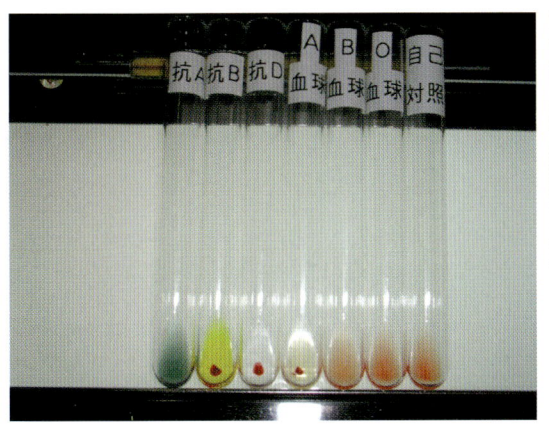

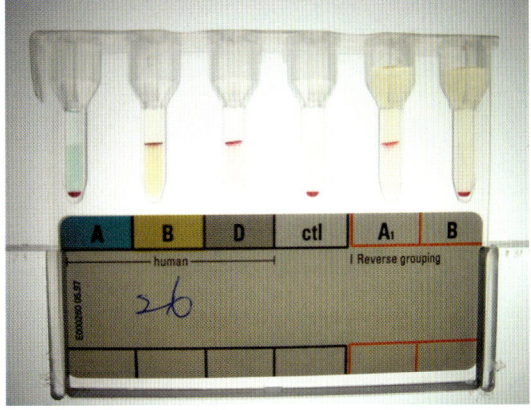

6．ABO 血液型検査の判定：B 型，Rh(D)＋

　試験管法（左）では，抗 B 血清（黄色），A 血球，抗 D 血清の試験管に凝集を認める．A 抗原（－），B 抗原（＋），抗 A 抗体（＋），抗 B 抗体（－），D 抗原（＋）より，B 型，Rh(D)＋と判定される．カード法（右）において，凝集パターンは試験管法と同じである．

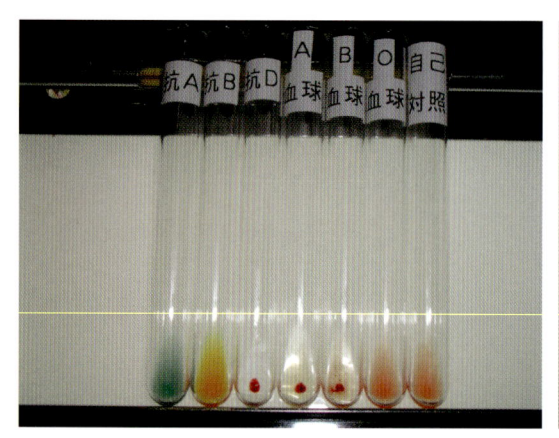

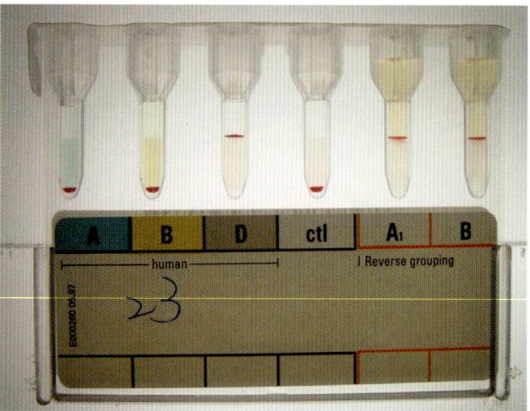

7．ABO 血液型検査の判定：O 型，Rh(D)＋

　試験管法（左）では，A 血球，B 血球，抗 D 血清の試験管に凝集を認める．A 抗原（－），B 抗原（－），抗 A 抗体（＋），抗 B 抗体（＋），D 抗原（＋）より，O 型，Rh(D)＋と判定される．カード法（右）において，凝集パターンは試験管法と同じである．

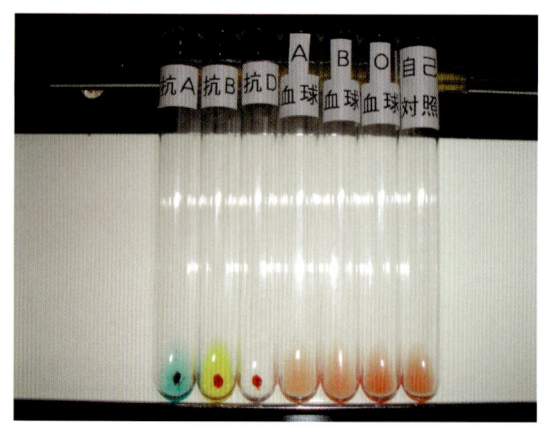

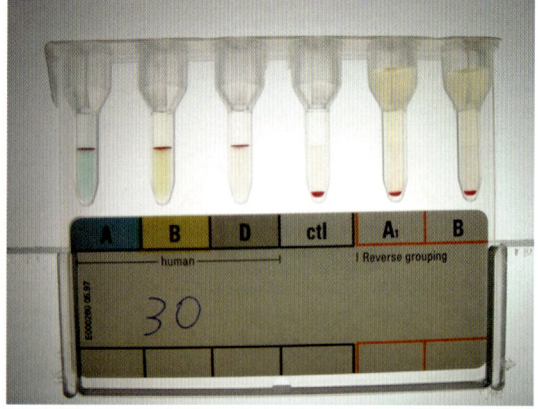

8．ABO 血液型検査の判定：AB 型，Rh(D)＋

　試験管法（左）では，抗 A 血清（青色），抗 B 血清（黄色），抗 D 血清の試験管に凝集を認める．A 抗原（＋），B 抗原（＋），抗 A 抗体（－），抗 B 抗体（－），D 抗原（＋）より，AB 型，Rh(D)＋と判定される．カード法（右）において，凝集パターンは試験管法と同じである．

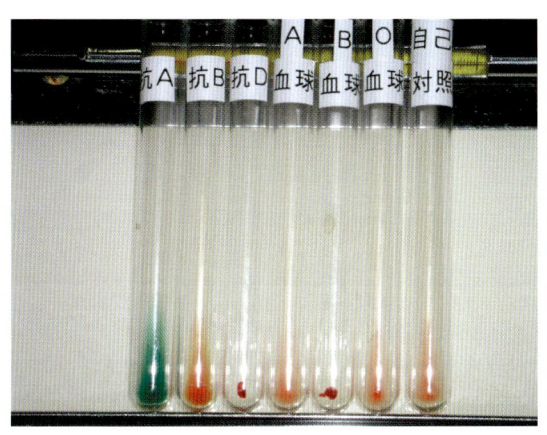

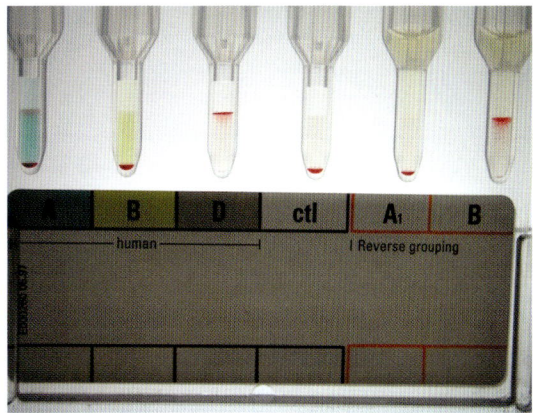

9. ABO血液型検査の判定：A亜型（A3），Rh(D)＋

試験管法（左）では，B血球と抗D血清の試験管に凝集を認めるが，抗A血清（青色）と抗B血清（黄色）の試験管に明らかな凝集は認められない．オモテ試験ではO型，ウラ試験ではA型の可能性が考えられるが，オモテ試験とウラ試験の不一致により判定保留とする．カード法（右）において，抗A血清（青色）のチューブ部分の中間層に淡い赤色のバンドが認められることから，A抗原は存在するが凝集反応が弱い，すなわちA亜型の可能性が考えられる．

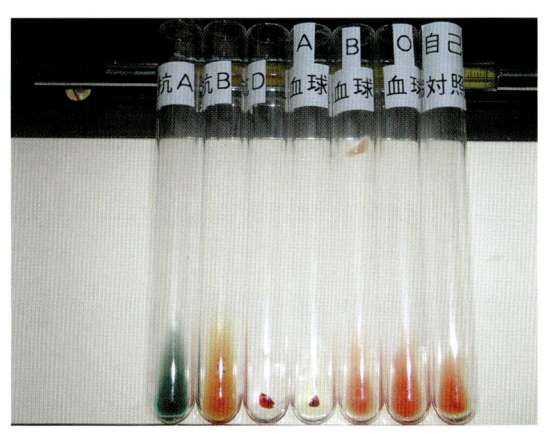

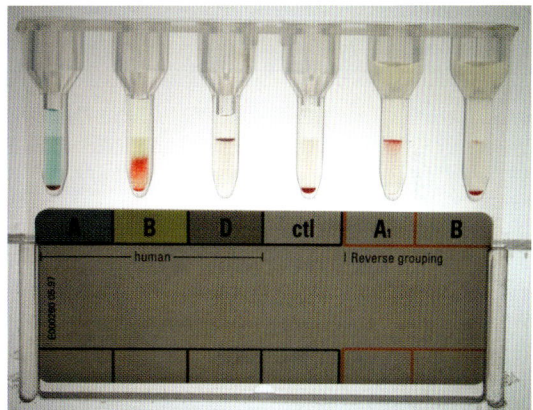

10. ABO血液型検査の判定：B亜型（B3），Rh(D)＋

試験管法（左）では，A血球と抗D血清の試験管に凝集を認めるが，抗A血清（青色）と抗B血清（黄色）の試験管に明らかな凝集は認められない．オモテ試験ではO型，ウラ試験ではB型の可能性が考えられるが，オモテ試験とウラ試験の不一致により判定保留とする．カード法（右）において，抗B血清（黄色）のチューブ部分の中間層から下層にかけて，赤色のラダー状の凝集が認められる．したがって，B抗原は存在するが凝集反応が弱い，すなわちB亜型の可能性が考えられる．カード法の有利な点は，試験管法では判定が難しい弱い凝集も検出可能な場合があることである．

II 交差適合試験

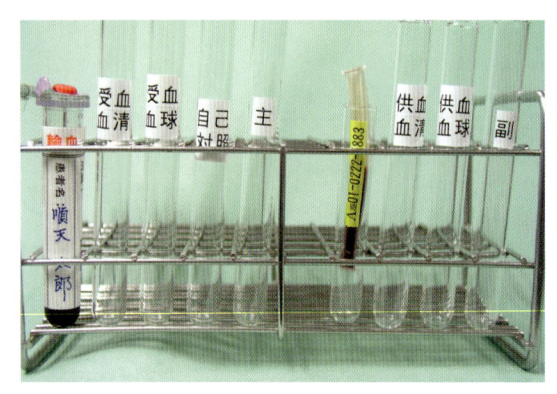

1. 交差適合試験（試験管法）

検体（一番左）と試験管8本を用意する．まず，試験管に名前を記入する．左から右に向かって「受血血漿」，「受血血球」，「自己対照」，「主」，1本空けて（血液バッグのセグメントチューブ用），「供血血漿」，「供血血球」，「副」と記入する．写真では「受血血清」と「供血血清」になっているが，臨床現場では血漿と血清いずれでもよいが，輸血学実習では血漿を使用することとする．

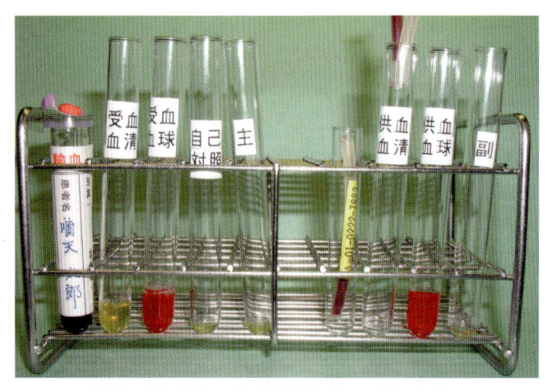

2. 交差適合試験（試験管法）：混合前

まず，検体とセグメントチューブから，各々血漿を分注し，3％赤血球浮遊液を調製する．検体の上清部分（血漿）をピペットで吸い取り，「受血血漿」用試験管に分離する．「受血血球」用試験管に生理食塩液を1 mL入れ，血漿を吸い取ったピペットを使って，検体の赤血球部分を少量吸い取り，1滴を滴下する．吸い取った残りの赤血球を検体に戻した後，同じピペットを使って生理食塩液と赤血球を混和して「受血血球」とする．次に，セグメントチューブの血漿側をハサミで切り，血漿をピペットで吸い取って「供血血漿」用試験管に分離する．「供血血球」用試験管に生理食塩液を1 mL入れ，セグメントチューブの血漿と赤血球沈渣の境界をハサミで切断し，ピペットを使って赤血球沈渣を吸い取り1滴を滴下する（親指の爪でしごいて1滴を押し出してもよい）．生理食塩液と赤血球をよく混和して「供血血球」とする．

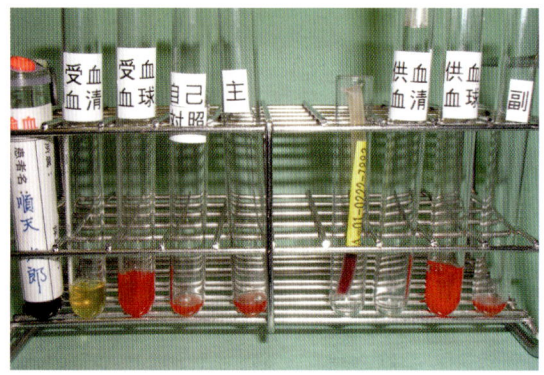

3. 交差適合試験（試験管法）：混合後

① 「主」用試験管に「受血血漿」を2滴と「供血血球」を1滴入れる．「副」用試験管に「供血血漿」を2滴と「受血血球」を1滴入れる（図1）．「自己対照」用試験管に「受血血漿」を2滴と「受血血球」を1滴入れる．ちなみに，主試験と副試験は患者と供血者との血漿と血球の組合せであるが，自己対照は患者の血漿と血球の組合せである．混合した試験管をよく混和し，3400 rpmで15秒間遠心した後，凝集の有無を判定する（**食塩水法**）．〔各ステップ①②③における凝集の見方は，次項を参照されたい．〕

② さらに，これらの試験管に22％重合ウシアルブミンを2滴ずつ滴下してよく混和し，37℃の恒温槽にて15分間加温する．3400 rpmで15秒間遠心した後，凝集の有無を判定する（**重合アルブミン法**）．

③ さらに，これらの試験管の7〜8分目まで生理食塩液を満たし，3400 rpmで1分間遠心した後，上清を勢いよく捨てる．この操作を3回繰り返して血球を洗浄する．最終の洗浄後は水をよく切り，抗グロブリン（クームス）血清を2滴ずつ滴下してよく混和する．3400 rpmで15秒間遠心した後，凝集の有無を判定する（**クームス法**）．

図1 交差適合試験

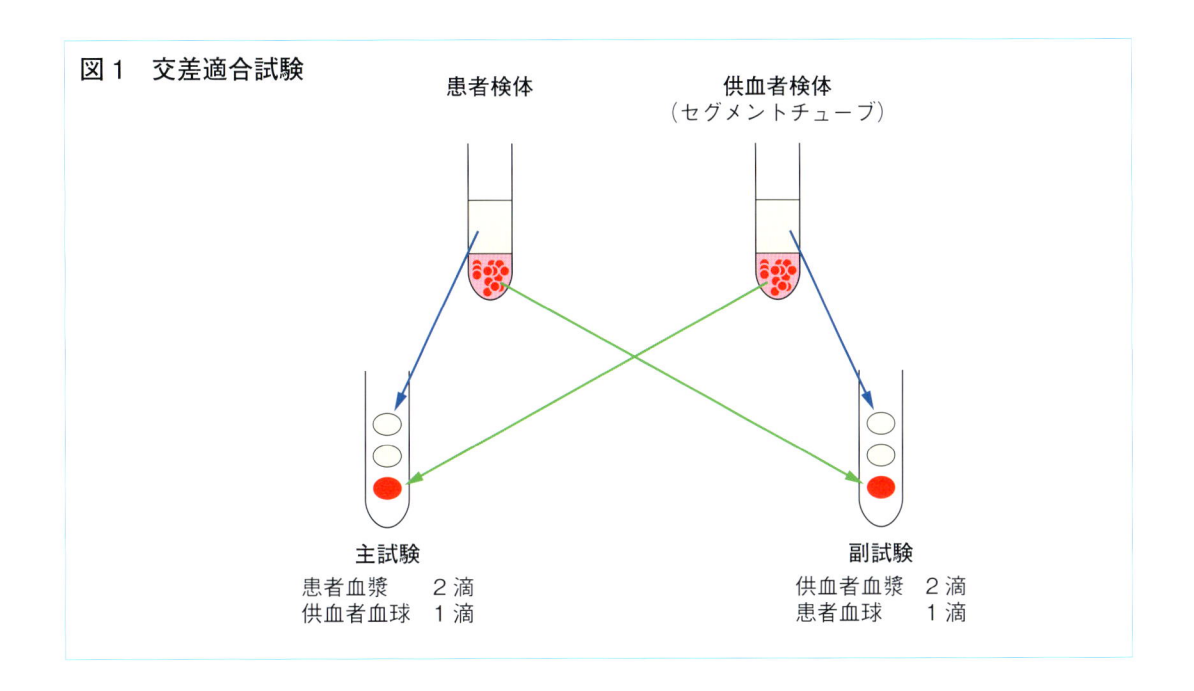

患者検体／供血者検体（セグメントチューブ）

主試験
患者血漿　2滴
供血者血球　1滴

副試験
供血者血漿　2滴
患者血球　1滴

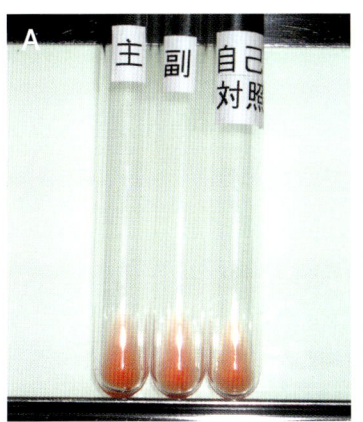

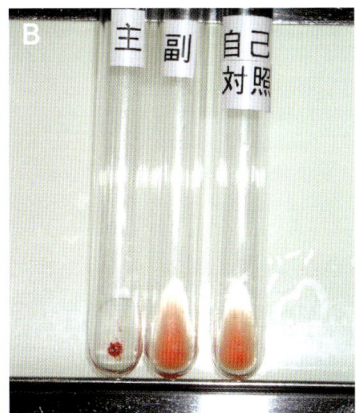

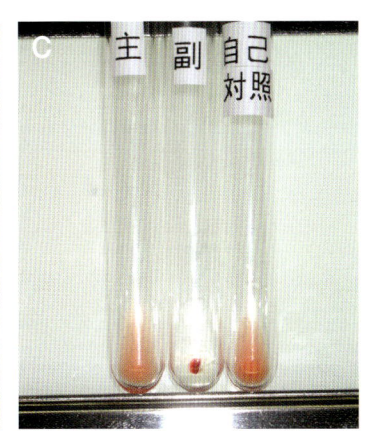

4. 交差適合試験（試験管法）の判定：適合（写真A）
自己対照を含め凝集が認められないので，適合と判定する．

5. 交差適合試験（試験管法）の判定：不適合（写真B）
主試験において凝集が認められる．受血者（患者）血漿中に抗体（規則抗体，不規則抗体）が存在するための凝集と考えられるので，絶対に輸血を行ってはならない．食塩水法でのみ主試験に凝集を認め（クームス法では凝集なし），自己対照にも凝集を認める場合には，高ガンマグロブリン血症による連銭形成などが疑われる．

6. 交差適合試験（試験管法）の判定：不適合（写真C）
副試験において凝集が認められる．受血者の直接抗グロブリン試験が陽性（受血者の赤血球に抗体が付着している病態）と解釈されるので，精査が必要である．

III 凝集反応の見方

1．凝集の見方

輸血検査は，基本的に赤血球の凝集反応に基づいた検査であることから，凝集の見方は最も重要な手技である．凝集があるものを見逃さない（陽性を陰性と判定しない）ことが重要である．試験管は目の高さ以下で操作し，白色光を背景として判定するのがよい．

凝集を観察する具体的な方法を図2に示す．遠心後，静かに試験管を取り出し，まず，溶血の有無を観察する．次に，赤血球沈渣を上にして試験管を傾け，沈渣が流れ出す際に認められる凝集塊の有無を観察する．赤血球沈渣を流すのは，試験管の2/3程度までとし，揺らしながら凝集塊の大きさや数から反応強度を判定する．赤血球沈渣がほぐれ，均一に再浮遊するまでこの操作を繰り返す．陰性の場合には，赤血球塊の非凝集赤血球は，管底を伝って均一に流れ出し，管壁を糸状に流れる．

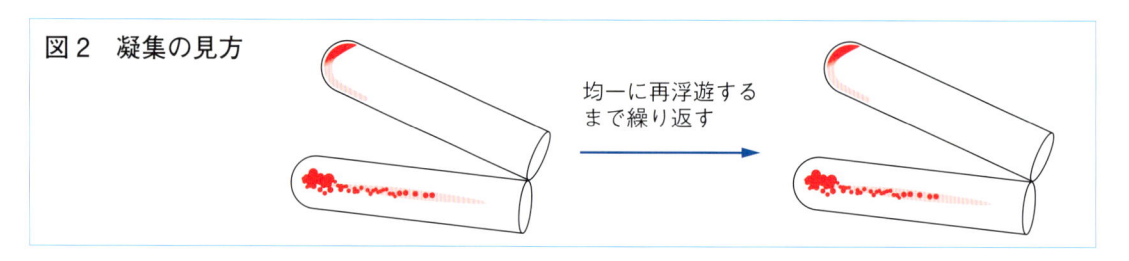

図2　凝集の見方

2．凝集反応の分類

輸血検査における赤血球の凝集反応は，表1のように分類して記録する．凝集の強さに関して，最も強い凝集である「4+」から，凝集も溶血も認めない「0」まで6段階に分類し，「4+」から「2+」の凝集の背景は「透明」，「1+」から「0」までの凝集の背景は非凝集の赤血球の存在により「赤く濁る」と規定されている．ちなみに，「W+」は弱い（weak）凝集を示す．また，凝集が認められず完全に溶血（hemolysis）している場合には，「H」と記載する．凝集反応の分類は，複数の基準が提唱されているが，基準が統一されていないのが現状である．しかし，基準間の相違は，主に弱陽性の分類に基づくものであり，学生諸君にとっては，本書の分類を参考にすれば輸血学実習では十分であると思われる．

表1　凝集反応の分類（日本輸血・細胞治療学会　2011より改変）

分類	特徴	背景	凝集像
4+	1個の大きな凝集塊	透明	
3+	数個の大きな凝集塊	透明	
2+	中程度の凝集塊	透明	
1+	小さな凝集塊	赤く濁る	
W+	極くわずかな微小凝集	赤く濁る	
0	凝集も溶血も見られない	赤く濁る	
H	完全溶血	赤く透明	

【大坂顯通】

輸血に関するキーワード集

説明文中の**ゴチック体**で示す用語は，別項目として本キーワード集に収載されている．

和文（五十音順）

亜型 正常と異なる表現型を呈するものを変異型（variant）と称するが，**ABO 血液型**において，遺伝的に血液型抗原の性状に異常を認める変異型を亜型（あがた）とよぶ．赤血球抗原量が減少しているものや分泌型であれば唾液中の型物質量が減少しているものなどがある．典型的な ABO 亜型は，血液型**糖転移酵素**をコードする遺伝子の変異により糖転移酵素活性が低下し，赤血球上の A 抗原あるいは B 抗原の抗原決定基数が減少するために，赤血球の抗原性が減弱するものである．ABO 血液型検査のオモテ試験において，抗 A 血清あるいは抗 B 血清に対して凝集が認められずに（凝集反応がきわめて弱い）O 型と判定され，**オモテ試験とウラ試験の不一致**を呈する．

アナフィラキシー反応 アナフィラキシー反応は，皮膚粘膜症状に加えて，呼吸器・心血管系の症状を伴う重篤な非溶血性輸血副作用である．嗄声，喘鳴，呼吸困難など気道狭窄に伴う症状や重篤な低血圧やショックなどの全身症状を伴う．アナフィラキシーショックは，その 55％が輸血開始後 30 分以内に発症するとされている．

アルブミン製剤 アルブミンは，血漿**膠質浸透圧**の維持に重要な血漿蛋白であり，アルブミン 1 g は約 20 mL の水分を保持する．アルブミン製剤は，等張の 5％製剤と高張の 20〜25％製剤がある．等張アルブミン製剤は，出血性ショックや重症熱傷などにおいて循環血漿量の補充に使用される．高張アルブミン製剤は，低蛋白血症に伴う難治性腹水や肺水腫の治療において利尿剤と併用される．医療機関におけるアルブミン製剤の使用量は，診療報酬体系における輸血管理料の算定基準に組み込まれている．

アレルギー反応 アレルギー反応は，皮膚や粘膜に限局した症状を呈する軽症の非溶血性輸血副作用である．掻痒感を伴う麻疹用発疹，蕁麻疹，唇や舌の浮腫などの症状が，輸血中〜輸血終了後 4 時間以内に発症する．

アンチトロンビン製剤 アンチトロンビンは，トロンビンと結合して 1 分子対 1 分子の複合体を作り，トロンビンを不活性化して強い凝固抑制作用を発揮する．アンチトロンビン製剤は，アンチトロンビン欠乏症患者における補充療法として，あるいはアンチトロンビンの低下を伴う**播種性血管内凝固症候群（DIC）**における抗凝固療法として使用される．

インターフェロン（IFN） インターフェロンは，抗ウイルス作用を主な生物活性とするサイトカインの総称である．産生細胞により α（白血球由来），β（線維芽細胞由来），γ（T 細胞由来）などに分けられる．IFN 製剤は，B 型および C 型ウイルス肝炎の治療薬として使用されている．IFN の抗腫瘍効果を期待して，造血器疾患では慢性骨髄性白血病（CML）や多発性骨髄腫，あるいは腎細胞がんで使用される場合があるが，単独での有効率は低く，CML ではイマチニブなど新規薬剤が導入されたことで，IFN の使用は減少している．

院内採血 院内採血は，医療機関において，供血者から採血して輸血用血液製剤を調製するものである．

原則として行うべきではない．日本赤十字社血液センターから供給されない血液製剤や緊急時など特殊な状況に限定される．供血者の感染症スクリーニング検査が不十分になりやすく，**核酸増幅検査（NAT）**が実施されることはほとんどないと思われる．供血者を集めるための患者家族の負担や，頼まれて否応なしに供血する供血者側の負担も大きいと想像される．血縁者からの新鮮血輸血は，**輸血後 GVHD** のリスクが高いため未照射血の輸血は禁忌である．

インフォームドコンセント　文字通りの意味は，説明を受けた（インフォームド）上での同意（コンセント）である．輸血の必要性，使用する血液製剤の種類と使用量，輸血に伴うリスク，**自己血輸血**の選択肢などについて，患者あるいは患者家族に対して，理解しやすい言葉でよく説明し，文書にて同意を得る（輸血同意書の取得）．輸血療法における説明と同意は，診療報酬体系の算定基準に組み込まれ義務化されている．

ウインドウ期（ウインドウピリオド）　ウインドウ期は，病原体が感染した初期において，検査での検出が可能になるまでの（検出できない）期間をいう．抗原抗体反応に依存する血清学的検査のウインドウ期と，**核酸増幅検査（NAT）**のウインドウ期がある．NAT により前者を短縮することは可能であるが，ゼロにはならない．ウインドウ期に献血された血液は，感染症検査で陰性と判断され，検査感度未満の濃度の病原体が含まれた血液製剤が患者に投与される可能性がある．複数回献血を行ったドナーにおいて，感染症スクリーニング検査で陽転した場合には，**遡及調査**が行われる．

エリスロポエチン（EPO）　エリスロポエチンは，骨髄の赤芽球系前駆細胞（CFU-E）に作用して，赤芽球系細胞への分化・成熟を促進し，赤血球産生を亢進させる**造血因子**である．貧血になると組織の低酸素状態が生じるが，転写因子である**低酸素誘導因子（HIF）**の活性化により，腎尿細管間質細胞において EPO 遺伝子の転写が誘導されて EPO の産生が高まり，赤血球の産生を調節する．遺伝子組換え型の EPO 製剤は，血液透析患者における腎性貧血および**貯血式自己血輸血**における貯血時に使用される．

エルシニア菌　エルシニア・エンテロコリティカは，グラム陰性桿菌で腸内細菌に属する．冷蔵保存された**赤血球製剤**を汚染する代表的な菌種である．ヒトに感染すると長期間菌血症状態になることから，献血ドナーを介して，この細菌に汚染された輸血用血液製剤が供給される可能性がある．汚染された血液製剤が患者に輸血された場合は，**輸血後細菌感染症**として重篤な敗血症が起こる．エルシニア菌は，白血球内に取り込まれたまま低温でも増殖するが，**保存前白血球除去**により細菌汚染を低減化することが可能である．

オプソニン化（効果）　オプソニン化とは，抗体が病原体に結合することにより，食細胞（好中球，単球，マクロファージ）による貪食・殺菌作用が促進されることをいう．一方，抗体が病原体に結合して，その病原体がもつ毒性や増殖能力を抑制することを中和作用という．また，抗体が病原体に結合すると，さらに抗体に**補体**が結合して補体系が活性化される．その結果，補体系カスケードの最終産物である膜侵襲複合体（MAC）が形成され，病原体の細胞膜に穴を開けて殺菌作用を発揮する．あくまでも，抗体そのものが殺菌するのではなく，抗体は，これらの作用を介して感染抑制効果を発揮する．

オモテ試験とウラ試験の不一致　**ABO 血液型検査**において，ランドシュタイナーの法則に従わない場合をいう．オモテ試験とウラ試験の検査結果が一致しない場合は，判定保留として不一致となった原因を解明する必要がある．オモテ試験側の要因として，抗原性が減弱するために，オモテ試験で凝集が認められない場合には**亜型**や悪性腫瘍に随伴する血液型変異があり，抗原性が増強する場合には獲得 B がある．ウラ試験側の要因として，**規則抗体**がないために，ウラ試験で凝集が認められない場合には新生児や無ガンマグロブリン血症があり，高ガンマグロブリン血症の場合には非特異的

な凝集が認められる．

回収式自己血輸血　（術中）回収式自己血輸血は，手術中に術野に出血した血液を吸引，あるいはドレーンから回収した血液を，セルセーバーなどの機器を用いて赤血球を生理食塩水で洗浄し，患者へ返血する方法である．心臓大血管手術や整形外科手術など出血量の多い手術において主に行われる．消化器系の手術においては適応でない．回収血の脂肪球混入や溶血のリスクがある．

解凍赤血球製剤　稀な血液型の場合や長期間にわたって貯血を行わざるを得ない**自己血輸血**において，赤血球製剤を凍結保存する方法がある．凍害保護剤としてグリセロール（最終濃度 40％）を使用し，−80℃で凍結保存した場合の保存期間は 5 年間である．ちなみに，凍害保護剤を使用せずに赤血球製剤を凍結した場合（誤って冷凍庫に入れてしまった）は，赤血球膜が破壊されて溶血が起こり，血液製剤として使用できない．凍結保存した赤血球製剤を使用する場合は，30～37℃の恒温槽で解凍後，セルセーバーなどの機器を用いて，高浸透圧のグリセロールを洗浄除去する必要がある．解凍後の赤血球製剤は，**洗浄赤血球製剤**であり，製造後 24 時間以内に使用する必要がある．

核酸増幅検査（NAT）　核酸増幅検査は，血液中に存在するウイルスの核酸の一部を，ポリメラーゼ連鎖反応（PCR 法）などにより，試験管内で多量に増幅してそのウイルスを検出する方法である．献血ドナーの感染症スクリーニング検査において，抗原抗体反応に依存する血清学的検査のみでは**ウインドウ期の献血による輸血感染症**を回避できない．1999 年より，血清学的スクリーニング検査で陰性と判断された検体を対象として，HBV，HCV，HIV-1 について NAT が行われており，NAT 陰性が確認された血液のみが，輸血用血液製剤あるいは**血漿分画製剤**の原料として使用される．NAT を実施してもウインドウ期はゼロにはならず，HBV に関しては検査をすり抜ける可能性がある．

獲得性 B（acquired B）　獲得性 B とは，A 型患者において，A 型が見かけ上 AB 型に変異する現象である．腸閉塞により異常増殖した細菌が放出する酵素 deacetylase が，A 型抗原決定基である N-アセチルガラクトサミンに作用し，アセチル基を切断してガラクトサミンに変化させると，これが B 型抗原決定基であるガラクトースに類似するので，検査用抗 B 血清と弱い反応を示すために起こる現象である．あくまでも，**ABO 血液型検査**のオモテ試験における反応であり，ウラ試験では本来の A 型（抗 B 抗体をもつ）である．

獲得免疫　獲得免疫は，個々の病原体や異物に対して特異的に応答し，その記憶を維持する高度な免疫システムである．**自然免疫**と比較して，抗原特異性は高いが応答速度は日単位と遅い．免疫担当細胞として T 細胞と B 細胞が，蛋白として免疫グロブリンが関与する．一次リンパ組織（骨髄，胸腺）と二次リンパ組織（リンパ節，脾臓など），および皮膚や消化管など外界に接する臓器間で免疫担当細胞のネットワークを構築している．この中で，$CD4^+$ T 細胞が中心的役割を果たしており，細胞性免疫と液性免疫の協調によって，効率のよい生体防御システムを構築している．病原体の排除後は，T 細胞のアポトーシスにより過剰な反応が抑制され，一方でメモリー細胞が形成され終生免疫を担う．

過誤輸血　本来，当該患者に予定されていた輸血用血液製剤とは異なる製剤が，誤って患者に輸血された場合をいう．原因のほとんどはヒューマンエラーによる．**ABO 血液型不適合輸血**は，重篤な**急性溶血反応**を引き起こし，ときに患者を死に至らしめる．Rh(D) 陰性患者への Rh(D) 陽性血の輸血，**不規則抗体**を保有する患者への抗原陽性血の輸血，自己血を準備している患者への**同種血輸血**（やむを得ず同種血を併用する場合を除く）などが含まれる．過誤輸血を防止するためには，ベッドサイドにおける輸血直前の照合確認が最も重要である．

活性化リンパ球療法　活性化リンパ球療法は，がん患者の末梢血リンパ球を体外で活性化させた後，再

度患者へ投与する治療法である．免疫担当細胞の数を増やして活性化するだけでは，がん細胞に対する免疫力の増強に直結しない．CTL（cytotoxic T lymphocyte）療法は，インターロイキン 2（IL-2）と自己がん細胞抗原の活性化により，がん細胞特異的に免疫応答を起こすキラー細胞を増幅する方法で，30％程度の奏効率を認めるという．免疫細胞療法を実施するためには，医療機関内の細胞加工施設で調製された細胞は，薬事法に基づき有効性および安全性が評価される必要がある．

可塑性 可塑性（かせい，plasticity）とは，固体に外力を加えて変形させ，力を取り去っても元に戻らない性質と定義される．生物学的には，しなやかさ（flexibility），柔軟性，適応性など，変わることができる性質をさす．**幹細胞**における可塑性は，発生生物学的な胚葉を超えて，他の胚葉に由来する臓器・細胞へ分化することができる幹細胞の性質を表すときに使用される．

顆粒球コロニー刺激因子（G-CSF） 顆粒球コロニー刺激因子は，骨髄系前駆細胞から好中球への分化・成熟を促進する**造血因子**であり，好中球産生において中心的な役割を果たしている．G-CSF は，種々の疾患に伴う**好中球減少症**やがん化学療法後の骨髄抑制に対して，治療薬として，好中球を増加させる目的で使用される．末梢血造血幹細胞移植における**幹細胞採取**では，骨髄の**造血幹細胞**を末梢血中へ動員する目的でドナーに投与される．また，**顆粒球輸血**では，好中球を効率よく採取する目的でドナーに投与される．

顆粒球輸血 **好中球減少症**の患者が難治性感染症に罹患し，**顆粒球コロニー刺激因子（G-CSF）**を投与しても好中球減少症が改善せず，抗生物質，抗真菌剤，外科的処置など種々の治療に反応しない場合において，健常なドナー由来の顆粒球を輸注することでのみ患者の救命が可能であると判断される場合に顆粒球輸血を考慮する．顆粒球製剤は，輸血用血液製剤として日本赤十字社血液センターから供給されないため，自施設において顆粒球製剤を院内調製する必要がある．好中球を効率よく採取する目的で，健常人ドナーに対して G-CSF を投与するが，副腎皮質ステロイド剤を併用する場合もある．

幹細胞 幹細胞は，自己複製能と多分化能をあわせもつ未分化な細胞と定義される．最も未分化な幹細胞は全能性幹細胞（totipotent stem cell）であり，受精卵が相当する．多能性（万能性）幹細胞（pluripotent stem cell）は，**胚性幹細胞（ES 細胞）**と **iPS 細胞（人工多能性幹細胞）**が相当する．さらに，下位に位置づけられる多能性幹細胞（multipotent stem cell）は，造血幹細胞などの組織幹細胞（体性幹細胞）が相当する．幹細胞には階層性（hierarchy）が存在し，上位の幹細胞はより未分化であるが多分化能は大きい．下位の幹細胞は，より分化しているが多分化能は小さく，分化しうる細胞系列が限定される．

幹細胞採取 造血幹細胞のソースとして，骨髄，末梢血，臍帯血がある．**骨髄移植**において骨髄から造血幹細胞を採取する場合は，全身麻酔下で，ドナーの腸骨から骨髄穿刺針を使用して骨髄液を吸引する．**末梢血幹細胞移植**において末梢血から造血幹細胞を採取する場合は，ドナーに**顆粒球コロニー刺激因子（G-CSF）**を投与して骨髄から末梢血へ造血幹細胞を動員し，**成分採血**装置を使用して末梢血中の単核球分画を採取する．**臍帯血移植**において臍帯血から造血幹細胞を採取する場合は，分娩後の胎盤・臍帯から穿刺針を使用して臍帯血を吸引する．骨髄と末梢血由来の造血幹細胞は，凍結保存せずに，前処置後の患者へ投与される場合もあるが，実際の移植時まで凍結保存されて，幹細胞バンクに登録されることも多い．

幹細胞ニッチ ニッチ（niche）とは，フランスの住宅の壁にあけられた小物を置くためのくぼみに由来する言葉である．生命科学においては，臓器の中で特定の細胞を維持する特別な微小環境を意味する．**間葉系幹細胞**に由来する骨芽細胞の一部が，**造血幹細胞**のニッチ細胞として機能していることが明らかにされた．骨髄内の造血幹細胞は，内骨膜領域と類洞血管領域に局在しており，骨芽細胞性ニッ

チと血管性ニッチの2つがある．造血幹細胞は，ニッチに存在して細胞周期を静止期に止めており，過剰な細胞分裂による細胞老化から防護されつつ，適切な時期に分裂することで生涯にわたる造血を維持する．また，造血幹細胞は活性酸素種（ROS）に対して脆弱であり，低酸素環境である内骨膜領域に存在することで，酸化ストレスから回避していると考えられる．**低酸素誘導因子**である HIF-1α は，造血幹細胞の機能維持において重要な機能分子とされている．

間葉系幹細胞（MSC） 間葉系幹細胞は，間葉（中胚葉に由来する胎生期結合織）に由来する**体性幹細胞**であり，付着性の線維芽細胞様の細胞である．間葉系に属するあらゆる細胞（骨細胞，心筋細胞，軟骨細胞，脂肪細胞など）への分化能をもつ．さらに，胚葉を超えて，グリア細胞（外胚葉由来）や肝臓（内胚葉由来）などへ分化できる**可塑性**をもつ．MSC の抗原性は低く，**HLA** 不一致の非血縁者由来 MSC の投与が可能である．投与され局所に到達した MSC は，液性因子を介して，あるいは MSC 自身がその組織細胞へ分化することにより，組織を修復すると考えられている．MSC を用いた再生医療の臨床試験が行われている．

希釈式自己血輸血 （術前）希釈式自己血輸血は，手術のための麻酔下において，手術開始直前に 600〜1200 mL の自己血採血を行い，循環血液量を電解質液や膠質液で保ちながら手術を行って，術中〜手術終了時に返血する方法である．貯血式と比較して新鮮な自己血を準備できるが，手術時間が延長するという問題がある．

希釈性凝固障害 外科手術における輸血の原則は，循環血液量（70 mL/kg）に対する出血量の割合に応じて**成分輸血**を行うことである．循環血液量以上の出血の場合，全血で出血している一方で，細胞外液系輸液剤＋**赤血球製剤**＋等張アルブミン製剤の成分輸血が行われている．したがって，補充されていない凝固因子や血小板は，輸液剤などにより希釈されて減少することで，希釈性凝固障害が起こる．大量出血（24 時間以内に循環血液量以上の出血）の場合には，**新鮮凍結血漿**と**血小板製剤**も併せて投与する必要がある．ときに，全血製剤が使用されることもある．

偽性血小板減少症 偽性血小板減少症は，血小板数を測定する際に，実際の血小板数よりも低い測定値を呈する，見かけ上の血小板減少をいう．自動血球計数器の原理として，あらかじめ設定した血小板のサイズで判定するので，**血小板凝集**や大型血小板は白血球と誤認され，実際の血小板数よりも低い測定値となる．すなわち，生体内において血小板数が減少しているのではなく，採血後の血球算定用採血管の中でのみ血小板が減少しているのであり，治療は不要である．血液塗抹標本を顕微鏡で観察して，血小板凝集塊を認めれば偽性血小板減少症の可能性が高い．原因として，採血に時間を要した場合や採血後の採血管を十分に転倒混和しなかった場合など，採血手技によることが多い．採血手技に問題がなく，血液像で血小板凝集像が認められる場合には，**EDTA 依存性偽性血小板減少症**を疑う必要がある．

規則抗体 **ABO 血液型**における抗 A 抗体と抗 B 抗体をいう．輸血や妊娠などの免疫刺激によらない自然抗体である．ヒト血清中には自己のもつ抗原とは反応しない抗体が必ず存在しているという**ランドシュタイナーの法則**に従う．新生児期は，液性免疫を担う抗体産生系が確立していない（生後数カ月以降）ので，IgM 抗体である規則抗体は存在しない．また，先天性免疫不全症候群の中で，Bruton 型無ガンマグロブリン血症は，Btk（Bruton's tyrosine kinase）遺伝子の変異により骨髄におけるB細胞の分化過程が障害されるため，抗体産生細胞である形質細胞への分化も障害される．**ABO 血液型検査**のウラ試験において，A 血球および B 血球に対して凝集がみられず**オモテ試験とウラ試験の不一致**を呈する．

キメラ（chimera） キメリズムともいう．キメラとは，異なる胚に由来する（クローンが異なる）細胞ないし組織が，同一個体内に混在することをいう．ギリシャ神話に登場する伝説の生物キマイラ（ラ

イオンの頭と山羊の胴体，毒蛇の尻尾をもつ）に由来する．ヒトのキメリズムの多くは**血液型キメラ**である．先天的な原因では二卵性双生児の場合，後天的な原因では異型輸血やABO血液型不一致造血幹細胞移植の場合にみられる．

急性溶血反応 溶血性副作用は，患者の循環血液中に存在する赤血球に対する抗体によって起こる．輸血後24時間以内に発生する急性（即時型）の溶血反応で，**血管内溶血**によるヘモグロビン尿が特徴である．ABO血液型不適合輸血による場合が多い．患者の**規則抗体**と誤って輸血された赤血球の膜抗原との抗原抗体反応により，**補体活性化**による血管内溶血が起こり，**DIC**や腎不全を併発し，ときに死亡することがある．原因は，ヒューマンエラーがほとんどである．

クエン酸中毒 クエン酸ナトリウムは，血液凝固カスケードにおいて，カルシウムイオンをキレートすることで凝固を阻害することから，抗凝固剤として，輸血用血液製剤に使用される．大量/急速に輸血する場合や**成分採血**装置を用いたアフェレーシスの際に，低カルシウム血症（クエン酸中毒）が起きることがある．症状としては，口唇周囲のしびれやテタニー様症状が出現する．血中カルシウムイオン濃度の低下は，神経や筋肉の興奮性を増加させ，反射の亢進などを引き起こす．カルシウム製剤を輸注することで回復する．

クリオプレシピテート 新鮮凍結血漿を4℃で低温融解し，遠心分離して沈殿したものがクリオプレシピテート（寒冷沈降物）である．この分画の主成分はフィブリノゲン，血液凝固第VIII因子，フォンヴィレブランド因子などである．自家調製となることから，製剤中の成分は一定ではない．一般的に使用される血液製剤ではないが，術中大量出血時の低フィブリノゲン血症に対して使用される．また，心胸郭手術において，組織面の接着剤（フィブリン糊）として，縫合部の補強や縫合困難な創面の止血に用いられることがある．

クロスマッチ 交差適合試験を参照．

血液型キメラ 血液型キメラとは，遺伝的に由来の異なる2種類の赤血球が混在する状態をいう．先天的な原因として，二卵性双生児において，双生児の胚はしばしば胎盤における血液供給を共有しており，**造血幹細胞**がもう一方の胚へ移行可能なことから，移行した造血幹細胞が骨髄に定着すると血液型キメラが生ずる．二卵性双生児のペアの約8％でみられるという．後天的な原因として，O型以外の患者がO型赤血球の輸血を受けた場合などの異型輸血や，ABO血液型不一致の造血幹細胞移植が行われた場合に認められる．2種類の異なったしかも分離できる血球集団が混在すると，**ABO血液型検査**のオモテ試験において，**亜型**に類似した部分凝集として検出される．

血液型システム（blood group） 赤血球の血液型は，現在，30種類の血液型抗原システムと327抗原が同定されている（ISBT, 2010, Berlin）．血液型抗原は，赤血球の膜上に糖鎖抗原あるいは蛋白抗原として存在することから，赤血球の血液型は，糖鎖抗原系血液型と蛋白抗原系血液型に大別される．**ABO血液型**は糖鎖抗原系の，**Rh血液型**は蛋白抗原系の代表的なものである．ABO血液型は，血清中に**規則抗体**をもつという点において，他の血液型とは一線を画す血液型であり，臨床的に最も重要である．

血液型不適合妊娠 母児間の血液型不適合妊娠は，母体にない胎児の赤血球抗原に対する抗体が，感作によって母体で産生されることに始まる．母体由来のIgGクラスの抗体は，経胎盤的に移行して胎児の赤血球抗原と結合し，抗原抗体反応を引き起こして胎児の赤血球を破壊し，溶血と黄疸などの**新生児溶血性疾患**を引き起こす．ABO血液型の不適合妊娠は，頻度としては比較的多いが軽症の場合がほとんどであり，**Rh血液型不適合妊娠**は重症となることが多い．

血液凝固因子製剤　**血漿分画製剤**の中で，ヒト血漿中に含まれる血液凝固因子を生化学的手法により精製した製剤と遺伝子組換え型（リコンビナント）凝固因子製剤があり，**血友病**を中心に広く使用されている．血漿由来製剤は，感染症スクリーニング検査が陰性の血漿を原料としており，たとえウイルスが混入したとしても，精製の過程に不活化工程が組み込まれていることから，プリオン以外の既知の病原体に関しては安全性が高い．血友病製剤を使用する場合は，目標因子レベルは，必ずしも常に100％である必要はない．

血管外溶血　主に，**遅発性溶血反応**で認められる溶血である．**不規則抗体**による不適合輸血が生じた場合，IgG抗体が付着した不適合赤血球は，脾臓などの網内系で破壊・処理される．**急性溶血反応**で認められる**血管内溶血**とは区別される．

血管芽細胞（hemangioblast）　血管芽細胞は，血球系細胞と血管系細胞に共通の**幹細胞**であり，血球系前駆細胞である**造血幹細胞**と血管系前駆細胞である**血管内皮前駆細胞**へと分化する．一次造血（胚型造血）では，胎仔体外の卵黄嚢（yolk sac）において，中胚葉由来の細胞から血島（blood island）とよばれる細胞集団が形成され，その中心部に造血幹細胞が，周辺部に血管内皮前駆細胞が位置する．一次造血において形成される血液細胞は，有核で大型の胚型赤血球である．この一次造血は一過性であり，その後，胎仔体内の**AGM領域**に発生した造血幹細胞による二次造血（成体型造血）に置き換わる．

血管新生　血管形成の機序は，新たに血管が形成される血管発生（vasculogenesis）と形成された血管の伸長や分岐による血管新生（angiogenesis）に大別される．血管発生は，**血管内皮前駆細胞（EPC）**が局所へ遊走し，血管内皮細胞へ分化して新たな血管が形成される．血管新生は，**血管内皮増殖因子（VEGF）**などの血管新生因子の刺激により，既存の血管基底膜の消化と，それに引き続く血管内皮細胞の増殖・遊走により新たな血管が形成される．成人の末梢血中にEPCが存在することから，血管形成は両者の機序により起こることが明らかとなった．

血管内皮前駆細胞（EPC）　血管内皮前駆細胞は，血管内皮細胞に分化しうる前駆細胞であり，血管発生型の血管形成に関与する．成人の骨髄および末梢血の単核球細胞には，**造血幹細胞**と同じ表面マーカーである**CD34**陽性細胞分画中に，EPCが存在することが明らかとなった．**血管内皮増殖因子（VEGF）**や顆粒球コロニー刺激因子（G-CSF）の投与により，骨髄のEPCは末梢血中へ動員される．閉塞性動脈硬化症やバージャー病患者に対して，骨髄あるいは末梢血からEPCを含む単核球細胞を採取して分画・濃縮し，虚血組織へ移植する治療的血管新生療法が行われている．

血管内皮増殖因子（VEGF）　血管内皮増殖因子は，生理的な**血管新生**だけではなく，虚血性疾患や悪性腫瘍の増殖・転移など病的な血管新生においても中心的な役割を果たす血管新生因子である．VEGFは，血管内皮細胞や**血管内皮前駆細胞**などVEGF受容体を持つ細胞にリガンドとして結合し，細胞分裂・遊走・分化などの機能を刺激し，微小血管の血管透過性を亢進させる働きを持つ．固形がんの中心部は低酸素環境となるため，**低酸素誘導因子**を介してVEGF遺伝子の転写活性が亢進し，VEGFの産生が増加して血管新生が起こる．VEGFに対するモノクローナル抗体であるベバシズマブ（bevacizumab）は，分子標的治療薬の1つであり抗がん剤として使用される．

血管内溶血　主に，**急性溶血反応**で認められる溶血である．**規則抗体**による不適合輸血が生じた場合，IgMクラスの抗体である抗A抗体あるいは抗B抗体が不適合赤血球と結合し，さらに**補体**を活性化して血管内で赤血球が破壊される．ヘモグロビン尿が特徴的である．

血管迷走神経反射（VVR）　採血に伴う副作用・合併症の1つであり，自己血採血だけではなく，一般の献血時の採血においても認められる．痛みやストレスなどが引き金となり，副交感神経の活動増強

による心拍数低下と末梢血管拡張により，徐脈や血圧低下などの症状が，採血中または採血直後に出現する．重篤な場合には，意識喪失や心停止をきたす場合がある．気分不快，発汗，顔面蒼白などの初期症状が出現した時点で，採血を中止してトレンデレンブルグ体位をとらせる．トレンデレンブルグ体位とは，仰臥位・頭部低位・腰部高位の体位であり，頭を低く足を高くする体位をとらせることで，静脈還流が増加し血圧が上昇するとの考えによる．採血前の飲水により予防が可能とされている．

血漿交換療法（プラズマフェレーシス） 血漿交換療法は，アフェレーシス技術を用いて，血漿中に存在する何らかの病因物質を除去し，**新鮮凍結血漿**あるいは5％アルブミン製剤などと置換する治療法をいう．**血栓性血小板減少性紫斑病（TTP）**では，本療法が第一選択である．また，多発性骨髄腫や原発性マクログロブリン血症に伴う過粘稠症候群，劇症肝炎，重症筋無力症やギランバレー症候群などの神経疾患，悪性関節リウマチや全身性エリテマトーデスなどの膠原病でも行われる．

血小板凝集 血小板は，2～4μmの無核円盤状の細胞で，生体内において止血機構を司る重要な細胞である．血小板表面は糖蛋白質で覆われ，血管内皮細胞は陰性荷電を帯びており，正常な血管内では血小板と血管内皮細胞は結合しない．しかし，血管壁の損傷時には，血管内皮細胞下の組織コラーゲンが露出して血漿中のフォンヴィレブランド因子（vWF）と結合し，vWFは血小板膜糖蛋白GPⅠb受容体を介して血小板を血管内皮細胞下組織に粘着させる（一次凝集）．粘着した血小板が活性化され，さらに周囲の血小板も二次的に活性化されて，血小板膜糖蛋白GPⅡb/Ⅲa受容体，vWF，フィブリノゲンを介して血小板どうしが凝集する．血流のずり応力により刺激された血小板は，細胞内小器官から種々のメディエーターを放出して凝集を促進させ，円盤状だった血小板は棘状の偽足を出して変形し，相互に接触して血小板どうしの結合を強固にする（二次凝集）．動脈硬化をきたした血管は，血管内皮細胞が障害されているために，血小板が凝集して血栓を形成しやすい．

血小板減少症 血小板減少症は，通常，血小板数が10万/μL以下に減少した場合をいうが，臨床症状として出血傾向を呈するのは5万/μL以下に減少した場合である．種々の血液疾患やがん化学療法後の骨髄抑制により血小板減少をきたすが，全身性エリテマトーデスなどの膠原病では血小板に対する自己抗体により血小板が減少する．また，バンチ症候群や肝硬変など脾腫をきたす疾患においても血小板減少症が起きる．

血小板製剤 献血由来の血小板製剤は，全血由来の1単位製剤（最終容量，約20mL）と2単位製剤（約40mL），およびアフェレーシス採血由来の5単位製剤（約100mL），10単位製剤（約200mL），15単位製剤（約250mL），20単位製剤（約250mL）の規格がある．臨床的には，10単位製剤が汎用され，製剤に含まれる血小板数は2×10^{11}個以上である．**輸血後GVHD**を防止するために，放射線照射済み製剤を使用する．保存温度は20～24℃で振盪保存する必要があり，有効期限は採血後4日である．

血小板輸血 血小板輸血は，血小板数の減少・機能異常による重篤な出血あるいは出血が予想される病態に対して，血小板成分を補充することにより止血を図り，出血を防止する目的で行われる．活動性出血に対する治療的投与と，急速な血小板減少による重篤な出血を防止するための予防的投与がある．血小板5万/μL以上の場合，重篤な出血傾向は認められず，通常血小板輸血の適応はない．血小板数2～5万/μLの場合はときに出血傾向を認め，止血困難なときには血小板輸血の適応がある．血小板数2万/μL以下の場合，しばしば出血傾向を認めるため，多くの場合血小板輸血の適応となる．

血小板輸血不応状態 期待通りの輸血後血小板数の増加が，繰り返し得られない状態をいう．輸血後1時間あるいは翌日の血小板数が，各々の期待通りの30％以下あるいは20％以下が2回以上続いた

状態と定義される．血小板輸血不応状態の原因として，非免疫学的機序と免疫学的機序に大別される．非免疫学的機序には発熱，感染症，脾腫，**播種性血管内凝固症候群（DIC）**，出血などがある．免疫学的機序による原因のほとんどは，輸血用血液製剤中に残存する白血球による同種抗体（抗HLA抗体など）の産生によるものが多く，対処法として **HLA適合血小板製剤** を使用する．血液疾患など頻回輸血を必要とする患者では，可能な限りドナー数を減らすこと（高単位製剤の使用）が重要である．

血漿分画製剤 血漿分画製剤は，血漿中に含まれる蛋白質の中から，特に治療上有用で，他では代替できない成分を取り出して精製したものである．**アルブミン製剤**，**免疫グロブリン製剤**，**血液凝固因子製剤**，**アンチトロンビン製剤** などがある．低温エタノール分画法（Cohn分画法）を基本に，病原体の除去・不活化の工程を組み込んだ段階的精製法で分離・製造される．**血友病** 製剤などの血液凝固因子製剤では，遺伝子組換え型製剤が多く使用されている．血漿分画製剤は，特定生物由来製品として位置づけられ，使用にあたっては **インフォームドコンセント** を取得し，使用記録を20年間保存することが義務づけられている．

血栓性血小板減少性紫斑病（TTP） 血栓性血小板減少性紫斑病は，細血管障害性溶血性貧血，破壊性血小板減少症，血小板血栓による臓器障害などを特徴とする重篤な全身性疾患である．フォンヴィレブランド因子（vWF）の切断酵素であるADAMTS13に対する抗体産生などにより，ADAMTS13活性の低下が発症の要因と考えられている．**血漿交換療法** が第一選択であり，抗体や関連分子の除去とADAMTS13の補充が目的である．血漿交換療法施行前の **血小板輸血** は，血小板血栓の形成を助長して症状を増悪させるため禁忌とされている．

血友病 血友病は，血液凝固第Ⅷ因子（血友病A）あるいは第Ⅸ因子（血友病B）の量的ないし質的異常によるX連鎖性伴性遺伝形式の先天性出血性疾患である．血小板減少による出血傾向とは異なり，関節内や筋肉内などの深部出血を特徴とし，全身性に出血症状をきたす．第Ⅷ因子と第Ⅸ因子は，凝固系カスケードの内因系経路における第Ⅹ因子複合体の構成成分として，凝固機転において必須の凝固因子である．治療の原則は，欠乏している第Ⅷ（Ⅸ）因子を補充することであり，出血早期に濃縮製剤を静脈内投与する．

交換輸血 交換輸血は，血中有害物質の除去を目的として，静脈から輸血を，動脈から瀉血（しゃけつ）を，同時あるいは交互に行う緊急的な輸血方法である．**新生児溶血性疾患**，重症貧血，敗血症，代謝性疾患など，主に新生児で行われる治療手段である．通常，180 mL/kg（循環血液量の約2倍）の交換血液量を，100 mL/kg/hrの輸注速度で，約2〜3時間かけて行うと，90%の赤血球が置換され，ビリルビン値は約50%低下するとされている．

交差適合試験 交差適合試験は，輸血を行うために必要な患者と供血者間の適合性をみる検査であり，血液製剤を実際に患者へ投与した場合のシミュレーションを試験管内で行うことに他ならない．患者の血清と供血者の血球を組み合わせる主試験と，患者の血球と供血者の血清を組み合わせる副試験がある．交差適合試験では，凝集反応が認められないことが適合である．主試験において凝集が認められる場合，患者血清中に何らかの抗体（**規則抗体**，**不規則抗体**）が存在することを意味するので，原則，輸血を行ってはならない．主試験が陽性となる（凝集する）ABO血液型の組み合わせを **メジャーミスマッチ**，副試験が陽性となるABO血液型の組み合わせを **マイナーミスマッチ** という．

膠質浸透圧 膠質浸透圧は，血管内に水を保持する力を指し，細胞膜内外で生じる通常の浸透圧とは区別される．膠質浸透圧は，血中のアルブミンにより維持されており，アルブミン1 gは約20 mLの水を保持する．低アルブミン血症では，膠質浸透圧が低下するために，水が間質へ移行してしまい，全身性浮腫や血管内脱水を呈する．正常血漿の4〜5倍の膠質浸透圧を有する高張アルブミン製剤

は，腹水や肺水腫の治療に使用される．

合成血 洗浄したO型赤血球とAB型血漿を混和し，A型抗原，B型抗原，抗A抗体，抗B抗体をすべて含まない輸血用血液製剤である．ABO血液型不適合による**新生児溶血性疾患**において，**交換輸血**の際に使用される．

好中球減少症 好中球は，細菌感染に対する生体防御機構において中心的役割を果たしており，末梢血白血球の中で最も多く占める（40〜60％）．好中球数500/μL以下が持続すると易感染性が増大し，真菌感染など日和見感染症を併発しやすくなる．種々の血液疾患により好中球減少症をきたすが，がん化学療法後にも出現する．好中球数を増加させる目的で**顆粒球コロニー刺激因子（G-CSF）**の投与が行われるが，G-CSFを投与しても好中球数が増加せず，難治性感染症に罹患した場合には**顆粒球輸血**を考慮する．

抗D免疫グロブリン製剤 Rh(D)陰性の妊婦において，Rh(D)陽性の胎児赤血球が，妊娠中に胎盤出血などを介して母体に流入すると，母体が感作されて抗D抗体が産生される．母体で産生された抗D抗体は，経胎盤的に児へ移行して**新生児溶血性疾患**を引き起こす．母体の感作を予防するため，妊娠28週前後および分娩後72時間以内に，抗D免疫グロブリンを投与する．すでに感作されている場合には，抗D免疫グロブリンの投与は無効である．

合同輸血療法委員会 輸血療法委員会は医療機関単位の組織であるが，合同輸血療法委員会は，都道府県単位で組織される委員会である．医療機関によって輸血管理体制や安全対策が様々であることが予想されるので，都道府県内の各医療機関における輸血の実施状況を比較検討し，輸血用血液製剤の適正使用や安全対策の向上を目的とした体制が必要である．メンバーとしては，主要医療機関における輸血療法に係わる医師，臨床検査技師，薬剤師などに加え，日本赤十字社血液センターおよび各都道府県の医療行政に係わる担当者などで構成される．

骨髄移植 骨髄移植は，造血幹細胞移植の中で，骨髄由来の**造血幹細胞**を用いる場合をいう．患者自身の骨髄を用いる自家骨髄移植と，他人からの骨髄を移植する同種骨髄移植に分けられる．同種移植において，一卵性双生児間の場合は同系移植，骨髄提供者が同胞などの場合は血縁者間移植，骨髄バンクなどを経由する場合は非血縁者間移植という．患者の**HLA**と一致する骨髄提供者の存在が必須であり，患者の原疾患が白血病など造血器腫瘍の場合には緩解を維持している必要がある．幹細胞の採取は，移植当日，手術室にて全身麻酔下で骨髄提供者から採取するが，目標細胞数は$3×10^8$個/kg（患者体重）とする．**末梢血幹細胞移植**の場合は，**成分採血**装置を用いたアフェレーシス法で幹細胞を採取する．

コンピュータクロスマッチ コンピュータクロスマッチは，血清学的な**交差適合試験**の代わりに，あらかじめ輸血管理システムに登録された血液型や**不規則抗体**などの患者情報と，輸血用血液製剤の情報をコンピュータ内で照合し，血液製剤を迅速に出庫するシステムである．要件として，患者の血液型が確定していること（異なるタイミングで採血された2つの検体を用いて検査を行い，結果が一致した場合），および患者の不規則抗体が陰性であることを満たす必要がある．

採血基準 日本赤十字社血液センターでは，献血を希望する人を対象として，献血者保護の立場から献血方法別の採血基準を定めている．この基準に合致した献血希望者に問診と検診を行い，検診医が採血の可否を判断する．問診は，受血者（患者）保護の立場から，ウインドウ期の献血による**輸血感染症**や輸血副作用・合併症を予防することに主眼をおいて行っている．採血基準および問診内容の詳細は日本赤十字社のホームページなどを参照．

臍帯血移植 臍帯血移植は，造血幹細胞移植の中で，臍帯血由来の**造血幹細胞**を用いる場合をいう．**骨髄移植**と同様に，臍帯血提供者が同胞の場合は血縁者間移植，臍帯血バンクを経由する場合は非血縁者間移植がある．臍帯血は免疫学的に寛容であり，移植において HLA の厳密な一致を必要としない利点がある．しかし，移植される有核細胞数や CD34 陽性細胞数は，骨髄や**末梢血幹細胞移植**と比較して 1/10 程度と少ないため，造血回復の遷延や生着不全の頻度が高く，早期の移植関連死亡率が高いという欠点がある．

最大手術血液準備量（MSBOS） 手術用準備血の準備法の 1 つであり，術中輸血の可能性が高い場合に用いられる．合併症のない定型的な待期的手術症例において，術式別の平均的な輸血量（T）と準備血液量（C）を調査し，両者の比（C/T）が 1.5 倍以下になるような血液量を算定しておく．術式別に算定した量の血液製剤について，**交差適合試験**を行って準備する方法である．過剰な交差適合試験済み準備血液量を抑制し，手術用準備血の有効利用を図ることができる（ある患者の交差適合試験済み準備血は，他の患者に使用できない）．

サイトメガロウイルス（CMV） サイトメガロウイルスはヘルペスウイルスであり，感染経路として垂直感染と水平感染の両者があり，持続感染に至る．CMV 抗体陰性の小児，特に低出生体重児や免疫能が低下した患者において，輸血用血液製剤を介した CMV 感染症は間質性肺炎や肝炎など重症化することがある．CMV 抗体陰性の妊婦に対する CMV 陽性血の輸血は，垂直感染を起こす可能性があり注意を要する．また，CMV 抗体陰性の**骨髄移植**患者においても，CMV 抗体陰性の献血ドナー由来の血液製剤を選択する必要がある．

自己血輸血 自己血輸血は，**同種血輸血**に伴う副作用・合併症の回避および稀な血液型の血液確保を目的として，患者自身の血液（血球，血漿）を輸血する輸血療法である．（術前）**貯血式自己血輸血**，（術中）**回収式自己血輸血**，（術前）**希釈式自己血輸血**がある．貯血式自己血輸血においては，採血時における**血管迷走神経反射**や正中神経損傷などの副作用・合併症を起こすリスクがあり，貯血した自己血が使用できずに廃棄される可能性などデメリットも存在する．

自然免疫 自然免疫は，病原体構成成分などをパターン認識し，特異性は低いが，迅速な（時間単位）生体防御反応を起こす免疫システムである．無脊椎動物から脊椎動物まで広く，生まれつき備わった能力である．免疫担当細胞としてマクロファージ，好中球，NK（natural killer）細胞，および血中蛋白として**補体**などが関与する．

宗教的輸血拒否 最高裁の判例により，信条による輸血拒否が認められ，成人患者が輸血を拒否する場合には，生命に危険が及ぶような状況においても，強制的に輸血を行うことはできない．15 歳未満あるいは医療に関する判断能力がないと判断される未成年者の場合，輸血を受けないことが患者の生命の危険を招く恐れがあり，双方の親権者が輸血を拒否する時は，医療ネグレクトと判断して児童相談所へ通報し，家庭裁判所から親権停止の仮処分を行い，親権代行者から同意を得て輸血を行うことができる．

手術血液準備量計算法（SBOE） 手術用準備血の準備法の 1 つであり，MSBOS（患者個別の状況が考慮されない）に代わる方法として提唱された．患者の術前ヘモグロビン（Hb）値（A），患者の許容輸血開始 Hb 値（B），術式別の平均的な出血量（C）の 3 つの数値から，患者固有の血液準備量を算定する．まず，A−B の値から患者が許容しうる血液喪失量（出血予備量，D）を求める．次に，C−D の値を血液準備量として単位数に換算し（200 mL を 1 単位とする），C＞D の場合は単位数を四捨五入して整数単位数の血液製剤を準備する．C＜D の場合は T＆S の対象として準備する方法である．

人工多能性幹細胞 iPS細胞を参照．

新生児溶血性疾患（HDN） 新生児溶血性疾患は，新生児において，赤血球の溶血により貧血と黄疸が生じる病態である．溶血の原因として，母児間の**血液型不適合妊娠**が多いが，赤血球膜異常症（遺伝性球状赤血球症など）によることもある．新生児溶血性疾患の原因の約2/3をABO血液型不適合妊娠が占める．母体がO型で母児間にABO不適合の組合せが存在する場合，自然抗体として母体に産生されたIgGクラスの抗A抗体あるいは抗B抗体が，経胎盤的に胎児へ移行して胎児の赤血球を溶血させる．光線療法に加え，**合成血**を用いた**交換輸血**が行われる．

新鮮凍結血漿（FFP） 新鮮凍結血漿は，血液凝固因子の補充を目的として使用される輸血用血液製剤である．採血後6時間以内に速やかに分離して-40℃以下に凍結したもので，200 mL全血由来（容量約120 mL），400 mL全血由来（容量約240 mL），**成分採血**由来（容量約450 mL）の製剤がある．有効期限は-20℃以下の凍結保存で1年間である．使用する場合には，30〜37℃の恒温槽で溶解後3時間以内に，濾過装置を備えた輸血用フィルターを用いて輸注する．**血漿分画製剤**とは異なり，ウイルスの不活化処理は行っていないので，**輸血感染症**のリスクが存在する．細胞成分を含まないので，**輸血後GVHD**の予防のために放射線照射を行う必要はない．

成人T細胞白血病/リンパ腫（ATL） 成人T細胞白血病は，ヒトTリンパ向性ウイルスⅠ型（HTLV-Ⅰ）の感染によって引き起こされる末梢性T細胞腫瘍（CD4＋，CD8－，CD25＋）である．九州・沖縄に多発するが（全患者の半数を占める），全国各地において散発的に認められる．平均発症年齢は67歳であり，家族内発症がしばしばみられる．HTLV-Ⅰのキャリアにおいて，ATLの生涯発症率は3〜5％とされている．病型として急性型，慢性型，くすぶり型，リンパ腫型の4つがあり，他に急性転化の病態がある．白血化した患者の末梢血液中には，核の切れ込みの強いATL細胞が認められる．ATLの確定診断には，血液病理学的にT細胞腫瘍と診断され，HTLV-Ⅰ抗体が陽性であることが必須であるが，腫瘍細胞におけるHTLV-ⅠプロウイルスDNAのクローン性をサザンブロット法で検出することも必要である．

成分採血 成分採血（血液アフェレーシス）とは，成分採血装置を用いてドナーから全血を採取し，遠心法などで各成分に分離した後，目的とする成分を採取し，残りの血液成分をドナーへ返血する方法である．成分採血装置は，間欠式（片腕－単針法）が一般的である．アフェレーシスはリスクを伴う侵襲的手段であり，施行中はバイタルサインや心電図などの適切なモニターを行い，**クエン酸中毒**の出現にも注意を払う必要がある．また，終了後には異常な血小板減少がないことを確認することも重要である．

成分輸血 現代の輸血療法は，必要な血液成分（血球，血漿）のみを輸血する成分輸血が原則である．輸血療法はリスクを伴う治療法であり，余分な成分はできるだけ投与しないことが基本である．全血輸血と比較して，必要な血液成分を十分に投与することが可能であり，より効果的な輸血療法である．しかし，手術時の大量出血（24時間以内に循環血液量以上の出血）の場合には，**希釈性凝固障害**が生ずることがあるので，**赤血球製剤**だけではなく，**新鮮凍結血漿**や**血小板製剤**の投与も必要となる．現在，全血製剤は全供給量の0.006％にすぎないとされている．

赤血球製剤 献血由来の汎用される赤血球製剤は，200 mL全血由来（1単位）と400 mL全血由来（2単位）の2種類があり，赤血球保存液としてMAP（mannitol adenine phosphate citrate dextrose）液が添加されている．保存温度は2〜6℃で，有効期限は採血後21日間，Ht値は約60％で，ヘモグロビン含有量は400 mL全血由来で約58 g，最終容量は400 mL全血由来で約280 mLである．**保存前白血球除去**が行われており，残存白血球数は$1×10^6$個以下である．**輸血後GVHD**を防止するために，放射線照射済み製剤を使用する．他に，**洗浄赤血球製剤**，**解凍赤血球製剤**，**合成血**などの製剤がある．

赤血球輸血　赤血球輸血は，急性・慢性の出血および貧血に対して，末梢循環系へ十分な酸素を供給する目的で行う．内科的適応として，慢性貧血の場合にはヘモグロビン（Hb）値 7 g/dL を目安に輸血を行うが，虚血性疾患の患者では，Hb 値を 10 g/dL 程度に維持することが推奨される．外科的適応（術中投与）として，全身状態が良好な患者の場合には，循環血液量（70 mL/kg）に対する出血量の割合に応じて**成分輸血**を行う．**放射線照射血**は，保存により上清中のカリウム濃度が増加するため，腎不全患者，未熟児の輸血，急速大量輸血の場合には注意が必要である．

洗浄赤血球製剤　患者が血漿成分に対する何らかの**アレルギー反応**をもっており，過去の輸血において重篤なアレルギー性副作用が生じた場合には，血漿をできるだけ除いた血液製剤を使用する必要がある．献血由来の**赤血球製剤**は，5〜20 mL の血漿を含んでいるため，生理食塩液で 1 回洗浄し血漿をほとんど除去した洗浄赤血球製剤を依頼する必要がある．有効期限は，生理食塩液（保存液ではない）に浮遊させているため，製造後 24 時間と短い．**解凍赤血球製剤**の場合にも最終的には洗浄赤血球製剤となる．

造血因子　造血因子は，血球の産生（造血）にかかわるサイトカインの総称である．赤血球系列では**エリスロポエチン（EPO）**，骨髄細胞系列では**顆粒球コロニー刺激因子（G-CSF）**とマクロファージコロニー刺激因子（M-CSF），血小板系列では**トロンボポエチン（TPO）**，好酸球ではインターロイキン 5（IL-5），他に IL-3 などがある．

造血幹細胞　造血幹細胞は，骨髄において，すべての血液細胞を恒常的に産生し続ける代表的な組織（体性）幹細胞である．1 個の造血幹細胞は，すべての血球に分化する能力をもち，骨髄において，**造血因子**やサイトカインの作用により分化・成熟し，機能をもった血球として末梢血へ放出される．造血幹細胞は，骨髄中のニッチ（臓器内で特定の細胞を維持する特別な微小環境）において，自己複製能や多分化能に加え，ゆっくりとした細胞周期による増殖など，幹細胞の特性およびその生存が維持されていると考えられている．造血幹細胞の表面マーカーとして，**CD34**，CD133，CD117（c-kit，マウスでは Sca-1）がある．

遡及調査　遡及調査とは，感染症スクリーニング検査において陽転した複数回献血ドナーに関して，前（々）回の献血血液とその受血患者に係わる情報を遡って収集し分析・評価することをいう．換言すれば，すでに，ある患者へ投与された輸血用血液製剤の中に，今回の検査で陽転した病原体が含まれていた可能性があるので，患者がその病原体に感染したか否かを調査する必要があるということである．**ウインドウピリオド**に献血された血液は，感染症検査で陰性と判断され，病原体（検査感度未満の濃度）が含まれた血液製剤が患者に投与されるリスクがある．

体性幹細胞　体性幹細胞は，組織や臓器における複数種類の構成細胞を作りだすことができる組織幹細胞であり，その組織の修復や維持に関わっている．**造血幹細胞**であればすべての血球へ，**間葉系幹細胞**であれば骨細胞，軟骨細胞，脂肪細胞などへ分化できる能力を保持している．また，体性幹細胞には，**可塑性**（plasticity）あるいは分化転換（transdifferentiation）という胚葉を超えて分化を示す現象が報告されている．具体的には，造血幹細胞移植後の患者において，造血以外の複数臓器内（肝臓，神経組織，腎臓，心筋など）に，造血幹細胞のドナー由来の細胞が生着していることが示されている．

タイプ&スクリーン（T&S）　手術用準備血の準備法の 1 つであり，待期的手術において，輸血する可能性が少ないと予測される場合に行う．患者の **ABO 血液型**，Rh（D）血液型，**不規則抗体**の有無をあらかじめ検査しておき，Rh（D）陽性で不規則抗体が陰性の場合には，**交差適合試験を行わずに準備（待機）する方法である．輸血が必要になった場合には，血液製剤の ABO 血液型（オモテ試験）を確認して ABO 同型血を選択するか，あるいは交差適合試験の主試験（生理食塩液法による迅速法）

を行って，適合であることを確認してから輸血を行う．

遅発性溶血反応　溶血性副作用は，患者の循環血液中に存在する赤血球に対する抗体によって起こる．遅発性溶血反応は輸血後 24 時間以降に発生するもので，主に**血管外溶血**を呈する．輸血や妊娠などで感作された患者に対して，対応抗原が陽性の**赤血球輸血**が行われると，二次免疫応答が刺激されて**不規則抗体**が急激に増加し，溶血反応が起こる．輸血前の不規則抗体検査や**交差適合試験**が陰性でも溶血反応を起こすことがあるので，注意が必要である．

直接抗グロブリン試験（DAT，直接クームス試験）　直接抗グロブリン試験は，患者赤血球が体内で免疫グロブリンや**補体**により感作されているか否かの検出に用いられる．ヒト血清免疫グロブリンに対するウサギ抗血清（クームス血清）を使用し，赤血球同士を架橋させて凝集を起こすことにより，赤血球膜上に存在する抗体を検出する方法である．陽性反応を呈する疾患として，自己免疫性溶血性貧血（赤血球に対する自己抗体）や**新生児溶血性疾患（HDN）**（胎児赤血球上の母体由来の抗体）がある．間接抗グロブリン試験は，血清中に存在する抗赤血球抗体を，検査用の O 型赤血球で吸収して検出する方法である．

貯血式自己血輸血　（術前）貯血式自己血輸血は，最も一般的に行われている自己血輸血である．循環血液量の 15％以上の出血が予測され，手術までに貯血の時間的余裕がある待機的手術において，1 週間以上の間隔をおいて 1 回に循環血液量の 10％あるいは 400 mL を上限としての貯血を行い，周術期に輸血する方法である．通常の液状保存では保存期間が限られるため，戻し輸血（スイッチバック式など）を行って貯血量を確保する方法がある．患者の貧血（採血性貧血）が進行する場合には，鉄剤や**エリスロポエチン**を投与する．

低酸素誘導因子（HIF）　低酸素誘導因子は，細胞が低酸素環境下におかれた場合に誘導される転写因子であり，種々の下流タンパク質遺伝子を転写活性化させる．HIF-1α は，細胞レベルあるいは個体レベルの低酸素応答において重要な調節因子である．通常の酸素分圧下において，HIF-1α はユビキチン-プロテアソーム系を介して分解され，その機能は負に制御されている．低酸素分圧下において HIF-1α は安定化し，酸素分圧非依存性の HIF-1β とヘテロ二量体をつくる．転写因子複合体は DNA 上の低酸素応答性領域（HRE）に結合し，核内で種々の低酸素応答に必要な遺伝子の転写活性化を行う．HIF-1α の結合部位（HRE）を 5' プロモーター領域に持つ**エリスロポエチン（EPO）**や**血管内皮増殖因子（VEGF）**の遺伝子は，低酸素環境下においてその転写活性が増加し，EPO の産生が亢進して赤血球が増加し，VEGF の産生が亢進して血管新生が起こる．

鉄過剰症　鉄過剰症は，遺伝性ヘモクロマトーシスなど先天性疾患を除くと，ほとんどが**赤血球輸血**に伴う続発性のものである．体内で過剰になった鉄は，心臓，肝臓，膵臓など種々の臓器に蓄積し，臓器障害を引き起こす．**赤血球製剤** 200 mL（1 単位）中には，約 100 mg の鉄が含まれている．鉄の生理的な排泄ルートはなく，1 日の鉄排泄量は 1～2 mg である．再生不良性貧血や骨髄異形成症候群（MDS）などの骨髄不全症候群では，頻回の赤血球輸血により鉄過剰症をきたし，心不全などの合併症で致死的となる．血清フェリチン値の測定は，貯蔵鉄量の指標として，またキレート療法の効果の評価に有用である．

電子照合　患者の取り違えや血液バッグの取り違えによる**過誤輸血**を防止するためには，ベッドサイドにおける輸血実施時の照合確認が最も重要である．従来，輸血を実施する際は，2 人による読合せ確認が推奨されてきたが，輸血療法の実施に関する指針において，電子照合を併用することが望ましいと明文化された．バーコードを利用した患者認証システムは，バーコードを印字した**リストバンド**を患者に装着してもらい，ベッドサイドにおける輸血実施時に，患者リストバンドと血液製剤のバーコードをバーコードリーダー付き携帯端末で読み取り，コンピュータ照合するものである．

同種血輸血 献血由来の輸血用血液製剤を輸血する一般的な輸血療法であり，**輸血感染症**や免疫学的副作用・合併症を伴うリスクが存在する．輸血を行う前に，患者に対して**インフォームドコンセント**を行う必要があるが，その際に，輸血の選択肢として，同種血輸血と**自己血輸血**があることを説明する．同種血輸血のリスクを回避するために，自己血輸血が選択される．

糖転移酵素 糖転移酵素は，糖鎖抗原系血液型における血液型抗原の生成に重要な酵素である．**ABO 血液型**では，Hh 血液型システムを担う *H*(*FUT1*) 遺伝子がコードする α-1,2 フコース転移酵素（FUT1）と *ABO* 遺伝子がコードする A 型転移酵素および B 型転移酵素の作用により，一連の反応で糖鎖が付加されて赤血球の ABH 抗原が生成される．また，分泌（*Se*）遺伝子がコードする α-1,2 フコース転移酵素（FUT2）の作用により，上皮細胞において ABH 型物質が生成され，唾液などの体液中へ分泌される．

ドナーリンパ球輸注療法（DLI） ドナーリンパ球輸注療法は，同種造血幹細胞移植を行った患者において，**造血幹細胞**を提供したドナーのリンパ球を改めて患者に輸注することにより，原病の再発による患者の残存腫瘍細胞やウイルス感染細胞を選択的に排除する細胞治療である．ドナー型造血に置き換わっているので，輸注されたドナーの T リンパ球（自己）は，非自己である患者の腫瘍細胞を排除する．合併症として，急性および慢性の移植片対宿主病（GVHD）が高頻度に合併する．

トロンボポエチン（TPO） 巨核球−血小板の細胞系列において，血小板産生を調節する重要な**造血因子**である．遺伝子組換え型製剤の臨床試験において，血小板増加作用は確認されたが，中和抗体の産生と内因性 TPO への交差反応による重篤な血小板減少が出現し，臨床試験は中止された．近年，内因性 TPO と交差反応のない TPO アナログ製剤が開発され，特発性血小板減少性紫斑病（ITP）の治療薬として承認された．

胚性幹細胞 ES 細胞を参照．

白血球除去フィルター 輸血用血液製剤の製造工程において，白血球が残存することは避けられない．残存白血球に起因する輸血の有害事象を防止するために，白血球除去フィルターを使用して，輸血用血液製剤から白血球除去（実際には減少させる）を行うことは意義がある．日本では，2007 年 1 月より，すべての輸血用血液製剤に対して**保存前白血球除去**を実施しており，ベッドサイドにおいて白血球除去フィルターを使用する必要はない．白血球除去フィルターでは，**輸血後移植片対宿主病（PT-GVHD）**を防止できない．

播種性血管内凝固症候群（DIC） 播種性血管内凝固症候群は，基礎疾患が誘因となり，凝固系が活性化され，全身の最小血管に微小血栓が形成されて臓器障害を引き起こす．凝固亢進による消費性凝固障害および微小血栓の多発による線溶亢進の結果，出血傾向をきたす．基礎疾患として，敗血症，急性白血病，固形がんが 3 大疾患である．DIC の治療の基本は，基礎疾患の治療およびヘパリンなどによる抗凝固療法である．**新鮮凍結血漿（FFP）**は，凝固因子と共に不足した生理的凝固・線溶阻害因子（アンチトロンビンなど）の同時補充が目的である．フィブリノゲン値が 100 mg/dL 未満の場合にも FFP の適応となる．

発熱性非溶血性輸血副作用（FNHTR） FNHTR は，輸血中〜輸血終了後数時間以内に，「38℃以上または輸血前より 1℃以上の体温上昇，あるいは悪寒・戦慄」のいずれか，あるいは両者を認める場合をいう．輸血用血液製剤中の残存白血球と患者の抗白血球抗体との反応，および血液製剤の保存中に産生されたサイトカインなどが原因と考えられている．2007 年 1 月より**保存前白血球除去**が実施されており，FNHTR を認めることは少なくなった．

ハプトグロビン製剤 ハプトグロビンは，ヘモグロビンと特異的に結合する血漿蛋白である．溶血により血中に大量の遊離ヘモグロビンが放出された場合，過剰のヘモグロビンは糸球体を通過して尿中に排泄され（ヘモグロビン尿症），尿細管上皮細胞を障害する．ハプトグロビン製剤は，ヘモグロビンと複合体を形成して肝臓で処理することにより，遊離ヘモグロビンに起因する尿細管上皮障害を予防する目的で投与される．

汎血球凝集反応（polyagglutination） 汎血球凝集反応は，細菌やウイルス感染において，微生物由来の酵素が赤血球膜を修飾し，新たな抗原構造（潜在抗原）が露出することにより，**ABO 血液型**に関係なく，ほとんどのヒト血清と凝集反応を呈するものである．汎血球凝集反応を示す赤血球は，新鮮な成人 AB 型血清と凝集するが，臍帯血清では凝集せず，自己血清とも反応しない．また，**直接抗グロブリン試験**は陰性である．

汎血球減少症 白血球，赤血球，血小板の 3 系統の血球数がすべて減少した状態をいう．再生不良性貧血，骨髄異形成症候群（MDS），急性白血病など血液疾患だけではなく，SLE などの膠原病，巨脾によるバンチ症候群や肝硬変などでもきたしうる．診断するためには，末梢血液像だけではなく，骨髄検査（骨髄穿刺，骨髄生検）も必須である．

フィブリノゲン製剤 フィブリノゲン（I 因子）は，凝固系カスケードにおいて，血液凝固の最終産物であるフィブリンの形成に必須の凝固因子である．血中フィブリノゲン濃度が 100 mg/dL 以下に減少すると出血傾向を呈することから，フィブリノゲン濃度を維持することは出血をコントロールする上で重要である．日本では，フィブリノゲン濃縮製剤の適応は，先天性低フィブリノゲン血症における出血傾向に限定されており，通常は**新鮮凍結血漿**を投与することになるが，循環過負荷とナトリウム負荷に注意を要する．

不規則抗体 不規則抗体とは，**ABO 血液型**以外の血液型の赤血球抗原に対する抗体をいう．輸血や妊娠により感作されて産生される免疫抗体であり，免疫グロブリンとしては IgG クラスが主体で，胎盤通過性がある．**Rh 血液型不適合妊娠**において，Rh(D) 陰性母体と Rh(D) 陽性胎児の組み合わせの場合は，母体で産生された抗 D 抗体が経胎盤的に胎児へ移行して胎児の赤血球を破壊し**新生児溶血性疾患**を引き起こす．不規則抗体を保有する患者に輸血を行う場合は，まず抗体が反応する抗原を同定し，該当する抗原を含まない輸血用血液製剤を用いて**交差適合試験**を行って，適合血を選択する．不規則抗体の不適合により**遅発性溶血反応**を引き起こす．

不規則抗体スクリーニング 37℃反応性の（臨床的に意義のある）間接抗グロブリン試験で陽性となる不規則抗体を検出する方法である．輸血が予定されている患者に対して，前もって不規則抗体スクリーニング検査を行い，不規則抗体が陽性の場合には，その抗体が反応する抗原を同定して，抗原が陰性の輸血用血液製剤を選択する必要がある．不規則抗体が陰性であることが確認できていれば，緊急に輸血を行う場合でも簡便な方法で迅速に血液製剤を出庫することが可能となる．

プリオン病 プリオン病は，プリオン蛋白による感染性の疾患で，致死的な進行性神経変性疾患である．孤発性プリオン病と遺伝性プリオン病があり，人畜共通感染症として問題となる．孤発性プリオン病の代表的なものがクロイツフェルトヤコブ病（CJD）であり，ウシにおける牛海綿状脳症（BSE），いわゆる狂牛病に相当するヒトの疾患である．正常プリオンとアミノ酸配列が同じで立体構造や化学的性質が異なる異常プリオンが，体内に侵入すると，中枢神経系における正常構造のプリオン蛋白の構造を変え，長い潜伏期を経て発病させると考えられる．プリオン病には種の壁が存在し，異なる種への感染効率は低い．しかし，**変異型 CJD** の場合には，輸血用血液製剤を介してヒトからヒトへの感染が成立する．

ヘパリン起因性血小板減少症（HIT） ヘパリン起因性血小板減少症は，抗凝固薬であるヘパリンの重大な副作用である．HIT は，非免疫学的機序によるⅠ型と，ヘパリン依存性の自己抗体によるⅡ型に分類される．Ⅰ型は，ヘパリンの物理化学的性状により「血小板凝集」を増強する作用で起こるもので，軽度〜中等度の血小板減少であり，血小板数が 10 万/μL 以下に減少することは少ない．ヘパリン投与後 2 日以内に出現し，血栓症の合併リスクは少なく，ヘパリンの投与中止で消失する．Ⅱ型は，血小板第 4 因子とヘパリンとの複合体に対する抗体が産生され，この抗体の一部に強い血小板活性化能をもつもの（HIT 抗体）があり，この免疫複合体が血小板・単核球・血管内皮細胞の活性化を引き起こし，最終的にトロンビンの過剰産生が生じ，血小板減少および血栓塞栓症を誘発するとされている．日常臨床において HIT はⅡ型を意味し，Ⅰ型はヘパリン関連血小板減少症（HAT）として区別される．

変異型クロイツフェルトヤコブ病（vCJD） 変異型 CJD（vCJD）は，異常プリオンの電気泳動パターンなどから，ウシの牛海綿状脳症（BSE）がヒトに感染した**プリオン病**とされている．英国では 1990 年代前半に BSE が多発し，BSE に汚染された牛肉を経口摂取したヒトに BSE が感染して vCJD が発症したと考えられる．献血ドナーが vCJD に罹患している場合（感染初期には症状がない），BSE 由来の異常プリオンが輸血により感染する可能性があり，英国では，輸血用血液製剤を介して感染した vCJD が報告されている．この感染性プリオンは，B リンパ球や樹状細胞を介して伝播するとされており，対策として，輸血用血液製剤の**保存前白血球除去**が実施されている．

放射線照射血 輸血後 GVHD の病因として，一方向性の適合，すなわち献血ドナーが HLA 抗原のホモ接合体で，患者がこの抗原のヘテロ接合体である組み合わせは，日本において比較的高頻度に認められる．2000 年より輸血を行うすべての患者に対して，放射線照射済みの血液製剤を使用することが求められている．**輸血後 GVHD** を防止する目的で，**新鮮凍結血漿**を除く輸血用血液製剤に対して 15〜50 Gy の放射線照射を行うが，照射後の**赤血球製剤**は，保存に伴い血液バッグ中のカリウム濃度が増加するので注意が必要である．

保存前白血球除去 輸血用血液製剤の保存障害は，血液製剤中に残存する白血球が，保存中に種々の生理活性物質を放出すること，および死滅した白血球が凝集塊を形成することなどにより，血液製剤そのものに障害を及ぼすものである．輸血用血液製剤から白血球を除去することは，白血球に起因する有害事象を防止する上で重要であるが，ベッドサイドにおいて白血球除去フィルターを使用する方法では保存障害を防止することはできない．保存前白血球除去とは，血液センターが，血液製剤を調製して保存する前に白血球除去を行う方法であり，保存障害を回避することが可能である．2007 年 1 月より，すべての輸血用血液製剤に対して保存前白血球除去が実施されており，血液製剤 1 バッグに含まれる白血球数は 1×10^6 個以下に低減されている．

補体 補体は，**自然免疫**に属する血中の蛋白質群であり，生体が病原体などを排除する際に補助的に作用する．補体の主成分である C1〜C9 が連鎖的に活性化して生化学的カスケード（補体系）を構成する．補体の主な機能は，抗体と結合した細菌や細胞の融解，好中球やマクロファージなど食細胞の活性化と遊走作用の促進である．補体の活性化経路として，古典的経路（抗原抗体複合体による C1 の活性化に始まる経路），副経路（抗体の関与なしに，C3 の活性化から始まる経路），マンノース結合レクチン経路の 3 つのプロセスがある．補体系カスケードの最終産物は膜侵襲複合体（細胞膜障害性複合体，membrane attack complex：MAC）であり，標的細胞に膜貫通チャンネルを形成し，浸透圧を利用した細胞溶解作用を示す．

ボンベイ型（Bombay blood, Oh） ABO 血液型における H 抗原は，基本的にすべての赤血球に発現しているが，H 抗原を発現していないボンベイ型と H 抗原の発現が減弱している para-Bombay 型は，日本人ではきわめて稀である．Hh 血液型を担う *H*（*FUT1*）遺伝子の変異により，H 抗原が生成さ

れないために，A抗原およびB抗原も生成されない．血清中には，**規則抗体**として抗A抗体，抗B抗体，抗H抗体を保有している．ボンベイ型の患者には，ボンベイ型の血液のみ輸血可能である．

マイナーミスマッチ（マイナーABO不適合） 輸血あるいは造血幹細胞移植において，**交差適合試験**の**副試験が陽性となる（凝集する）ABO血液型**の組み合わせである．造血幹細胞移植では**HLA**の適合は必須であるが，ABO血液型の適合は必須ではない．したがって，血漿が不適合であるドナーからの造血幹細胞移植（たとえば，O型のドナーからO型でない患者へ）を行う場合には，幹細胞製剤中に含まれる抗A抗体や抗B抗体が患者赤血球と反応して溶血性副作用を起こす．これを回避するために，輸注する前に幹細胞製剤から血漿を除去する必要がある．

末梢血幹細胞移植 末梢血幹細胞移植は，造血幹細胞移植の中で，末梢血由来の**造血幹細胞**を用いる場合をいう．造血幹細胞は，骨髄だけではなく末梢血中にもごく少数存在する．また，造血幹細胞は，がん化学療法後の造血回復期や**顆粒球コロニー刺激因子（G-CSF）**の投与により，骨髄から末梢血中へ一時的に動員される．この末梢血に動員された造血幹細胞を用いて移植を行うのが末梢血幹細胞移植である．健常人ドナー（同種移植）あるいは患者（自家移植）にG-CSFを投与し，**成分採血**装置を用いて，末梢血に動員された造血幹細胞を採取する．採取目標数は，**CD34陽性細胞数**として2×10^6/kg（患者体重）である．

メジャーミスマッチ（メジャーABO不適合） 輸血あるいは造血幹細胞移植において，**交差適合試験**の**主試験が陽性となる（凝集する）ABO血液型**の組み合わせである．ドナーの赤血球が患者と不適合であるABO血液型不一致の造血幹細胞移植（例えば，AB型のドナーからAB型でない患者へ）を行う場合には，幹細胞製剤を輸注する前に，製剤中の赤血球を除去する必要がある．A型の**造血幹細胞**を移植したO型患者において，移植後数カ月間，抗A抗体と抗B抗体を産生し続ける場合には，A型の赤血球造血が遅れることがあり，患者の抗A抗体が消失するとA型赤血球が末梢血に出現する．顆粒球や血小板の造血は影響を受けない．

免疫グロブリン製剤 免疫グロブリン製剤は，ヒト血漿中に含まれるIgGクラスの免疫グロブリンを分離・精製した製剤であり，抗体の半減期は21〜25日である．多様な抗原に対するポリクローナルな抗体を含んでおり，オプソニン作用，毒素やウイルスの中和作用，溶菌作用を示す．無ガンマグロブリン血症患者の補充療法に使用されるが，重症感染症の患者における治療効果のエビデンスは乏しい．特発性血小板減少性紫斑病，川崎病急性期，ギランバレー症候群などにおいて，免疫グロブリン大量療法が行われる．

無償献血 血液あるいは血液成分を自由意思により提供し，報酬（現金ないし換金しうるもの）を求めない献血をいう．ほとんどの先進国では無償献血が一般的である．一方，売血は，血液の提供への対価として金銭を得ることを目的としており，多くの開発途上国で大なり小なり売血が行われている．日本では，1964年に無償献血を基にした日本赤十字社による血液事業が閣議で決定されたが，それ以前は売血制度による血液事業であり，輸血後肝炎の温床となっていた．

輸血感染症 輸血感染症とは，輸血用血液製剤を介して患者へ病原体が伝播する感染症をいう．日本では，献血由来の輸血用血液製剤は，B型肝炎ウイルス（HBV），C型肝炎ウイルス（HCV），ヒト免疫不全ウイルス（HIV），ヒトTリンパ向性ウイルスI型，ヒトパルボウイルスB19，梅毒についての血清学的スクリーニング検査と，HBV，HCV，HIVについての**核酸増幅検査（NAT）**が行われており，NAT陰性が確認された検体のみが，輸血用血液製剤あるいは**血漿分画製剤**の原料として使用される．英国では，血液製剤を介したプリオンの感染による**変異型クロイツフェルトヤコブ病**の症例が報告されている．

輸血関連急性肺障害（TRALI）　輸血関連急性肺障害は，輸血中または輸血後 6 時間以内に，急性の呼吸困難で発症する非心原性肺水腫であり，低酸素血症と胸部 X 線像における両肺野の浸潤影を特徴とする．輸血用血液製剤中の抗白血球抗体と患者の白血球との抗原抗体反応により補体が活性化され，好中球の凝集および肺の毛細血管の透過性が亢進して発症する．TRALI の病態は急性呼吸促迫症候群（ARDS）と類似する．輸血副作用・合併症の中で，最も重篤になる可能性が高く，ときに死亡することもある．経産婦あるいは妊娠経験のある女性の献血者から採血された血液を原料として製造される輸血用血液製剤，とりわけ血漿成分が多く含まれている血液製剤（**新鮮凍結血漿，血小板製剤**）で発生しやすい．

輸血後移植片対宿主病（輸血後 GVHD）　輸血後 GVHD は，輸血用血液製剤中に残存する献血ドナー由来のリンパ球が，患者に輸血された後異物として排除されずに患者体内で増殖し，患者組織を攻撃・破壊する病態である．免疫不全状態にある患者以外でも，一方向性の適合が生ずる場合に起こり得る．すなわち，献血ドナーが HLA 抗原のホモ接合体で，患者がこの抗原のヘテロ接合体である組み合わせの場合である．有効な治療法が確立していないため，予防が重要である．**新鮮凍結血漿**を除くすべての輸血用血液製剤に対して，15〜50 Gy の放射線を照射して残存リンパ球を不活化する．**白血球除去フィルター**では，輸血後 GVHD を防止することはできない．

輸血後細菌感染症　輸血用血液製剤に混入した細菌による輸血後細菌感染症は，発症頻度は高くないが，一定の頻度で起こりうる致死的合併症である．血液製剤の細菌汚染をきたす原因の多くは，献血者が菌血症であった場合，および採血時の穿刺の際に皮膚の常在菌が採血血液に混入するものである．採血用の太い穿刺針で皮膚を穿刺する場合，消毒しきれなかった皮膚付着菌が血流に乗って採血されるので，採血の際に，最初に流出してきた血液を本採血バッグに含めない，初流血除去という方法がとられる．**血小板製剤**は室温保存であり，保存条件が細菌の増殖に有利となるため，使用期限は採血後 4 日と短く設定されている．

輸血随伴循環過負荷（TACO）　輸血随伴循環過負荷は，輸血に伴って起こる循環負荷による心不全であり，輸血後 6 時間以内に，呼吸困難を主徴として発症する．**輸血関連急性肺障害**との鑑別が困難な症例は存在するが，TACO による呼吸困難が心原性であることが大きな相違点である．大量の輸血を行った場合だけではなく，輸血開始前の輸液などにより循環負荷が生じておれば，実際の輸血量がそれほど多くなくても TACO は発生しうる．心不全のマーカーである BNP（brain natriuretic peptide）の測定は，TACO の診断に有用と考えられる．

輸血療法委員会　輸血療法委員会は，輸血を実施している医療機関において，輸血療法を病院全体で連携して適切に実施するために，病院管理者および各職種（医師，看護師，臨床検査技師，薬剤師，病院事務担当者など）から構成される委員会である．輸血療法の実施に関する指針においても，輸血管理体制の在り方として，輸血療法委員会の設置が推奨されている．また，診療報酬における輸血管理料の施設基準として，輸血療法委員会の設置と年 6 回以上の委員会の開催が必須とされている．

輸血療法に関連する診療報酬　輸血療法に関連する診療報酬には，輸血管理料（管理加算），検査料，輸血手技料（輸血料），薬剤料（輸血用血液製剤と**血漿分画製剤**），注射，放射線照射料，自己血液採取料がある．診療報酬体系の中で，輸血は手術のカテゴリーに分類され，包括医療制度（DPC，入院患者に適用）の中では出来高払いの対象となっている．**新鮮凍結血漿**は輸血用血液製剤であるにもかかわらず，**アルブミン製剤**と同様に点滴注射薬として取り扱われ，輸血料は算定できない．輸血管理料は，輸血管理体制の整備と施設基準，および適正使用の評価基準値を満たすことで算定される．

ランドシュタイナーの法則　ランドシュタイナーの法則とは，ヒト血清中には自己のもつ抗原とは反応しない抗体が必ず存在していることである．具体的には，A 型は赤血球上に A 抗原を血清中に抗 B 抗体をもち，B 型は赤血球上に B 抗原を血清中に抗 A 抗体をもち，AB 型は赤血球上に A 抗原と B 抗原の両者をもち血清中に抗 A 抗体と抗 B 抗体いずれももたない．O 型は赤血球上に A 抗原と B 抗原いずれももたず（H 抗原はもつ），血清中に抗 A 抗体と抗 B 抗体の両者をもっている．

リストバンド　患者の手首に装着するプラスチック製のバンドで，氏名，生年月日，血液型などが印字されている．医療行為を行う上で最も重要なことは，医療行為の対象が当該患者であることを確認することである．患者誤認を防止する目的でリストバンドを使用することは，輸血療法に限らず，あらゆる医療行為において有用である．

欧文（アルファベット順）

ABO 血液型　ABO 血液型システムは糖鎖抗原系の代表的なものであり，輸血を行う上で最も重要な抗原系である．赤血球の膜上には，基本抗原として A 抗原，B 抗原，H 抗原があり，血清中には，**規則抗体として抗 A 抗体，抗 B 抗体が存在しており，ランドシュタイナーの法則**に従う．ABO 血液型は A，B，O，AB の 4 つの基本形に分類され，日本人における出現頻度は A，O，B，AB 型の順におよそ 4：3：2：1 の割合である．**赤血球輸血**だけではなく，**血小板製剤**や**新鮮凍結血漿**の輸血を行う場合には，ABO 血液型を一致させるのが原則である．

ABO 血液型検査　ABO 血液型を検査する場合，赤血球上の A 抗原と B 抗原を検出するオモテ試験（既知の抗体を用いて未知の抗原を調べる），および血清中の抗 A 抗体と抗 B 抗体を検出するウラ試験（既知の抗原を用いて未知の抗体を調べる）を行って，両検査の結果が一致したときに血液型を判定する．患者の ABO 血液型は 1 回の検査結果では確定できず，異なるタイミングで採血された 2 つの検体を用いて検査を行い，結果が一致した場合に患者の ABO 血液型が確定される．

ABO 血液型不適合輸血　ABO 血液型不適合輸血は，**過誤輸血**とほぼ同義に捉えられることも多い重大な輸血副作用・合併症である．過誤輸血の中で，臨床的に最も重篤となる可能性が高く，輸血量が多い場合には患者を死に至らしめることもある医療過誤である．**ABO 血液型**には**規則抗体**が存在することから，ABO 血液型が一致しない輸血（O 型赤血球製剤と AB 型新鮮凍結血漿を除く）が行われてしまった場合には，輸血した赤血球が患者血漿中の規則抗体で破壊されるか，あるいは，輸血した血漿が患者赤血球を破壊することで，臨床的に重篤な症状をもたらす．原因のほとんどはヒューマンエラーによるものであり，回避することは可能である．これを防止するためには，**電子照合**を併用するなど，ベッドサイドにおける患者と血液製剤の照合確認を確実に行うことが重要である．

AGM（aorta-gonads-mesonephros）領域　哺乳類の造血は，胎仔体外の卵黄嚢で営まれる一過性の一次造血（胚型造血）から胎仔体内における二次造血（成体型造血）へ移行していく．二次造血は，胎生初期において，AGM（背側大動脈-生殖隆起-中腎に囲まれた）領域に発生した**造血幹細胞**が，AGM 領域では造血を行わずに，血流に乗って胎仔肝へ移行して造血を開始し，最終的に骨髄へ移行して生着する．骨髄への移行中に，流血中の造血幹細胞の一部は，出生時の臍帯や胎盤に残る．胎仔肝は，造血器官として主に血球産生を支持する組織であり，代謝機能はほとんどないが，造血を行いながら，代謝器官としての肝臓へ変化していく．

ATL（adult T-cell leukemia/lymphoma）　成人 T 細胞白血病/リンパ腫を参照．

blood group 血液型システムを参照.

CD34 細胞における CD 抗原の 1 つで，**造血幹細胞**の表面マーカーとして使用される．また，急性白血病において，白血病細胞は CD34 抗原を発現していることが多い．健常人ドナーに **G-CSF** を投与して末梢血幹細胞採取を行うときには，末梢血中の CD34 細胞数を目安として，アフェレーシスを行う．**血管内皮前駆細胞**の表面マーカーとして使用されることもある．

CMV（cytomegalovirus） サイトメガロウイルスを参照．

C/T 比（crossmatch/transfusion ratio） 手術用準備血において，準備法の効率性をみる指標である．**交差適合試験**を済ませて準備された血液単位数（C）と実際に輸血された単位数（T）の比であり，数字が 1 に近ければ理想的である．数字が 1 より大きいほど，実際の使用数よりも準備数が多いことになり，実情にそぐわず，無駄な検査（交差適合試験）をしていることになる．手術術式ごとの出血量を勘案して，**タイプ＆スクリーン（T＆S）**を併用して準備血液量を決定する．

D--型 D--（ディーバーバー）は RhC/c 抗原と RhE/e 抗原の両方を欠失した稀な **Rh 血液型**である．ルーチン検査では Rh（D）陽性と判断されることから，通常の Rh（D）陽性血を輸血される可能性がある．D--の患者が**不規則抗体**を保有する場合（抗 C，抗 c，抗 E，抗 e など），D--の供血血のみが適応となる．

DAT（direct antiglobulin test） 直接抗グロブリン試験を参照．

DEL（D elution） **Rh 血液型**における D variant の 1 つである．D 抗原が **weak D** よりもさらに減少し，抗 D 抗体による吸着解離試験によってのみ D 抗原が検出されるものをいう．

DIC（disseminated intravascular coagulation） 播種性血管内凝固症候群を参照．

Diego 血液型 Diego 血液型は，蛋白抗原系血液型であり，2 つの主要抗原である Di^a 抗原と Di^b 抗原により，Di（a+b−），Di（a+b+），Di（a−b+）の 3 つの表現型に分類される．抗 Di^a 抗体と抗 Di^b 抗体は，ほとんどが IgG 抗体であり，重篤な溶血性副作用と**新生児溶血性疾患**を引き起こす．抗 Di^a 抗体あるいは抗 Di^b 抗体を保有する患者に輸血を行う場合には，抗原陰性の血液製剤を選択する．

DLI（donor lymphocyte infusion） ドナーリンパ球輸注療法を参照．

Duffy 血液型 Duffy 血液型は蛋白抗原系血液型であり，2 つの主要抗原である Fy^a 抗原と Fy^b 抗原により，Fy（a+b−），Fy（a−b+），Fy（a+b+），Fy（a−b−）の 4 つの表現型に分類される．抗 Fy^a 抗体は，溶血性副作用の原因となることから，抗 Fy^a 抗体を保有する患者に輸血を行う場合には，抗原陰性の血液製剤を選択する．Duffy 抗原は三日熱マラリアのレセプターであり，三日熱マラリア原虫は，赤血球表面の Duffy 抗原に結合して侵入し増殖する．Fy^a 抗原と Fy^b 抗原の両者をもたない Fy（a−b−）型では，三日熱マラリアに抵抗性を示す．

EB ウイルス（Epstein-Barr virus：EBV） EB ウイルスはヘルペスウイルスに属し，伝染性単核症，バーキットリンパ腫，上咽頭がんなどを引き起こす．通常，幼児期の不顕性感染であるが，初感染後 B 細胞に潜伏していた EBV が，免疫能の低下に伴い再活性化することがある．稀に，EBV の再活性化により T 細胞あるいは NK 細胞が感染し，伝染性単核症様の症状を繰り返し，激しい免疫応答により患者の細胞が傷害される慢性活動性 EBV 感染症が起きることがある．輸血による EBV 感染では，伝染性単核症だけではなく輸血後肝炎の病態をとることがあり，非 A 非 B 非 C 型肝炎の場

合には EBV 感染を念頭におく必要がある．

EDTA 依存性偽性血小板減少症　全血球計算値（血算）を測定する場合，抗凝固剤として EDTA（ethylene diamine tetraacetic acid）が入った血球算定用採血管を使用するのが一般的である．EDTA 依存性偽性血小板減少症は，EDTA の存在下，免疫グロブリンにより血小板と血小板，あるいは血小板と白血球が結合することにより，見かけ上の**血小板減少症**を呈するものである．ヘパリンなど EDTA 以外の抗凝固剤を用いて採血し血小板数を測定すること，および EDTA 採血の血液塗沫標本において血小板凝集塊を認めることが診断上重要である．EDTA 依存性偽性血小板減少症は，肝疾患，悪性腫瘍，ウイルス感染症など種々の疾患に合併すると報告されている．

EPC（endothelial progenitor cell）　血管内皮前駆細胞を参照．

EPO（erythropoietin）　エリスロポエチンを参照．

ES 細胞（embryonic stem cell，胚性幹細胞）　受精卵は，全能性（totipotency，身体の組織の全種類の細胞に分化する能力）を有する細胞である．発生が進行して三胚葉（外胚葉，中胚葉，内胚葉）への分化が決定されると，全能性は失われる．ES 細胞は，多能性を有していると考えられる内部細胞塊を胚盤胞から分離し，フィーダー細胞（マウス胎仔の線維芽細胞など）上で培養し，維持できるように株化した細胞である．ヒト ES 細胞を樹立するためには，受精卵ないし受精卵より発生が進んだ胚盤胞までの段階の初期胚が必要となる．生命の萌芽を滅失することの倫理的問題は避けられない．しかし，**iPS 細胞**や**間葉系幹細胞**などの多能性幹細胞を用いる再生医療に大きな期待が寄せられている．

FFP（fresh frozen plasma）　新鮮凍結血漿を参照．

FNHTR（febrile non-hemolytic transfusion reaction）　発熱性非溶血性輸血副作用を参照．

G-CSF（granulocyte colony-stimulating factor）　顆粒球コロニー刺激因子を参照．

HDN（hemolytic disease of the newborn）　新生児溶血性疾患を参照．

hemangioblast　血管芽細胞を参照．

HIF（hypoxia inducible factor）　低酸素誘導因子を参照．

HIT（heparin-induced thrombocytopenia）　ヘパリン起因性血小板減少症を参照．

HLA（human leukocyte antigen）　ヒトの主要組織適合抗原遺伝子複合体（MHC）を HLA という．ヒトの MHC 抗原である HLA 抗原は，分子構造からクラス I とクラス II に大別される．クラス I 分子は，白血球を含めほとんどの有核細胞の細胞表面上に発現しており，HLA-A，B，C などが該当する．クラス II 分子は，B 細胞，マクロファージ，活性化 T 細胞など限られた細胞表面に発現しており，HLA-DRB1，DQB1，DPB1 などが該当する．HLA 型には，HLA 抗原に対する抗血清を用いる血清型と，HLA のアリルを検出する DNA 型がある．同種移植では，移植片対宿主病（GVHD）を防止するために，原則，HLA 適合ドナーで実施する．非血縁者間**骨髄移植・末梢血幹細胞移植**では，HLA-A，B，DR の血清型が適合したドナーからの移植が原則であり，**臍帯血移植**では HLA-A，B，DR の 2 座以下の不適合移植が一般的である．

HLA適合血小板製剤 血小板輸血を行っても血小板数が増加しない**血小板輸血不応状態**をきたした場合は，患者が保有する抗HLA抗体と反応しないHLA型をもつ献血ドナー（あらかじめ登録されている）から採取したHLA適合血小板製剤を輸血する必要がある．多くの場合，血小板輸血の効果に改善が認められる．通常の血小板輸血では，原則として，**ABO血液型**を一致させた血小板製剤を使用するが，HLA適合血小板輸血ではHLA型を優先するために，ABO血液型不適合の血小板製剤を輸血する場合がある．マイナーミスマッチで，抗体価の高い抗A抗体や抗B抗体が製剤中に含まれる場合は，患者の赤血球と反応して溶血性副作用を起こす可能性があるので注意が必要である．

HTLV-I（human T-lymphotropic virus type-I） ヒトTリンパ向性ウイルスI型（HTLV-I）は，**成人T細胞白血病/リンパ腫（ATL）**，HTLV-I関連脊髄症（HAM），HTLV-Iぶどう膜炎の原因ウイルスであり，感染者のうち少数が発症する．HTLV-Iの感染者は，大多数が無症候性キャリアである．HTLV-Iの個体間の感染には，感染Tリンパ球の移行が必要である．感染ルートとして，HTLV-Iキャリアである母親の母乳を介した母児感染が主体であり，母乳の中止あるいは短期母乳によるこのルートの遮断が試みられているが，人工乳でも2～3%の子に感染が成立する．他の感染ルートとして，精液中のリンパ球を介する夫婦間感染（主に夫から妻へ）および輸血用血液製剤を介した感染がある．1986年より，献血ドナーに対する感染症スクリーニング検査にHTLV-I抗体検査が導入されている．

IFN（interferon） インターフェロンを参照．

iPS細胞（induced pluripotent stem cell，人工多能性幹細胞） 誘導多能性幹細胞とも訳される．iPS細胞は，体細胞に数種類の転写因子の遺伝子を導入して作製された多能性幹細胞である．**ES細胞**とは異なり，胚盤胞の破壊がないことは，倫理的問題の抜本的解決となりうる．患者本人の体細胞を用いる自家移植では拒絶反応がないという利点もあるが，ES細胞と同様に，目的の細胞へ分化誘導する技術の確立が必須である．iPS細胞が奇形腫へ分化しうることや，遺伝子導入の際に使用するレトロウイルスによる内在性発癌遺伝子の活性化などに課題を残している．2012年に京都大学山中伸弥博士はiPS細胞を樹立した功績により，ノーベル医学生理学賞を受賞した．

Kidd血液型 Kidd血液型は，蛋白抗原系血液型であり，2つの主要抗原であるJk^{a}抗原とJk^{b}抗原により，Jk(a+b-)，Jk(a-b+)，Jk(a+b+)，Jk(a-b-)の4つの表現型に分類される．抗Jk^{a}抗体と抗Jk^{b}抗体は，ほとんどがIgG抗体であり，**遅発性溶血反応**を引き起こす．抗Jk^{a}抗体あるいは抗Jk^{b}抗体を保有する患者に輸血を行う場合は，抗原陰性の血液製剤を選択する．Kidd糖蛋白は赤血球の尿素輸送体であり，Jk(a-b-)型では尿素抵抗性を示す．

Lewis血液型 Lewis血液型は糖鎖抗原系血液型であり，2つの主要抗原であるLe^{a}抗原とLe^{b}抗原により，Le(a-b+)，Le(a+b-)，Le(a+b+)，Le(a-b-)の4つの表現型に分類される．抗Le^{a}抗体はIgGクラスで補体結合性があり，抗体力価が強い場合には溶血を引き起こすことがある．抗Le^{a}抗体を保有する患者に輸血を行う場合は，Le^{a}抗原の陰性血を選択する．Le(a-b-)型の患者では，腫瘍マーカーとして，CA19-9ではなくDUPAN-2を測定する．

MSBOS（maximum surgical blood order schedule） 最大手術血液準備量を参照．

MSC（mesenchymal stem cell） 間葉系幹細胞を参照．

NAT（nucleic acid amplification testing） 核酸増幅検査を参照．

partial D Rh血液型におけるD variantの1つである．D抗原のRhDエピトープが欠失し抗原性が変化

したものをいう（質的異常）．輸血時の取り扱いは，供血者となるときは Rh(D) 陽性，受血者となる時は Rh(D) 陰性として扱う．

plasma exchange　血漿交換療法を参照．

PT-GVHD（post-transfusion graft-versus-host disease）　輸血後移植片対宿主病を参照．

Rh 血液型　Rh 血液型システムは，蛋白抗原系血液型の代表的なものであり，ABO 血液型に次いで臨床的に重要である．主となる D 抗原（最も免疫原性が強い）と対立抗原である C/c および E/e の抗原で構成される．Rh 抗原は，*RHD* 遺伝子と *RHCE* 遺伝子の 2 つの遺伝子によりエンコードされており，*RHD* 遺伝子から D 抗原，*RHCE* 遺伝子から Cc および Ee 抗原が生成される．Rh 遺伝子の変異により，多くの変異型が存在する．日本人における D 抗原陰性の頻度は，約 0.5％と少ない．

Rh 血液型不適合妊娠　Rh(D) 陰性の母体において，D 抗原陽性の児赤血球が，妊娠中に胎盤出血などを介して母体に流入すると，母体が感作されて抗 D 抗体が産生される．母体で産生された抗 D 抗体は，経胎盤的に胎児へ移行して胎児の赤血球を破壊する．重篤な貧血により胎児水腫が起こり，子宮内胎児死亡の原因になる．母体の感作を予防するために，間接クームス試験を妊娠 26～28 週に行い，抗 D 抗体が陰性の場合に抗 D 免疫グロブリンを投与し，分娩後 72 時間以内にも抗 D 免疫グロブリンを投与する．

SBOE（surgical blood order equation）　手術血液準備量計算法を参照．

T & S（type & screen）　タイプ&スクリーンを参照．

TACO（transfusion-associated circulatory overload）　輸血随伴循環過負荷を参照．

TPO　トロンボポエチンを参照．

TRALI（transfusion-related acute lung injury）　輸血関連急性肺障害を参照．

TTP　血栓性血小板減少性紫斑病を参照．

vCJD（variant Creutzfeldt-Jakob disease）　変異型クロイツフェルトヤコブ病を参照．

VEGF（vascular endothelial growth factor）　血管内皮増殖因子を参照．

VVR（vasovagal reflex）　血管迷走神経反射を参照．

weak D　Rh 血液型における D variant の 1 つである．D 抗原が量的に減少したものをいう（量的異常）．輸血時の取り扱いは，供血者となるときは Rh(D) 陽性，受血者となるときは Rh(D) 陰性として扱う．

【大坂顯通】

索引

あ行

亜型	66, 68
悪性腫瘍に随伴する血液型変異	66
アセント	61
アナフィラキシー反応	131, 132
アフェレーシス	102
アルブミン製剤	39, 46, 106
アレルギー反応	131, 132
アンチトロンビン	90
アンチトロンビン製剤	113
異種輸血	4
移植前処置	142
移植片	132
移植片対宿主病	7, 144, 154
移植片対白血病	144
一次凝集	82
一次止血	82, 89
一方向性の適合	133
遺伝子型	118
遺伝子組換え製剤	111
遺伝子組換えトロンボモジュリン製剤	114
インフォームドコンセント	7, 14, 157
ウインドウ期	8
ウエストナイルウイルス	124
ウシ海綿状脳症	126
ウラ試験	66
エリスロポエチン	26
オモテ試験	66

か行

外因系凝固	89
改正薬事法	157
解凍人赤血球濃厚液	80
核酸増幅検査	8, 116
獲得B	68
過誤輸血	9, 67, 130
活性型第VII因子製剤	113
活性化部分トロンボプラスチン時間	91
活性化プロテインC製剤	114
加熱人血漿蛋白	106
カリウム除去フィルター	61
顆粒球コロニー刺激因子	97, 102
顆粒球製剤	98, 100
顆粒球輸血	97
川崎病	110
肝硬変	29, 119
肝細胞癌	119
肝腎症候群	29
間接クームス試験	71
感染症	94
肝不全	29, 92
機械的照合	17
危機的出血	44
規則抗体	67, 74
急性呼吸促迫症候群	136
急性溶血反応	127
凝集塊	95
虚血性心疾患	24
空気塞栓	139
クエン酸中毒	138
クエン酸ナトリウム	5, 103
クリオプレシピテート	95
携帯端末	17
劇症肝炎	30
血液酸素含量	78
血液循環説	3
血液新法	157
血液製剤の使用指針	159
血液成分採血装置	148
血液法	158
血管外溶血	127, 130
血管新生療法	150
血管内皮前駆細胞	150
血管内溶血	127
血管迷走神経反射	103
血色素尿	127
血漿交換療法	30, 32
血小板減少症	36
血小板抗原	87
血小板濃厚液	19, 36, 83
血小板不応状態	83, 87
血小板輸血	24, 40, 48
血漿分画製剤	25, 104
血漿由来製剤	111
血清粘稠度	67
血栓性血小板減少性紫斑病	57, 93
血栓性微小血管障害症	32
血友病A	111
血友病B	111
ケモカインレセプター	121
献血ドナー	8
抗A抗体	64
抗B抗体	64
抗D免疫グロブリン	60, 71
抗H抗体	67
抗HLA抗体	83, 135
高カリウム血症	61, 138
高ガンマグロブリン血症	67
交換輸血	59, 107
抗凝固薬	4
抗好中球抗体	135
交差適合試験	75
交差反応群	88
合成血	59
好中球減少症	97
高張アルブミン製剤	106
後天性免疫不全症候群	120
合同輸血療法委員会	161
高度先進医療	152
抗白血球抗体	131, 135
抗レトロウイルス療法	121
骨髄異形成症候群	27, 86
骨髄移植	123, 145
骨髄採取	147
古典的 Creutzfeldt-Jokob 病	126
コマンダー	51

193

さ行

細菌汚染	125
再生不良性貧血	27, 86
臍帯血移植	145
最大手術血液準備量	35
サイトメガロウイルス	60, 123
細胞治療	7
産科 DIC	92
酸素運搬量	78
シアル酸転位酵素	73
自家末梢血幹細胞移植	143
自己血	7
自己血貯血	41
自己血輸血	15, 21, 41
自己対照	67
自己フィブリン糊	95
瀉血	3
宗教的輸血拒否	41
宗教的輸血拒否に関する ガイドライン	61
重症感染症	109
重症熱傷	107
宿主	132
主試験	75
手術血液準備量計算法	35
出血性ショック	107
出血優位型 DIC	31
主要組織適合抗原	132
循環血液量	38
女性献血者	136
初流血除去	19
シリンジポンプ	57
新型インフルエンザ	125
人工肝補助療法	30
人工膠質液	39, 46
人工心肺	36, 40
人獣共通感染症	124
新生児血小板減少症	86
新生児溶血性疾患	58, 71
新鮮凍結血漿	19, 25, 35, 39, 47, 91
診療報酬	159
スワーリング	83
性感染症	118
成人 T 細胞白血病	122
生物由来製品	157
成分採血	6, 99
成分採血装置	99
成分輸血	13
赤血球濃厚液	19
赤血球輸血	23
全血採血	6
全血輸血	13
洗浄人赤血球浮遊液	80
先天性 CMV 感染症	123
臓器障害優位型 DIC	31
造血幹細胞	142
造血幹細胞移植	142
遡及調査	92
即時型溶血反応	9

た行

胎児母体間出血	58
代謝性アシドーシス	46
胎児輸血	60
代替療法	25
胎盤通過性	71
タイプアンドスクリーン	35
大量出血	44, 92, 113
抱き合わせ輸血	94
ダブルチェック	17, 129
蛋白抗原系血液型	64, 69
遅発性溶血反応	9, 52, 129, 130
貯血式自己血輸血	22
低アルブミン血症	106
低カルシウム血症	138
低ガンマグロブリン血症	109
低出生体重児	56
低体温	46
鉄過剰症	21, 28
鉄キレート療法	28
電子照合	129
伝染性紅斑	123
動員	102
頭蓋内手術	86
糖鎖抗原系血液型	64
同種血	7
同種血輸血	15, 19
同種抗体	9, 130
同種造血幹細胞移植	142
同種末梢血幹細胞移植	147
等張アルブミン製剤	106
特殊免疫グロブリン製剤	109
毒素ベロトキシン	32
特定生物由来製品	157
特発性血小板減少性紫斑病	86, 110
特発性細菌性腹膜炎	30
ドナー	146
ドナーリンパ球輸注療法	154
トリガー値	85
トロンボモデュリン	32

な行

内因系凝固	89
難治性貧血	27
難治性腹水	29, 108
二次凝集	82
二次止血	82, 89
二次免疫応答	130
日本骨髄バンク	147
日本さい帯血バンクネットワーク	149

は行

売血制度	6
肺水腫	108
梅毒	125
バイパス療法	112
播種性血管内凝固症候群	31, 93, 127
バッグ法	99
白血球除去フィルター	19
発熱性好中球減少症	29
発熱性非溶血性輸血副作用	131
花細胞	122
ハプトグロビン製剤	114
パルボウイルス B19	123
バンド 3 蛋白	74
非常事態宣言	49, 51
非心原性肺水腫	134
ビタミン B_{12}	26
ビタミン K 依存性凝固因子	90
ヒト免疫不全ウイルス	120
ヒトリンパ向性ウイルス I 型	122
ヒドロキシエチルデンプン	39
ヒューマンエラー	9
非溶血性副作用	9, 130
日和見感染症	121
フィブリノゲン	91, 93
フィブリノゲン製剤	113

フィブリノゲン接着剤	114
フィブリノゲン値	40, 48
不規則抗体	52, 74, 129
不規則抗体スクリーニング検査	15, 74
複合型凝固障害	92
副試験	75
副腎皮質ステロイド剤	98
プリオン病	125
プロトロンビン時間	90
分割	58
ペグインターフェロン	119
ヘテロ接合体	132
ヘパリン起因性血小板減少症	21
ヘプシジン	26
ヘモグロビン値	79
変異型	68
変異型 Creutzfeldt-Jakob 病	126
包括医療制度	159
放射線照射	16, 49, 100, 132
母子感染	118, 122
保存血	4
保存前白血球除去	6, 131
ホモ接合体	132
ボンベイ血液型	67

ま行

枕元輸血	4
麻酔関連偶発症例調査	44
末梢血幹細胞移植	145
末梢血幹細胞採取	102
慢性肝炎	119
三日熱マラリア	73
ミッドプレス方式	57
ミニ移植	145
無ガンマグロブリン血症	67, 109
無償献血制度	6
無症候性キャリア	118
免疫原性	69

や行

薬害エイズ	112, 120
有害事象	103
輸血感染症	116
輸血関連急性肺障害	9, 134
輸血管理料	159
輸血後移植片対宿主病	9, 16, 20, 100, 132
輸血後肝炎	116
輸血後感染症	22
輸血随伴循環過負荷	9, 137
輸血副作用	20
輸血療法委員会	160
輸血療法の実施に関する指針	158
溶血性尿毒症候群	57
溶血性副作用	9, 127

ら行

ランドシュタイナー	5
リバビリン	119
リンゴ病	123
倫理委員会	99
冷式抗体	52
レシピエント	146

わ行

ワルファリン	35

A

A 型転移酵素	65
A 抗原	64
ABH 型物質	66
ABO 血液型	64
ABO 血液型適合異型輸血	49
ABO 血液型不適合輸血	9, 127
ADAMTS13	32
AIDS	120

B

B 型肝炎ウイルス	117
B 型転移酵素	65
B 抗原	64
blood safety	7
BNP	137

C

C 型肝炎ウイルス	119
CA19-9	73
CD4 陽性 T リンパ球	120, 121
CD34	142
CMV	123

D・E

D--	70
D variant	69
DEL	70
DIC	31, 93, 127
Diego 血液型	74
DLI	154
Duffy 血液型	73
DUPAN-2	73
E 型肝炎ウイルス	123

G

G-CSF	97, 102
GVHD	7, 144, 154
GVL	144

H

H 抗原	64
HBV	117
HCV	119
HCV キャリア	119
HES	39, 99
HEV	123
HIV	120
HIV-1	120
HIV-2	120
HLA	87, 132, 144
HLA 適合血小板濃厚液	87
HPA	87
HTLV-I	122

K

Kell 血液型	74
Kidd 血液型	73

L

Lewis 血液型	71
Lundsgaard-Hansen の修正ノモグラム	37

M

Massive Transfusion Protocol	48
mixed field agglutination	68
MSBOS	35

N

Na 負荷	94
NAT 検査	20

P・R

partial D	69, 70
Rh null	70
RHCE 遺伝子	69
RHD 遺伝子	69
Rh 関連糖蛋白	69
Rh 血液型不適合妊娠	71

S

SARS	125
SBOE	35

T

T & S	35
transfusion safety	7
transfusion-associated sepsis（TAS）	139

V

von Willebrand 因子（vWF）	82
von Willebrand 病	111

W

weak D	70
WHO 出血スコア	84

輸血学テキスト		ⓒ

発　行	2013 年 4 月 25 日　1 版 1 刷	
編著者	大　坂　顯　通	
発行者	株式会社　中外医学社	
	代表取締役　青　木　滋	

〒162-0805　東京都新宿区矢来町62
電　話　(03) 3268—2701 (代)
振替口座　　00190-1-98814番

印刷・製本/三報社印刷(株)　　　　　　〈TO・HU〉
ISBN 978-4-498-01920-1　　　　　　Printed in Japan

JCOPY ＜(社)出版者著作権管理機構 委託出版物＞

本書の無断複写は著作権法上での例外を除き禁じられています．
複写される場合は，そのつど事前に，(社)出版者著作権管理機構
(電話 03-3513-6969, FAX 03-3513-6979, e-mail: info@jcopy.
or.jp) の許諾を得てください．